Alexander Strubell

Der Aderlass

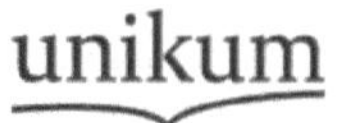

Alexander Strubell

Der Aderlass

ISBN/EAN: 9783845725413

Erscheinungsjahr: 2012

Erscheinungsort: Bremen, Deutschland

www.unikum-verlag.de | office@unikum-verlag.de

Alexander Strubell

Der Aderlass

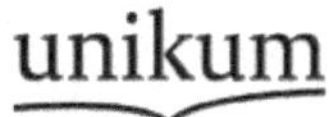

Der

ADERLASS.

Eine monographische Studie

von

Dr. Alexander Strubell
in Dresden.

Berlin 1905.
Verlag von August Hirschwald.
N.W. Unter den Linden 68.

Inhaltsverzeichnis.

Une chose folle, et qui découvre bien notre petitesse, c'est l'assujettissement aux modes, quand on l'étend à ce qui concerne le goût le vivre, la santé et la conscience. La viande noire est hors de mode, et par cette raison insipide; ce serait pècher contre la mode que de guérir la fièvre par la saignée ......

La Bruyère (1639–1696): Les Charactères.
Chap. XIII: De la mode.

Ja! In der That, es dürfte in der Geschichte der Medizin wohl kaum ein Kapitel geben, das, allen Pfaden und Irrpfaden des forschenden Geistes in so vollkommener Weise folgend, solche Umgestaltungen erfahren hätte, wie das Kapitel des Aderlasses. Mit jeder neuen Theorie oder Hypothese über das Wesen der Krankheiten stieg die Bedeutung des Aderlasses zu schwindelnder Höhe empor oder sank ebenso unverdient, wie sie gestiegen, in einem Meer von Vergessenheit unter, um periodisch aus demselben emporzutauchen. So ging es zur Zeit des grossen französischen Denkers, dessen Worte wir oben citierten, wie auch im vorigen Jahrhundert, in dessen zweiter Hälfte der Aderlass immer mehr fast als verbrecherische Handlung verpönt wurde. Erst in der allerletzten Zeit, besonders im letzten Jahrzehnt, haben sich Stimmen erhoben, die der einst gepriesenen, später verdammten Panacee eine grössere, wenn auch kritikvoll beschränkte Geltung zu verschaffen sich bemüht haben. Es erscheint mir daher als eine nicht undankbare Aufgabe, die Publikationen über dieses Thema von der Zeit des Tiefstandes der Aderlassbewegung, vom Ende der 80er Jahre des vorigen (19.) Jahrhunderts bis heute zusammenzufassen. So interessant diese Aufgabe ist, so schwer ist es, sich derselben mit Geschick zu entledigen, da eine übersichtliche Disposition fast unmöglich erscheint. Denn sobald wir daran gehen, die Indikationen des Aderlasses einzeln zu besprechen, verlieren wir uns in einem Meer von Krankheiten, für welche alle der Aderlass von dieser oder jener Seite als Heilmittel empfohlen ist, während nur für einen kleinen Teil die Indikation in weiteren Kreisen anerkannt wird. Eine weitere Schwierigkeit besteht darin, dass wir über die physiologischen Wirkungen des Aderlasses noch viel zu wenig wissen und dass über wichtige Fragen, wie die der Blutregeneration, die Ansichten ebenso geteilt sind, wie über das Wesen und den Befund bei der Chlorose, die ja einen breiten Platz in der Literatur über den Aderlass einnimmt. Dieser allgemeinen Unsicherheit und dem Widerstreit der Meinungen gegenüber wird es vielleicht als gerechtfertigt erscheinen, wenn der Autor nicht nur sich bemüht, die verschiedenen Publikationen über den Aderlass aneinandergereiht und gruppiert im Excerpt hier wiederzugeben und die widersprechenden Ansichten der Autoren einander gegenüberzustellen, sondern auch bestrebt ist, dieselben kritisch zu sichten, und soweit er auf Grund eigner Erfahrung sich hierzu berechtigt glaubt, seine persönliche Meinung auszusprechen. Auf solche Art den süssen Kern der Wahrheit aus rauher Schale ans Licht zu fördern, hat natürlich etwas Persönliches, Subjektives an sich, bringt aber diese Arbeit dem idealen Ziele wahrer Objektivität weit näher, als wenn der Autor parteilos und kritiklos des „Uebels (d. h. der gegensätzlichen Meinungen) grauenvolles Heer" lieber toben liesse, der „Freiheit göttliche Erscheinung nicht zu stören."

Da es, wie gesagt, angesichts der Fülle des vorliegenden Materials sehr schwer ist, über dasselbe zu disponieren, so möchte ich im Anfange dieser Arbeit in historischer Weise der Welle der Aderlassbewegung folgen, die, erregt durch die Diskussion speziell über die Anwendung des Aderlasses bei der Bleichsucht, seit dem Jahre 1890 immer stärker anschwoll und etwa 1895—96 ihren Höhepunkt erreichte, und erst dann die wichtigsten Indikationen des Aderlasses in einzelnen Kategorien gesondert besprechen. Dies würde der Inhalt des ersten, klinischen Teiles der Arbeit sein. Der zweite Teil behandelt die wissenschaftlichen Grundlagen der Venäsektion, wie sie uns die Physiologie und die experimentelle Pathologie liefern.

Der dritte Teil bringt meine eignen Versuche über die Wirkung des Aderlasses bei Kreislaufsstörungen.

Wer sich über die Geschichte des Aderlasses allgemein orientieren will, der lese Bauer's (3) Preisschrift: München, 1870. — Zur Geschichte des Aderlasses berichtet Corradi (5), dass sich bei Aulus Gellius (Noctes Atticae, lib. X. cap. 8.) die Angabe findet, dass der Aderlass im Altertum beim Militär als schimpfliche Strafe angewendet worden sei. Spätere Erklärer haben die Meinung ausgesprochen, dass dies geschehen sei, wenn die Soldaten in der Schlacht zu stürmisch vorgegangen seien oder wenn sie sich feige benommen hätten, anstatt ihr Blut dem Vaterlande zu opfern. Andere vermuten, dass der Aderlass an Stelle der Todesstrafe getreten sei, wenn man von der letzteren bei leichteren, aber schimpflichen Vergehen absah, um den Schuldigen die Grösse ihrer Schuld zum Bewusstsein zu bringen. Der Verfasser weist darauf hin, welche hohe Bedeutung im Altertum dem Blut als der Quelle der Kraft und des Lebens zugeschrieben wurde, und will danach die Höhe der Strafe bemessen, durch welche Krieger für einige Zeit aus der Reihe der Kämpfenden ausgeschieden wurden. Im Mittelalter wurden in den Klöstern zu bestimmten Jahreszeiten Aderlässe vorgenommen: nicht zur Unterdrückung der Begierden, sondern weil man sie für gesund hielt. Auf den Vampyrismus früherer Tage ist die Reaktion eingetreten.

I. Klinischer Teil.

a) Historische Entwickelung.

Nachdem Bauer (3) in seiner bekannten Preisschrift (München 1870) ein erschöpfendes Bild der Geschichte des Aderlasses gegeben hatte, wurden die klinischen Publikationen über dieses Thema immer seltener, und die letzte Monographie des Aderlasses von Jürgensen (12a) in Ziemssen's Handbuch (1881) klingt mehr wie ein sanftes Grabgeläute denn wie eine Fanfare aus. Wenn ein Autor zwar alle experimentellen Belege über die Wirkung der Venaesektion gewissenhaft anführt, aber gleichzeitig das Geständnis macht: dass er selbst niemals aus freiem Antriebe zu therapeutischen Zwecken einen Aderlass gemacht habe, so ist es klar, dass man durch die Lektüre dieses Buches nicht zur häufigen Anwendung der Operation angeregt wird: Jürgensen's Buch, in dem er diesen negativen Standpunkt vertritt, ist nur ein getreuer Spiegel der zu dieser Zeit herrschenden Meinung. Man kann die 80er Jahre als den tiefsten Punkt einer die Anwendung des Aderlasses illustrierenden Kurve ansehen, und ich führe aus diesem Jahrzehnt nur einige ausländische Arbeiten an, die zum Teil noch an den Standpunkt anklingen, der 40 Jahre früher der herrschende war.

Wir beginnen mit der Arbeit von Macdougall (15), der auf langjährige praktische Erfahrung gestützt, den Aderlass in folgender Weise empfiehlt: Die wesentliche und durch keinen anderen therapeutischen Eingriff in gleichem Masse zu erreichende Eigenschaft ist seine momentane Wirkung, die überall in Frage kommt, wo ein Missverhältnis zwischen der Spannung und der Triebkraft des Herzens in der Weise besteht, dass die Cirkulation entweder lokal oder generell behindert ist. Die Nachteile der Venaesektion übersieht der Autor nicht, hält sie aber für nicht ins Gewicht fallend, solange der Arzt nach dem Ausspruche Watson's verfährt: „Lass soviel Blut, um der Vorteile des Aderlasses sicher zu sein und um seine Nachteile zu vermeiden!"

Als geeignete Fälle werden angeführt und mit Krankengeschichten belegt:

1. Eine Form der Apoplexie, die Macdougall treffend „ingravescent apoplexy" nennt (allmähliche Steigerung der Hirndrucksymptome).

2. Apoplektische und eklamptische Zustände, durch Spannung der Gefässe hervorgerufen.

3. Croup der Kinder, wenn starke Atemnot besteht und andere Mittel versagt haben.

4. Bei traumatischer Pneumonie mit drohendem oder bereits eingetretenem Lungenödem und bei infektiöser Pneumonie, wenn das Missverhältnis zwischen Herzkraft und Arterienspannung so besteht, dass

kräftige Herzaktion mit einem schnellen und kleinen Puls vorhanden ist, d. h. eine Uebererweiterung des rechten Ventrikels besteht.

5. Beim akuten Lungenödem infolge von Lungenkatarrh.

6. Bei Mitralfehlern und Schwäche und Dilatation des rechten Herzens.

7. Bei den synkopalen Anfällen, denen Frauen mit Herzfehlern während der Schwangerschaft und intra partum unterliegen.

8. Bei urämischen und suffokativen Zuständen im Verlaufe des chronischen Morbus Brightii mit hohem Puls und Herzhypertrophie. Hier ist oft schon Blutung per vias naturales von überraschendem Erfolg.

9. Bei puerperalen Konvulsionen mit starkem Blutandrang zum Kopf, Schwellung der sichtbaren Gefässe, eventuell tiefem Coma, hartem, langsamem Puls.

10. Bei der Gicht, die durch Veränderung der Blutkonstitution die arterielle Spannung vermehrt und so entweder zu einer Reihe weniger markanter Symptome, wie Kopfschmerz, Reizbarkeit, Hypersensibilität führen oder apoplektische Zustände veranlassen.

Wie wir sehen, empfiehlt Macdougall den Aderlass für einen grossen Teil der Indikationen, die heute gestellt werden.

Eloy (9) will den Aderlass bei fieberhaften Krankheiten nicht anwenden. Bei Herzleiden und Fettleibigkeit und bei starker Plethora hatte er guten Erfolg. Bei Herzleiden und Asystolie soll die Digitalis nach einem mässigen Aderlass ihre Wirkung wieder erlangen, da die Widerstände im peripherischen Gefässsystem durch die Blutentziehung verringert sind und das rechte Herz entlastet wird. Bei Herzleiden mit ungenügender Muskelkontraktion des Organs ist der Aderlass am Platze, bei Herzleiden mit Hypersystolie hat er nur temporäre Wirkung. Bei abnormer Füllung der Arteria pulmonalis und bei Aortenaneurysmen kann die Ausführung des Aderlasses in Frage kommen, jedenfalls darf derselbe nicht in Vergessenheit geraten.

Eine ausführliche Diskussion über unser Thema fand in der Académie de Médecine de Belgique (1888 u. 1889) statt. Crocq (6) trat sehr energisch für die Anwendung des Aderlasses ein. Er legt besonders Wert auf den deplethorischen Effekt. Die Hämoglobinverminderung ist nicht wesentlich, da die Menge des entzogenen Blutes zu gering ist und man nach Massgabe der Experimente ungefähr sechs Aderlässe von 300 g machen müsste (! ?), um das Hämoglobin zu vermindern. Dasselbe gilt von der Verminderung des Fibrins und der Vermehrung des Wassers und der Leukocyten, da Verluste durch Steigerung der Hämatoblasten ausgeglichen werden. Hierfür sind der beste Beweis die abundanten Blutungen mit ihrer schnellen Blutregeneration, wie sie im Verlaufe des Wochenbettes, bei Epistaxis, Hämorrhoidalblutungen etc. auftreten. Im Gegenteil werden (beim Trainieren, beim Fettmachen der Ochsen) Blutentziehungen geradezu zur Anregung des Stoffwechsels gemacht. — Die Wirkungen sind: 1. Herabsetzung des Blutdruckes am meisten da, wo Kongestion besteht. 2. Erregung des vasomotorischen Centrums (durch den Verlust an Blutkörperchen und dadurch an Sauerstoff) und Verengerung der Gefässe, dadurch Verringerung der Schnelligkeit der Blutbewegung. Der Puls wird beschleunigt und die Herzaktion erleichtert. Vermehrung der Urinsekretion nach reichlichen und schnell wiederholten Aderlässen. Durch diese physiologischen Wirkungen der Venaesektion erklären sich alle ihre therapeutischen Erfolge. — Du Moulin (7) ist aus einem Anhänger ein Gegner der Venaesektion geworden und will sie auf die Fälle symptomatischer Indikation angewendet wissen, wo es sich um Lungenödem und Lungenstase handelt, wobei eine deplethorische Wirkung durch die Vena cava superior auf das rechte Herz und die Lunge zustande kommt. Du Moulin (7) hat von Juli bis November 1887 26 Fälle von Pneumonie behandelt, darunter hatte er drei Todesfälle, die schon hoffnungslos aufgenommen wurden. In keinem Falle wendete er die Venaesektion an. — Verriest (25) will folgende Faktoren beobachtet wissen: 1. Die Gesamtmenge des Blutes und seine Verteilung im Gefässbaum, sowie den Ersatz aus dem interstitiellen Gewebe und venösen Gebiet. 2. Die Kapacität und Elasticität des arteriellen Stromgebietes. 3. Die Leistung des Herzens. 4. Das regulatorische Vermögen der Vasomotoren. — Wenn bei der Arteriosklerose die Gefässe starr sind, kann sich das Gefässsystem den Druckschwankungen nicht akkommodieren. Die Pneumonie soll man gewöhnlich nicht venaesecieren, nur wenn allgemeine akute Bronchitis, Emphysem oder Cirrhose dazu getreten ist, soll man es tun. Die Pneumonie verläuft cyklisch auch ohne den Aderlass, aber bei der Cyanose hilft die Venaesektion gleichzeitig mit Stimulantien. — Crocq (6) tritt in seiner Erwiderung lebhaft für den Aderlass bei Pneumonie ein, deren cyklischen Ablauf er leugnet.

Pye-Smith (19) berichtet über die Venaesektion, über die er sich an 49 Fällen von akuten und chronischen Affektionen des Respirationsorgans, Herzkrankheiten, Nephritiden, Aneurysmen, Apoplexie, Epilepsie etc. ein Urteil gebildet hat. Kontraindiciert ist der Aderlass bei Pyrexie, Hyperpyrexie, Rheumatismus, akuten fieberhaften Affektionen des Verdauungstraktus, Fällen von frequentem, springendem Puls, sowie zum Coupieren der Pneumonie, Pleuritis, Pericarditis, Peritonitis, Meningitis oder akuter Nephritis, endlich zur Beseitigung centraler Kongestion bei Aplopexie und zum Zweck der Sistierung einer Blutung. — Indiciert: zwecks Erleichterung des rechten Herzens bei in der Lunge vorhandenen Widerständen, cyanotischen und ähnlichen Zuständen und kleinem und schwachem Pulse, ferner bei chronischer Bronchitis und Emphysem, akuter kapillärer Bronchitis, lobulärer Pneumonie und akuter Tuberkulose (!!), dann bei Pneumonie und ausgeprägter Cyanose, Herzaffektionen mit starker Dyspnoë sowie bei Pericarditis mit reichlichem Erguss, chronischer Pericarditis und Klappenfehlern. Ferner zur Beseitigung zu starker arterieller Spannung samt den Folgezuständen, wie bei Aneurysma, Erkrankungen der Aortenklappen, die gleichzeitig mit

Kopfschmerzen auftreten. Endlich kann der Aderlass zur Erleichterung urämischer Erscheinungen, weiter bei akuter und chronischer Nephritis mit centralen Begleiterscheinungen, sowie bei der Epilepsie und Eklampsie nicht urämischen Ursprungs angewandt werden. Zur unmittelbaren Anwendung empfiehlt Pye-Smith (19) die Venaesektion bei hochgradiger Cyanose mit oder ohne Hydrops auf Grund von Lungen- und Herzleiden mit starker Gefässfüllung, Dyspnoe, Orthopnoe, Asystolie, kleinem schwachen Puls. In solchen Fällen ist die Venaesektion gegebenen Falles zu wiederholen. Ebendahin gehören die Fälle von Urämie, die mit Konvulsionen und Blutungen einhergehen, sowie die auf Grund vorhandenen Aneurysmas bestehenden heftigen Beschwerden.

Ogle (147) veröffentlicht im Anschluss an die Publikation von Pye-Smith (19) einen Fall von Pneumonie, der durch Aderlass günstig beeinflusst wurde. Der Patient, ein 33jähriger Kaufmann, erkrankte plötzlich an Pneumonie, verfiel in Bewusstlosigkeit, aus der er erst erwachte, als ein Aderlass gemacht worden war. Ogle (147) liess 30 Unzen Blut ab, als der Patient, nach Atem ringend, moribund dalag. Die Besserung war augenfällig, der Puls erholte sich rasch, wurde voller und langsamer, die Atmung wurde freier und im Laufe des folgenden Tages schritt die Besserung zusehends fort. Ogle (147) kann sich nicht erinnern, in seiner Praxis einen Fall erlebt zu haben, wo ein Aderlass so prompt als ein „coup de grâce" gewirkt hätte; der Erfolg war um so glänzender, als der Zustand des Patienten hoffnungslos erschien. Ogle (147) erinnert an das Wort von Sydenham, der den Aderlass beschreibt als: „doing the work of the windpipe", was er hier wirklich getan hat, indem die Respiration völlig wiederhergestellt wurde[1]). Ogle (147) legt grossen Wert auf den Aderlass zur Entlastung des rechten Herzens. Er citiert die Worte von T. R. Chambers, der in seinen Clinical Lectures über die Ueberfüllung des venösen Systems bei Pneumonie sagt: „Take away some of the blood from the being and the balance is restored; the pulse becomes in fechnical phrase „freer" that is to say, the heart being relived of the undue crowd in the right side is not checked in its contraction, but is able to clench on its contents and supply them steadily to the arteries (71). — Ausserdem will Ogle wie Wilson den Aderlass als ein Unterstützungsmittel der Diuretica angewendet wissen, die ebenso wie die Drastica oft erst wirken, wenn eine Venaesektion stattgefunden hat. Diese soll auch auf die Resorption des Quecksilbers günstig einwirken. Schon Magendie hat über diese beiden Punkte geschrieben.

S. Wilks (26) hat in seiner Praxis viele Blutentziehungen und etwa bei 30 Fällen Venaesektion gemacht. Auch er empfiehlt dieselbe bei Blutüberfüllung des Lungenkreislaufs bei Pneumonie, Bronchitis und Herzfehlern. Der Einwand, dass der Puls klein sei, kann gegen

---

1) Ein Zeitgenosse Sydenham's, Dryden, übersetzt eine Stelle Virgils folgendermassen: The ready cure to cool the raging pain Is underneath the foot to breathe (!) a vein. Virgil. Georgica, III, 460.

den Aderlass nicht ins Feld geführt werden: da die Menge Blut, die in den linken Ventrikel gelangt und von da weiter befördert wird, klein ist, ist der Puls natürlich klein. Wilks (26) erwähnt einen Fall von Epilepsie, den er in seinem Buche über Nervenkrankheiten beschrieben hat: Ein kräftiger Landarbeiter kam herein, der an schweren epileptischen Anfällen litt. Nachdem er einige Stunden nicht aus dem Anfalle erwacht war und andauernd in Krämpfen lag, die mit Blutüberfüllung der Lunge und steigender livider Verfärbung der Oberfläche einhergingen, wurde ein reichlicher Aderlass gemacht. Der Erfolg war, wie Wilks sagt: „the most striking I ever witnessed"; das Blut floss im Strom heraus, das Gesicht wurde blass, der Mann öffnete die Augen und sprach zum erstenmale seit dem Morgen[1]).

Wilks sah ein Kind mit schwerem Keuchhusten und Stauung im kleinen Kreislauf sich nach einem Aderlass rasch erholen, ebenso eine Frau mit schwerem inkompensierten Mitralfehler, Oedem, Hämoptysis und Albuminurie. Sofort nach dem Aderlass wurde der Atem ruhiger, es trat Besserung ein. Auch bei urämischen Krämpfen sah Wilks deutlichen Erfolg: das rechte Herz wurde erleichtert, vergiftetes Blut entfernt. Wilks (26) beschreibt einen Fall, der schon die ganze Nacht in urämischen Krämpfen gelegen hatte. Er wurde erst am Morgen geholt, da der behandelnde Arzt den Fall für verloren hielt. Der Patient war fast pulslos, tief komatös und hatte klonische Krämpfe. Er liess ein kleines Waschbecken voll Blut heraus, und während das Blut floss, wurde die Gesichtsfarbe besser, die Krämpfe hörten auf, der Körper wurde wärmer und zu Mittag war der Patient bereits ruhig und unterhielt sich mit dem Arzt. Wilks sagt: „Her life was as clearly saved by the bleeding as if I had dragged her drowning out of the water" und fügt hinzu: „and this is more than I can say from the use of drugs." Ausser der Frage nach dem Werte der Blutentziehung — bemerkt Wilks (26) — bestehen für den Arzt noch zwei Fragen; die erste hängt mit der eignen Reputation zusammen: Früher war es Mode, die Krankheit niederzuschlagen (to knock down

1) Der Autor erinnert sich bei dieser Beschreibung an einen Fall von schwerer Epilepsie mit Herzfehler, den er jahrelang an der Jenenser Klinik zu beobachten Gelegenheit hatte (publiciert im D. Arch. f. klin. Med.; Festschrift für Ziemssen, von R. Stintzing). Die Patientin, welche ausser ihrer Epilepsie eine Mitralinsufficienz und Stenose hatte, bekam von Zeit zu Zeit gehäufte Anfälle (16 und mehr am Tag), die stets mit Zwerchfellkrampf, qualvoller Herzangst, furchtbarer Dyspnoe und hochgradiger Cyanose einhergingen. Wenn der Zwerchfellkrampf kam, richtete sich Patientin im Bette auf, hielt sich am nächsten Gegenstand an und rang minutenlang nach Atem; dabei wurde sie buchstäblich blau. Referent will gern glauben, dass auch in diesem Falle der Erfolg eines Aderlasses vielleicht ebenso „striking" gewesen wäre wie in dem von Wilks, kann aber nicht absehen, wie oft man diese Patientin bis zu ihrem schliesslich erfolgten Tode hätte venaesecieren müssen, wenn man statt der gereichten Spritze Morphium jedesmal einen Aderlass hätte anwenden wollen. Bei einem so chronischen Leiden, wie es die Epilepsie ist, und bei gehäuften Anfällen könnte der Aderlass ernsthaft doch nur dann in Betracht kommen, wenn nachgewiesen würde, dass wirklich eine Entgiftung, eine Entfernung des hypothetischen, während der epileptischen Anfälle kreisen sollenden Giftes stattfände. Hier fehlt es doch wohl noch an den nötigen Unterlagen.

disease), während es jetzt modern ist, den Patienten zu kräftigen (to support the patient). Stirbt dieser nach dem Aderlass, so ist der Arzt blamiert. Füttert er den Kranken aber mit Alkohol, Nahrungs- und Arzneimitteln zu Tode, so ist man ihm dankbar, da er getan hat, was in seinen Kräften stand. Die zweite Frage ist die, dass viele Aerzte nicht zur Ader lassen, noch weniger schröpfen können. — —

Trotzdem, wie wir aus den eben citierten Publikationen ersehen, der Aderlass im Auslande (siehe besonders die Diskussion in Brüssel) noch vereinzelte Anhänger zählte, war er in Deutschland gegen das Ende der 80er Jahre des vorigen Jahrhunderts so gut wie begraben. Damals schrieb Curschmann (140) im Virchow-Hirsch'schen Jahresbericht von 1889 in einem Referate über zwei Arbeiten von Livierato (145) und Catola Guida, welche den Aderlass bei Pneumonie behandeln: „Wie aus der Vorzeit weht es uns aus den Arbeiten von Livierato (145) und Catola (138) an, in welchem die Wirkung des Aderlasses bei der Pneumonie studiert und für denselben eine Lanze gebrochen wird.“ Curschmann (140) hat mit diesen Worten nur einer Anschauung Ausdruck gegeben, die damals die allgemein herrschende war. —

So lagen die Dinge bis etwa zum Jahre 1890, wo die Ideen eines Mannes durchzudringen begannen und Anhänger bekamen, dessen Werke von der medizinischen Schule bis dahin ignoriert worden waren. Die Publikationen des Oberstabsarztes Dyes (8), welche in populär-wissenschaftlicher Form und zum Teil für Laien geschrieben waren und auf die wir bei der Behandlung der Bleichsucht durch den Aderlass eingehen werden, fanden in Scholz (49) (Bremen) und Wilhelmi (51) (Güstrow) Anhänger und besonders in Schubert (23) (Reinerz, später Wiesbaden) einen begeisterten Apostel. Wie kühl aber auch die Aufnahme war, welche die neuen Lehren fanden und wie wenig Glauben man den zahlreichen Berichten über die zauberhafte Wirkung der Operation, besonders bei der Bleichsucht, aber auch so ziemlich bei allen anderen Krankheiten (Dyes) (8), (Schubert) schenkte, der Stein war ins Rollen gebracht und man begann sich für die Frage wieder zu interessieren. Fast gleichzeitig mit Scholz (49), Wilhelmi (51a) und Schubert (23) trat in Russland Saccharjin (20) auf, der auf den Wert dieses Eingriffes aufmerksam machte. In Deutschland sprachen sich der Reihe nach Wolzendorff (27), v. Jacksch (12), Krönig (13) und Albu (1) für den Aderlass aus, auf dem 67. Naturforschertage in Lübeck 1895 wurde die Frage ebenso wie im ärztlichen Verein in Hamburg ventiliert. In demselben Jahre (1895) erschien eine hochwichtige Arbeit von Zweifel (134), der, gestützt auf ein sehr grosses Material, den Aderlass bei der Eklampsie wieder empfahl; 1896 empfahl Leube (78, 79) den Aderlass für die Urämie und alljährlich erschien auf dem Balneologenkongress Herr Schubert (21, 22, 23, 50), (Reinerz, später Wiesbaden), um aufs Neue die Venaesektion als Panacee einer Menge Krankheiten mit Worten ebenso hoch zu preisen, wie er es in seinen Schriften zu tun gewohnt war.

Dyes (8) hat noch die Zeit erlebt, wo man anfing, den bis dahin so viel angewandten Aderlass anzufeinden und dann immer mehr zu verwerfen. Er hat trotz des vernichtenden Urteils, das seit Anfang der 50er Jahre des vorigen Jahrhunderts über diese Operation gefällt wurde, dieselbe stets, wie er berichtet, mit glänzendem Erfolge angewendet. Wenn wir erfahren, dass er in fast 60jähriger Praxis etwa 12 000 Aderlässe bei allen möglichen Affektionen, besonders aber bei Bleichsucht und Anämie (die er überhaupt nicht trennt) ausgeführt hat, so erhalten wir einen Begriff von der Gründlichkeit, mit der Dyes (8) vorgegangen ist. Die Zahl seiner Publikationen ist Legion, fällt aber grösstenteils vor den Zeitraum, auf den einzugehen wir uns vorgenommen haben; zudem waren mir diese Publikationen zum grossen Teil nicht zugänglich, zum Teil sind sie, direkt für Laien geschrieben, in illustrierten Wochenschriften erschienen. Ich muss mich daher darauf beschränken, die Lehren von Dyes aus seiner Broschüre zu entwickeln, die 1892 im Verlag von Ernst Mohrmann in Stuttgart erschienen ist. Es ist vielleicht nicht überflüssig zu erwähnen, dass auf der linken Seite des Umschlages dieser Broschüre bemerkt ist, dass Kranke zur gründlichen Heilung der Bleichsucht und des Rheumatismus nach Dr. med. August Dyes' (Hannover) Heilverfahren freundliche Aufnahme, Behandlung und Verpflegung in einem Pfarrhause im Schwarzwald finden, woselbst Dr. Dyes selbst Anweisung gegeben hat. Auf der anderen Seite des Umschlages steht eine Einladung zum Abonnement auf die: Gemeinverständliche wissenschaftliche Monatsschrift Hygieia für Volksgesundheitslehre und persönliche Gesundheitspflege, zugleich ärztliches Centralorgan für hygienische Reformbewegung unter Mitwirkung von Aerzten und Hygienikern (!!soll wohl heissen Kurpfuschern!!) herausgegeben. (Erscheint als Fortsetzung der Physiatrischen Blätter!) — So naturheilkundig angehaucht, wie der Umschlag, ist auch der Inhalt der Broschüre. Dyes (8) kennt die Lehren der Physiologie zum grossen Teil nicht, aber er missbilligt sie und hat sich über physiologische und pathologische Verhältnisse seine eigenen Anschauungen gebildet. Dieselben alle hier in extenso wiederzugeben, verbietet der beschränkte Raum, würde sich auch wirklich nicht lohnen. (Wir kommen ohnedies bei der Besprechung der Bleichsucht wieder darauf zu sprechen.) Wenn wir mitteiten, dass nach Dyes' (8) Ansicht die Bleichsucht (Chlorosis, Leukämie: beide als identisch aufgefasst) früher selten, jetzt aber infolge des Unterlassens der Aderlässe und durch die Anwendung der giftigen Eisenpräparate eine häufige Krankheit ist, aber nicht etwa auf Mangel an Blut, sondern auf einer fehlerhaften Verteilung des Blutes beruht, indem die weissen Blutkügelchen und die im Blute kreisenden Eisenatome sich unter der Haut ansammeln, hier eine bleiche, die Eisenatome eine grünliche Färbung der Haut bedingen und schliesslich Geisteszerrüttung und Erblindung (grauen, grünen und schwarzen Star) hervorrufen können, so wird der Leser sich schon ein Urteil darüber bilden können, wes Geistes Kind der Verfasser ist oder war.

Wilhelmi (51a) (Güstrow) hatte bisher die Dyes'schen Veröffentlichungen als unmögliche Phantasien und marktschreierische Reklame verachtet und hatte, in der aderlassfeindlichen Tradition aufgewachsen, den Aderlass fast als ein Verbrechen gegen die Wissenschaft angesehen, entschloss sich aber trotz der, wie er sagt, „verdächtigen Leichtigkeit, mit der Herr Dyes in allen seinen Publikationen die schwierigsten Probleme löst, wissenschaftliche Streitfragen entscheidet und der reklamehaften Art seiner Veröffentlichungen" bei einem für verloren geltenden Fall hochgradigster Bleichsucht dazu, einen Aderlass als ultimum refugium zu machen. Er ging also, wie er betont, nicht mit besonderen Hoffnungen, sondern mit Zittern und Zagen an die Operation heran und war von dem günstigen Erfolge an diesem Falle und einigen anderen so überrascht, das er von nun ab bei Fällen von Chlorose, die ihm geeignet schienen, die Venaesektion öfters ausführte. Er publiciert in seinem Büchlein 31 Fälle, bei welchen allen dem Aderlasse eine äusserst günstige Reaktion, besonders auf das subjektive Befinden der Patientinnen folgte. In der Regel waren von der Stunde des Aderlasses an so gut wie alle Beschwerden der Patienten wie mit einem Zauberschlage verschwunden. Die Kopfschmerzen sind fort, eine angenehme Wärme durchzieht den Körper, die bis dahin kalten, oft sehr kalten Hände und Füsse werden warm, in einzetnen Fällen förmlich heiss; bald nach der Blutentziehung stellt sich Schweiss ein, meist auch gleich ein erquickender längerer oder kürzerer Schlaf. Der Appetit wird gut, steigert sich zum Hunger, am nächsten Morgen erwacht der Patient mit ungewohnter Frische, eigentümlich behaglichem Gefühl und gutem Appetit. Kurz und gut, er ist wie umgewandelt. Oft tritt Heilung nach dem ersten Aderlass ein, oft erst nach Wiederholung desselben. Das Körpergewicht nimmt zu, der Hämoglobingehalt, den Wilhelmi (51a) mit dem Henocque'schen Hämatoskop leider nicht häufig genug, in manchen Fällen gar nicht bestimmt, nimmt, wenn auch langsam zu. Bei einer Reihe von Fällen tritt wieder Verschlimmerung ein. Wilhelmi (51a) hütet sich wohl, sich wie Dyes (8) in theoretischen Spekulationen zu verlieren, ist sich auch wohl bewusst, dass er bei seinen ungenügenden Untersuchungsmethoden (er hat keine Blutkörperchenzählungen vorgenommen) nicht immer sagen kann, ob die Fälle, die er günstig beeinflusst hat, Chlorosen oder Anämien waren, er ist auch weit entfernt, wie Dyes (8), die Eisentherapie zu verwerfen, er stellt nur in den Vordergrund der Erörterung die Frage: ob durch den Aderlass ein gewisser Symptomenkomplex — sei es, dass wir ihn Chlorose oder Anämie nennen — beseitigt werden kann oder nicht. Diese Frage glaubt Wilhelmi bejahen zu dürfen. Wilhelmi bestreitet die Möglichkeit einer Suggestion bei den Patienten und einer Autosuggestion bei sich und will den Aderlass bei der Bleichsucht bei besonders erheblichen Beschwerden und bei beträchtlicher Herabsetzung des Hämoglobingehaltes eventuell wiederholt anwenden. Bei symptomatischen und hysterischen Anämien ist die Wirkung gleich Null. Der nachfolgende Schweiss muss abgewartet resp. durch heisse Getränke und Einpackungen befördert werden. Ein Blutquantum von 80--100 g wird meist genügen. Die Operation soll am besten unmittelbar vor oder nach der Menstruation ausgeführt werden, um den Termin der natürlichen Blutung nicht zu stören (Dyes). Wiederholungen soll man nach 4 bis 8 Wochen vornehmen. Wilhelmi meint, dass es wohl der Mühe wert sei, die Wirkung des Aderlasses einer gründlichen praktischen und theoretischen Prüfung zu unterziehen.

Fr. Scholz (49): Die Behandlung der Bleichsucht mit Schwitzbädern und Aderlässen. Eine therapeutische Studie, Leipzig 1890. Bereits vor 20 Jahren kam Scholz auf den Einfall, die Bleichsucht mit Schwitzbädern zu behandeln. Er sah rasch die subjektiven Beschwerden schwinden, die Ernährung sich heben. Trotz der vorübergehenden Verluste durch das Schwitzen hob sich das Körpergewicht, was durch Kurven illustriert wird. Scholz verbreitet sich ausführlich über das Wesen der Chlorose, die er im Sinne der Alten als eine Plethora ad vasa auffasst. Das Schwitzen wirkt nach ihm deplethorisch, das Herz und das Gefässsystem entlastend. Nach dem Schwitzen ändert sich der Puls deutlich, wenn er vorher hart und klein war, wird er normal, was durch Kurven veranschaulicht wird. Scholz (49) hat etwa 200 Bleichsüchtige mit Schwitzbädern behandelt. Genesung erfolgte in den meisten Fällen und blieb unvollkommen nur dort, wo die Behandlungszeit zu kurz war. Rückfälle wurden nur in 5—6 Fällen beobachtet. Von den 200 Fällen teilt Scholz (49) nur drei Krankengeschichten mit, teils weil bei seinen älteren Fällen keine Blutuntersuchungen gemacht wurden, teils: „weil sie sich wie ein Ei dem andern glichen" (!). Nur bei dem dritten Falle sind Hämoglobingehalt und rote Blutkörperchen bestimmt, bei den ersten beiden nur das Hämoglobin. — Auch der Anwendung von Laxantien bei Chlorose, wie sie Hüllmann in Gestalt der Marienberger Kur empfiehlt (1 Fall!!!), redet Scholz das Wort, nicht zur Beseitigung der Koprostase, sondern in deplethorischem Sinne; von diesem Gesichtspunkte aus würde es Scholz auch begreifen, wenn jemand die Tätigkeit der Nieren durch Digitalis und Scilla anregen würde (!!!). „Wenn also deplethorische Methoden in der Behandlung der Bleichsucht angezeigt sind, warum greift man dann nicht zum radikalsten und direktesten aller entleerenden Mittel: zum Aderlass?" Scholz hat in etwa 30 Fällen von Chlorose den Aderlass mit nachfolgender Schwitzkur angewendet und publiziert davon fünf Krankengeschichten, wobei die Blutkörperchen gezählt sind bei drei Fällen, während der Hämoglobingehalt nur bei dem fünften Falle einmal bestimmt ist. Die Zunahme des Körpergewichts betrug

bei Fall	I:	nach 35 tägiger Kurdauer	3,5 kg
„ „	II:	„ 76 „ „	3,5 „
„ „	III:	Kurdauer nicht angegeben, Aderlass und 20 Schwitzbäder	7,5 „

	bei Fall IV:	nach 51 Tagen	5,5 kg
	„ „ V:	„ 33 „	5,5 „
nach Schwitzkur allein	bei Fall I:	nach 88 Tagen	7,0 kg
	„ „ II:	„ 57 „	8,0 „
	„ „ III:	„ 23 „	2,0 „

Ein Aderlass von 50—100 g pflegt zur Genesung nicht hinzureichen. Wenn auch Schwitzbäder allein ebenso rasch und sicher zum Ziele führen, so will Scholz den Aderlass zur Beseitigung von Herzklopfen, Atemnot und Oedemen angewendet wissen und hofft, dass er bald Allgemeingut aller werden möge.

Der Aderlass ist ein schnell, die Schwitzbäder ein langsam deplethorisch wirkendes Mittel. Man soll etwa 100—120 g Blut ablassen, Schwitzbäder werden 4—6 mal wöchentlich genommen. Nach 20—30 Bädern pflegt die Kur beendet zu sein. Dazu gibt er roborierende Diät. Eisen wurde angesichts der überraschenden Erfolge (!?) der deplethorischen Methode (!) und der dadurch erzielten Wiederherstellung des in Verfall geratenen Hämoglobingehaltes (ist ja gar nicht genügend bestimmt!!) nicht angewendet. Als Nachkur giebt Scholz öfters Pfeufer'sches Hämoglobin (!Eisen!?!).

Ich komme nun dazu, auf die Publikationen des eifrigsten Apostels der neuen Aderlasslehre einzugehen, auf die Arbeiten von Schubert (23). Es kann von mir nicht verlangt werden, dass ich eine genaue Inhaltsangabe dieser zahlreichen Veröffentlichungen gebe, deren Inhalt von den Ansichten der medizinischen Schule so sehr abweicht, dass es schwer ist, eine Brücke über den Abgrund zu schlagen, der ihn von dieser trennt. Schubert (23) hat, wie Dyes (8), viele Aderlässe gemacht und an dem Aderlassblute ebenfalls Untersuchungen angestellt, die lediglich darin bestanden, dass er das Blut in einem schräg gestellten Suppenteller auffängt und durch makroskopische Betrachtung des Blutkuchens eine Diagnose stellt, ob dasselbe normal oder pathologisch sei. Die Dicke der Crusta phlogistica und einer oberen hellroten Schicht gegenüber einer unteren dunkelroten gestattet ihm, sich eine bestimmte Ansicht über die Art der Erkrankung zu bilden. Dieses angesichts der Vervollkommnung unserer modernen hämatologischen Untersuchungstechnik gewiss sehr primitive Verfahren führt oder verführt ihn bei seiner reichen Phantasie und seiner absoluten Nichtachtung dessen, was wissenschaftlich allgemein anerkannt ist, zu höchst eigentümlichen Theoremen. Aber Schubert mikroskopiert auch; doch auch hier wandelt er eigene oder vielmehr Dyes' Wege und kommt zu absonderlichen Resultaten. Da nichts die Denkart dieses Autors besser zu charakterisieren vermöchte als seine eigenen Worte, so muss ich mich bequemen, eine kleine Blütenlese aus seinem Buche (Ueber Blutentziehungen, Stuttgart 1895) dem Leser aufzutischen.

Nach Schubert ist die Hauptwirkung des Aderlasses die Schweissreaktion. Er schreibt: „Der Hauptgrund, weshalb der Aderlass die vielen Kämpfe und Wechsel zu bestehen hatte, liegt darin, dass man seine Hauptwirkung, seine Eigenschaft als erstes Schweissmittel, nicht kannte oder übersah.“ — Weiter Seite 11: „So grosse Hoffnungen man auch auf die vielen „unfehlbaren“ Heilmittel gesetzt hatte, die Blutentziehungen vermochten sie nicht zu ersetzen; statt gesünder, wurde die Welt immer hinfälliger, Bleichsucht und Blutarmut, Neurasthenie und Schlaganfälle gehörten zur Tagesordnung, Leiden, die früher nur vereinzelt vorkamen (!!!). Aber die Aerzte suchten die Ursache nicht in der Heilkunst, sondern in der aufregenden, angreifenden Zeit, dem vermehrten Kampf ums Dasein. Zuerst wurde das Publikum der vielen Medikamente müde und die mannigfaltigsten Arten der Naturheilmethode fanden ein äusserst günstiges Feld, denen man sich bald mit Begeisterung in die Arme warf.“

Also nach Schubert ist an dem starken Ueberwuchern der Kurpfuscherei nur das Unterlassen der Aderlässe schuld!

Im weiteren Verlauf seiner Erörterungen kommt Schubert auf seine Suppentellerversuche und seine mikroskopischen Untersuchungen zu sprechen. Er schreibt:

Seite 45: „Es musste auch mikroskopisch bewiesen werden, dass es sich bei der dunkelroten Unterschicht nur um rote, bei der weissen Oberschicht nur um weisse Blutkörperchen, bei der hellroten um ein Gemisch beider handelte: **Die Physiologie sagt sehr wenig darüber und dass, was sie sagt, ist nach meinen Untersuchungen nicht richtig**“ (!!!).

Seite 46: „Die ganze Darstellung (von Alexander Schmidt) über die Fibrinbildung und das Zustandekommen des Blutkuchens und besonders der Crusta phlogistica ist eine irrige. . . . . . Die weissen Zellen sind es allein, welche die Crusta phlogistica, wie überhaupt das Fibrin bilden, aus ihrem Zerfalle geht das Fibrin hervor, aber erst nach dem Verlassen der Ader, und ich möchte der Ansicht widersprechen, dass sich schon im kreisenden Blute die fibrinogene und fibrinoplastische Substanz befinden.“

Seite 52 und 53: „Ich nahm bisher an, dass freie Eisenatome von runden weissen Zellen in sich aufgenommen seien, da der Körper freie Elementarkörper nicht duldet. Die Eisenatome nahm ich ebenfalls als von zerfallenen roten Körperchen herrührend an. Die weiteren Untersuchungen haben mir aber einen anderen Aufschluss gegeben, und zwar den richtigen. . . . . . Eine gleich nach der Gerinnung durch den Blutkuchen gelegte Schnittfläche sah zunächst dunkelrot, dann hellrot aus: Durch den Schnitt waren die Blutkörperchen mit der Luft in Berührung gekommen und hatten sich verändert in weisse Zellen mit noch vorhandenem Hämoglobinkern“ (!!!).

Seite 59 und 60: „Die weisse Speckhaut (auf dem Blutkuchen beim „Suppentellerversuch“) besteht nur aus weissen Blutkörperchen, die eine spezifische Eigenschaft besitzen, sich honigwabenartig aneinander zu legen und dann in Fibrin überzugehen. Die weissen Blutkörperchen entstehen aus den roten in der Weise, dass die roten ihre ovale Form verlieren, sich runden, hellweiss werden, mit einem violetten Kern in der Mitte (! !), dem Hämoglobin, welchen man übrigens auch bei vielen Eiterkörperchen noch findet, wodurch wahrscheinlich die gelbe Farbe entsteht (! ! !). Das Hämoglobin geht dann in die Gewebe über und lässt rein weisse Zellen übrig, die nun als abgebrauchtes Produkt entweder als Eiter durch die Nasen- und Luftröhrenschleimhaut oder überhaupt die Eiterungen des Körpers diesen verlässt oder wahrscheinlich ganz aufgelöst oder umgewandelt als Urin und Schweiss ausgeschieden werden" (! ! !).

Weiterhin behauptet Schubert, dass die Leukocyten sich vorzüglich in den Gefässen der Haut ansammeln:

Seite 64: „Das weisse Blut steht hauptsächlich auf der Körperhaut, wie ich nachgewiesen habe (! ! !); macht man nun einen Aderlass am Arm von 300—400 g Blut und findet darin vielleicht 80 % weisse Blutkörperchen (natürlich durch makroskopische Schätzung bei dem famosen „Suppentellerversuch"), dann ist immerhin eine ganz beträchtliche Menge des abgestorbenen Blutes entleert. Aus dem Körperinnern strömt normales Blut nach, das betreffende Glied wird wieder von normalem gesunden Blut durchströmt, das noch im Körper vorhandene schlechte Blut kommt mehr zur Verteilung, die Schweissdrüsen und andere Ausscheidungsorgane können wieder funktionieren, das Herz wird entlastet und antwortet auf die Blutentleerung mit einer kraftvollen, andauernden Schweissreaktion, durch welche die weissen Zellen ausgeschieden werden" (! ! !).

Schubert hat auch die Tatsache neu oder wieder entdeckt, dass die Eiterzellen und Leukocyten dasselbe sind. Er schreibt:

Seite 71: „Die Identität der Eiterzellen mit den weissen Blutkörperchen habe ich nachgewiesen (?). Dieses sogenannte vicariierende Eintreten von den Schleimhäuten für die Haut war ja teilweise schon bekannt, ist aber erst durch die Blutuntersuchungen (natürlich Schubert's) rationell bewiesen und seine Gesetzmässigkeit durch dieselbe darzuthun möglich geworden" (!?!).

Seite 73—74: „Eigentlich hat jeder Mensch, welcher an Cirkulationsstörungen leidet, mehr oder weniger schweissige Füsse, in höheren Graden sind dieselben als gesundheitsschädlich bekannt, denn es ist eine erwiesene Tatsache, dass plötzlich unterbrochene Schweisssekretion der Füsse zu den schwersten Störungen im Organismus führt (?). Es findet sich hauptsächlich Stauungsblut in den Extremitäten und lässt nur dem Serum den Durchgang frei, welches durch die von hinten wirkende Kraft das Herz gewissermassen durchgepresst wird und, weil der Rückfluss gehindert ist, den Weg durch die Haut nimmt."

Seite 91: „Was dem Aderlass aber als schweisstreibendes Mittel das Uebergewicht gibt über die anderen mehr künstlichen Schweiss erzeugenden Kuren ist das, dass der Schweiss gewissermassen aus dem Körper heraus, aus sich selbst heraus kommt, ein Zeichen der eigenen Thätigkeit und Reaktionsfähigkeit des Körpers ist, eine Reinigung des Körpers aus sich heraus und durch sich selbst."

Seite 92: „Wenn selbst der Aderlass keine therapeutischen Erfolge hätte, dann müsste er schon in den Himmel erhoben werden, dass erst mittels der durch ihn erlangten Blutuntersuchungen (Schubert's Blutuntersuchungen (!!!!), eine Klarheit in die Cirkulationsvorgänge gekommen ist (?!), wie man bisher kaum ahnte (! sehr wahr!) und die berufen sein wird, einen bleibenden Nutzen für die leidende Menschheit zu schaffen" (???!!!). (Schubert will auch den Tripper mit Aderlass behandeln). „Eine hervorragende Bedeutung wird der Aderlass auch schon deshalb in nationalökonomischer Beziehung erringen, da kein Mittel berufen ist wie er, ein wahres Volksheilmittel zu werden, da er ohne besondere Mühe, ohne besondere Kosten immer und überall leicht ausführbar ist, bei arm und reich, bei alt und jung, ohne besondere Störung des Berufs und des gesellschaftlichen sozialen Lebens" (!!!!!)

Es schwindelt einem förmlich, wenn man die Theoreme liest: Braucht man sich zu wundern, wenn dieser Autor den Aderlass so ziemlich für alle Krankheiten empfiehlt, wenn er denselben für das billigste Volksheilmittel hält?

Vielleicht wird mir der Vorwurf nicht erspart bleiben, dass es nicht gestattet sei, solche schwindelnde, auch nicht durch den Schimmer eines Beweises gestützte Raisonnements in einer ernsthaften wissenschaftlichen Arbeit so ausführlich wörtlich anzuführen und die Geduld der Leser solchergestalt über Gebühr in Anspruch zu nehmen, allein ich muss zu meiner Rechtfertigung sagen, dass die Arbeiten Schubert's in angesehenen Handbüchern der Medizin ohne besonders abfälligen Kommentar citiert sind und dem ärztlichen Publikum somit als immerhin beachtenswert gelten können, was wohl kaum der Fall wäre, wenn ihr Inhalt weiteren Kreisen bekannt wäre. Ein Autor, dessen Gedanken sich in theoretischen Dingen in einer solchen Flucht bewegen, kann aber unmöglich beanspruchen, dass wir seine Empfehlung einer therapeutischen Methode als vollwertig annehmen, auch wenn er die Operation viel hundertmal ausgeführt hat.

Es gereicht mir zur besonderen Genugtuung, drei Jahre, nachdem ich obige Zeilen niedergeschrieben habe, durch die Güte des Herrn Albu (170) einen Aufsatz dieses geschätzten Autors in die Hände zu bekommen, in dem er gelegentlich einer Polemik mit Schubert (23) beinahe dieselben Ausdrücke braucht, wie ich:

Albu (170) bezeichnet selbst dann, wenn Schubert einige seiner mehr oder weniger bedingt aufgestellten Indikationen zurückziehen sollte, die Fälle desselben als für seine — Albus — medizinische Auffassung noch immer — **„schwindelerregend“** und fügt hinzu: man müsse Schuberts Buch lesen, um diesen seinen Ausdruck begreiflich zu finden. —

Albu fertigt dann in ausführlicher Weise die ganzen Anschauungen und Indikationen ab, nach denen Schubert und auch Bachmann (172) die Venaesektion als Universalheilmittel hinstellen, „bei dem wir nicht zu fragen brauchen: gegen welche Krankheit ist es anwendbar, sondern gegen welche Krankheiten und Zustände ist es nicht zu empfehlen? (Bachmann). Nachdem ich aber Schubert so ausführlich citiert habe, kann ich unter besonderem Hinweis auf Albus Darstellung auf eine genaue Wiedergabe derselben verzichten, da Niemand besser gegen Schubert plaidieren kann als Schubert selbst.

Rubinstein (116) (Wien. med. Presse 1893) äussert sich folgendermassen über die neue Aderlassbewegung:

Nachdem Dittel im Wiener allgemeinen Krankenhause sein berühmtes Experiment gemacht hatte, wobei er eine Anzahl Pneumoniker (jedesmal 50) abwechselnd mit und ohne Aderlass behandelte, ohne einen Unterschied im Ablauf der Pneumonie finden zu können, blieben vor Beginn der neuesten durch Dyes, Scholz, Schubert u. a. eingeleiteten Periode etwa folgende allgemein anerkannte Indikationen für den Aderlass:

1. Apoplexie. 2. Konvexitätsmeningitis. 3. Lungenhyperämie. 4. Lungenblutung. 5. Lungeninfarkt. 6. Kroupöse Pneumonie. 7. Endocarditis. 8. Zur Transfusion. 9. Könnte man hinzufügen, wie der Autor meint, zur Entgiftung (Gasvergiftung etc.).

Neuerdings wird der Aderlass hauptsächlich bei Chlorose gemacht. Was Scholz massvoll getan hat, hat Schubert beträchtlich erweitert: Dieser Rückfall in den alten Missbrauch, den Aderlass kritiklos bei allen möglichen Leiden anzuwenden, ist nicht geeignet, der neuerlichen Verbreitung des Aderlasses die Wege zu ebnen. Erinnert doch manches bei Schubert an die berühmte ärztliche Prüfung, in welcher der Kandidat gefragt wird, was er bei der und der Krankheit tun würde. Fast bei jeder antwortet er: Seignare, purgare, und wenn das nicht hilft: iterum seignare, iterum purgare.

Rubinstein verliert sich dann in theoretischen Betrachtungen über das Wesen der Chlorose, die er für eine relative Plethora hält, kommt von der Entstehung der Krankheit auf die Herzaffektion, von dieser auf die Angina pectoris zu sprechen und kommt nach einer Abschweifung über die Eklampsie darauf, dass es vorteilhaft sei, die kreisende Flüssigkeitsmenge bei Chlorose einzuschränken. Er verwirft den Aderlass und will lieber die Herztätigkeit stärken. Die Aderlassmänner irren sich, aber Voltaire sagt: „Croyez moi, l'erreur a aussi son mérite“?

Unabhängig von der modernen deutschen Aderlassbewegung und fast gleichzeitig mit ihrem Beginn hat sich auf Grund langer, bis in die alte Aderlasszeit zurückreichender Erfahrung Sacharjin (20) (in der Jahresversammlung der physikalisch-med. Ges. zu Moskau, 1889 Januar, und Internationale klinische Rundschau, 1890, 2. März, p. 353) über die Venaesektion geäussert.

Sacharjin (20) teilt nur mit, was er in Bezug auf die Blutentziehung für faktisch wahr hält, und lässt sich auf keinerlei theoretische Erklärungen ein, die bei dem derzeitigen Stande der Physiologie und Pathologie unmöglich seien; auch bestehe daher immer die Gefahr, dass mit dem Widerlegen der Theorie, welche Fakta erklärt, auch letztere für widerlegt gehalten werden. Sacharjin (20) hat als Assistent Anfang der 50er Jahre in Russland viel venaeseciert und die Blutentziehungen stets hochgehalten zu einer Zeit, wo er vollständig gegen den Strom schwimmen musste. Jetzt (d. h. um 1890) ist durch seinen Einfluss in und um Moskau die Blutentziehung ein allgemein geübtes Verfahren, während sie im übrigen Russland und in Westeuropa perhorresciert wird.

Sacharjin (20) bespricht nun die entleerende Wirkung der Blutentziehung: a) bei Cirkulationsstörungen im Gehirn (Apoplexie aus atheromatösen Arterien). Er führt den Aderlass auch bei schwachem Pulse aus, wenn der Patient nicht blutarm ist. Der kleine Puls deutet bei solchen Patienten meist nicht auf Blutarmut, sondern auf Schwäche der Herzmuskulatur, insbesondere des linken Ventrikels oder Störung der Herzinnervation, die eine Folge der Cirkulationsstörung im Gehirn sein kann. Hier muss zur Ader gelassen, dazu müssen Excitantien gegeben werden. Oft wird dann sofort der Puls voller und kräftiger. Der Aderlass darf nur in Gegenwart des Arztes ausgeführt werden. Sacharjin entleert nie mehr als 350 ccm Blut.

b) Bei drohender Apoplexie, bei Patienten mit chronischer Nephritis und Hypertrophie des linken Ventrikels. Bei Urämie will Sacharjin nur bei drohender Apoplexie und vollem Puls, nicht bei schwachem Puls, blassem Gesicht und starken Oedemen venaesecieren (**! sehr wichtige Unterscheidung !**) Nach seiner Meinung kann der Aderlass schaden, ja töten durch Entwicklung von Hirnödem (Traube's Theorie). Hier müssen Excitantien, besonders Kalomel gegeben werden.

Störungen der Cirkulation: 1. Seltene Fälle von Herzkrankheiten: Stenose des linken Ostium venosum mit Dyspnoe, Husten und Leberschwellung, bei starker Kompensationsstörung Aderlass, da Digitalis langsam wirkt.

2. Seltene Fälle von stürmischem Einsetzen der croupösen Pneumonie mit grosser Ausdehnung der Infiltration und beginnendem Oedem der Partieen. Bei kräftigen Patienten soll hier zur Ader gelassen werden. Falls der Patient schwach, sind gleichzeitig Excitantien anzuwenden.

Sacharjin (20) wendet sich gegen die unpräcise Indikation, die sich in den Lehrbüchern findet, dass bei Lungenödem zur Stärkung des linken Ventrikels Excitantien, zur Entlastung des rechten Aderlass anzuwenden seien. Bei dem eben beschriebenen Falle (unter 2) ist der Aderlass nötig. Wenn die Pneumonie aber 6—8 oder mehr Tage gedauert hat, so solle man solche geschwächte Patienten nicht durch eine Venaesektion noch mehr schwächen, sondern reichlich Excitantien geben. Auf diese Empfehlung des Aderlasses in den Lehrbüchern sei das Wort Jürgensen's anzuwenden, der sagt: dass die Verfasser von Lehrbüchern den Aderlass empfehlen, ohne selbst von ihm Gebrauch zu machen.

In seinen weiteren Ausführungen spricht Sacharjin über die örtlichen und ableitenden Blutentziehungen (Blutegel am After bei Hirnkongestion!). Seine Bemerkungen sind hochinteressant, können aber hier nicht ausführlich wiedergegeben werden.

v. Jaksch (12) bespricht in einem Vortrage (Prager med. Wochenschrift 1899) nach kürzerer geschichtlicher Erörterung besonders zwei Wirkungen des Aderlasses: 1. die physikalische, 2. die physiologische. Der Blutdruck wird vorübergehend herabgesetzt, da rasch Ersatz aus den Lymphbahnen und Geweben erfolgt. Die Resorption von Exsudaten wird beschleunigt, doch kennen wir weniger eingreifende Verfahren. Die Zusammensetzung des Blutes wird verändert. Das Wichtigste ist hierbei die Möglichkeit, den Körper zu entgiften bei: Vergiftungen mit Kohlenoxyd, irrespirablen Gasen, Sauerstoffmangel des Blutes, Urämie. Bei der Pneumonie wird der zweifellos momentane Nutzen des Aderlasses teuer erkauft und sicher ist es, dass der früher gebräuchliche Aderlass coup sur coup hier grossen Schaden gestiftet hat. Wenn er überhaupt angewendet wird, begnügen wir uns bei der Pneumonie mit einem Aderlass von höchstens 350—400 g. Niemals würde v. Jaksch, wie frühere Autoren, 700 g entleeren. Der Aderlass kann zwar die Beschwerden der Patienten lindern, niemals aber den pneumonischen Prozess günstig beeinflussen. Er ist nur als Ultimum refugium bei Kohlensäureüberladung des Blutes, bei schwerer doppelseitiger Pneumonie indiciert; v. Jaksch (12) hat bei 139 Fällen von Pneumonie nur einmal einen Aderlass gemacht. Dieses Mal besserte sich der Zustand des sehr schweren Falles wesentlich (kräftige Amme mit starker Cyanose, doppelseitiger Pneumonie) durch Entleerung von 250 g Blut. „Nur drohende unmittelbare Lebensgefahr, die für eine zu befürchtende Lähmung des Respirationscentrums spricht, bedingt durch Ueberladung des Blutes mit Kohlensäure, welche sich kundgibt am Krankenbette durch enorme Dyspnoe, hochgradige Cyanose, kleinen, aber harten, stark gespannten Puls, ergibt die Indikation zur Anwendung des Aderlasses." Indiciert ist der Aderlass nur noch bei akutem, perikardialem Exsudat bei Gelenkrheumatismus (v. Jaksch zieht da die Punktion des Herzbeutels vor), er verwirft ihn bei Tuberkulose. „Von den akuten Krankheiten gibt nur die Pneumonie, und diese nur in gewissen, näher auseinandergesetzten Fällen Veranlassung zur Anwendung des Aderlasses."

Aderlass bei Toxikosen: Kohlenoxydvergiftung (siehe auch v. Jaksch, Die Vergiftungen, Wien, Hölder, 1894): Hier will sich der Autor mit 250—300 ccm Blut begnügen und Kochsalzinfusionen nachfolgen lassen (subkutan). Ferner bei Antifebrinvergiftung. Auch nach Tentamen suicidii durch Ergängen ist Aderlass eventuell von Erfolg. Bei einer 42jährigen Frau, die bewusstlos, hochgradig cyanotisch, mit Trachealrasseln und deutlicher Strangulationsfurche in die Klinik gebracht wurde, brachte ein Aderlass von 300 g Blut die Patientin wieder zum Bewusstsein, das Lungenödem ging zurück. Leider erfolgte ein paar Stunden später doch der Exitus.

Auch bei Lungenemphysem und Stenose des linken venösen Ostiums ist der Aderlass gerechtfertigt (doch wirken hier besser Schröpfköpfe), vor allem aber bei der Urämie, aber nur bei bestimmten Formen: bei den akuten Nephritiden gesunder, blühender Menschen mit normalem Hämoglobingehalt und Blutkörperchenzahl, bei Scharlachnephritis. v. Jaksch (12) will abwarten, bis der urämische Anfall voll ausgebildet ist, und es vorher mit anderen Mitteln versuchen. Er beschreibt einen schweren Fall von akuter Nephritis und Urämie, die nach Entleerung von 250 ccm Blut coupiert wurden. Der Aderlass wirkt bei der Urämie in der Tat lebensrettend. Beim apoplektischen Insult soll man nur an kräftigen Leuten mit Bewusstseinsstörungen, besonders bei chronischer Nephritis mit Herzhypertrophie venaesecieren. Unmittelbar danach wird das Sensorium freier. Hier soll man am besten an der Vena temporalis zur Ader lassen.

Schädlich wirkt die Operation vor allem bei zu häufiger Wiederholung. v. Jaksch will die Indikationen sehr streng abgewogen wissen und ihr wieder den ihr gebührenden, allerdings recht bescheidenen Platz in unserer Therapie einräumen. Er ermahnt dringend, die goldene Mittelstrasse bei der Anwendung der Blutentziehungen nicht zu verlassen.

Krönig (13) spricht sich in einem Vortrage in der Berliner medizinischen Gesellschaft (22. Juni 1896) für die Anwendung des Aderlasses aus. Er citiert Liebermeister (144), der in seinem Lehrbuch der speciellen Pathologie und Therapie für den deplethorischen Aderlass folgendermassen plaidiert: „Der Aderlass wird wegen Pneumonie nicht mehr angewendet. Aber es gibt einen häufig vorkommenden Folgezustand, für welchen selbst die entschiedensten Gegner der Blutentziehungen nicht umhin können, wenigstens theoretisch zuzugeben, dass sie zweckmässig seien; es ist dies der Fall, wo Lungenödem droht oder schon begonnen hat. Es unterliegt keinem Zweifel, dass in früheren Zeiten der Aderlass häufiger war, als es zweckmässig war, aber man kann wohl behaupten, dass er in gegenwärtiger Zeit seltener angewendet wird, als es für die Kranken nützlich sein würde. Wenn es nicht gelungen ist, durch eine analeptische Behandlung das Auftreten von

Lungenödem zu verhüten, und wenn bei den ersten Anzeichen desselben die Anwendung stärkerer Excitantien nicht sofort Erfolg hat, so bleibt als einziges Mitel, welches den tödlichen Ausgang noch hinausschieben kann, der Aderlass übrig; aber ein solcher Aufschub ist bei einer Krankheit, bei welcher von einem Tage zum andern eine spontane günstige Wendung erhofft werden kann, möglicherweise lebensrettend. Auch würde man, wenn etwa im weiteren Verlaufe die gleichen bedrohlichen Erscheinungen sich wieder einstellen sollten, den Aderlass nochmals wiederholen."

Krönig (13) bespricht ausführlich die Entstehung des Lungenödems; nach seiner Meinung wird dasselbe oft, wenn Excitantien nichts helfen, durch Venäsektion wenigstens vorübergehend sehr gebessert: Krönig hat drei Fälle schwerer Pneumonie venäseciert, einen zweimal, zwei einmal. Er empfiehlt den Aderlass auch bei sonstigen Kompensationsstörungen, die besonders bei mechanischen Störungen, chronischen Herz- und Lungenkrankheiten zu Tage treten. Plötzliche Entlastung des rechten Ventrikels gestattet demselben, sich zu erholen. Es ist gleichgültig, ob man es mit Herzklappen-, Herzmuskel- oder Pericardialerkrankungen zu thun hat, oder mit Kreislaufshindernissen, die durch Untergang von Lungencapillaren, Kompressionen von abführenden Venen oder ausgedehnte Pleurasynechien oder andere, die Strombahn der Pulmonalis belastende Momente entstehen. Krönig beschreibt zwei Fälle, wo ein Aderlass (1. 58 jähriger Mann mit Aorten- und relativer Mitralinsufficienz, 200 ccm Blut entleert; 2. 16 jähriges Mädchen mit schwerer unkompensierter Mitralinsufficienz, auf beiden Seiten zusammen 380 ccm Blut) bei plötzlichem Collaps gute Dienste that. Ferner sah er einen dritten Fall bei plötzlicher Erschlaffung beider Ventrikel, der durch Aderlass von 100 ccm Blut mit nachfolgendem Schwitzen und Champagner, später Digitalis, hergestellt, nach einem halben Jahre wieder Kompensationsstörungen bekam, wieder venäseciert wurde, sich wieder erholte und erst nach zwei Jahren an schwerer Pleuritis starb.

Venäsektion bei Drucksteigerung im Cavum cranii, d. h. bei Blutergüssen im Gehirn: Der Aderlass ist indiziert nicht nur bei drohender Apoplexie, sondern auch nach erfolgter. Lebhaftes Pulsieren der Carotiden und gerötetes Gesicht indicieren ihn, bleiches Gesicht und schwacher Puls kontraindicieren ihn. Krönig führt einen Fall aus dem Krankenhaus Friedrichshain an, wo ein 59 jähriger, an Schrumpfniere und Hypertrophie des linken Ventrikels leidender Mann bewusstlos und mit rechtsseitiger Hemiplegie ins Krankenhaus kam und durch Venäsektion von 200 ccm wieder ins Bewusstsein zurückgerufen wurde, die Lähmungserscheinungen gingen zurück. Die Blutung ist nach Krönigs Ansicht durch Entlastung des Blutdruckes gestillt worden, ein selten günstiger Fall; der Fall war eben frisch, wie er in der Spitalpraxis nicht häufig vorkommt. Der Hausarzt wird viel öfter in eine solche Lage kommen.

Alle bisher besprochenen Fälle waren Beispiele für die Anwendung des Aderlasses aus mechanischen Gründen. Krönig will denselben aber auch bei Vergiftungen verwerten. Schon Malgaigne hat bei Kohlenoxydvergiftung Venäsektion mit Erfolg gemacht. Nach Kühns Vorschlag (Med. Centralbl. 1864) hat man zur Ader gelassen und gesundes Blut transfundiert, jetzt macht man Kochsalztransfusion. (Organismuswaschung nach Carlo Sanguirico [Med. Centralbl. 1886. No. 51.]).

Die Venäsektion bei der Urämie (von Leube neuerdings sehr befürwortet) hat frappante Wirkungen. Krönig hat einen 80jährigen Urämiker mit allerdings nur vorübergehendem Erfolge venäseciert, später bei einem 16jährigen Knaben mit Aderlass und Infusion ein glänzendes Resultat erzielt.

Krönig hat sie auch bei der Bleichsucht auf die neuerlichen Empfehlungen von Dyes, Wilhelmi, Scholz und Schubert hin ausgeführt und niemals Verschlechterung, in einigen Fällen deutliche Besserung resp. Heilung gesehen. Er behandelte eine 19jährige junge Dame mit starker Chlorose und Poikilocytose, bei der an perniciöse Anämie gedacht wurde. Sie war drei Jahre lang erfolglos behandelt worden. Krönig griff, nachdem er es drei Monate mit anderen Mitteln versucht hatte, zum Aderlass und machte Venäsektionen in Abständen von 3—4 Wochen. Der Erfolg war auffallend. Das subjektive Befinden besserte sich, die Gesichtsfarbe ebenfalls; das specifische Gewicht des Blutes wurde höher, die Gestalt der Blutkörperchen näherte sich der Norm. Krönig hat auch sonst noch günstige Erfahrungen bei der Chlorose gemacht; er gibt allerdings zu, dass, da schon Bettruhe und günstige Ernährung hier viel thun, man dem Erfolg skeptisch gegenüberstehen müsse. Wie hat man sich den Erfolg bei der Chlorose zu erklären? Man entfernt rote Blutkörperchen mit veränderter Gestalt, regt das Knochenmark zu erhöhter Thätigkeit an und bewirkt eventuell Regeneration normaler Blutkörperchen. Ob auch das Serum Chlorotischer verändert ist, muss dahingestellt bleiben. Es könnten auch hier, wie bei Anchylostomum- und Bothriocephalusanämie, giftige Stoffwechselprodukte kreisen, der Aderlass also auch ein Entgiftungsvorgang sein. Doch das ist nur Hypothese! Krönig will nach Dyes nicht mehr Kubikcentimeter ablassen, als der Mensch Pfund wiegt, und den Schweiss nach dem Aderlass durch Einpackungen und heisse Getränke unterstützen.

Albu (1) tritt für den Aderlass auf Grund von 50 Fällen seiner Erfahrung ein. Derselbe bewirkt Herabsetzung des Blutdruckes. Er fand bei Entfernung von 200 ccm Blut 5—15 mm Quecksilberdruck weniger (bestimmt mit v. Basch's Sphygmomanometer). Bei einem Fall von Urämie sank der Druck von 193 auf 172 mm Hg. In 3—4 Stunden ist freilich der alte Druck wieder da. Der Hämoglobingehalt wird vermindert um 10—25 pCt., das spezifische Gewicht sinkt von 1062 auf 1050 (bestimmt nach Hammerschlag), was sich ebenfalls in wenigen Stunden ausgleicht. Die Blutkörperchenzahl sah Albu (1) nicht verändert, auch keine kompensatorische Leukocytose. Er will im allgemeinen nicht mehr als 150—250 ccm Blut ablassen. Der Aderlass ist nach diesem Autor keine Indicatio morbi, sondern eine Indicatio vitalis. Er wendet ihn an:

1. bei abnorm hohem Blutdruck mit starker Gefässspannung und Kongestion einzelner Organe;

2. bei Ueberhäufung des Blutes mit Stoffwechselprodukten.

Er führt ihn demgemäss aus: bei Apoplexia sanguinea (bei kräftigem Puls, Turgor des Gesichtes; bei Epilepsie: Fall 1. 18jähriges Mädchen bewusstlos ins Krankenhaus gebracht. Schwere epileptische Anfälle, am ersten Tage mehr als 30, am zweiten 18 Anfälle notiert. Bedenklicher Zustand. Daraufhin führte Albu die Venäsektion aus. Nach derselben traten noch drei Anfälle auf, die erheblich schwächer waren als die früheren. Patientin blieb noch 24 Stunden im Dämmerzustand und wurde erst allmählich klar. — Fall 2: 36jähriger Säufer, epileptisch. Schwere Anfälle mit starker Kongestion und Stauung im Gesicht. Drohender Herztod. Aderlass. Kein Anfall mehr.

Bei Urämie: Mehrmals sah Albu die Krämpfe nach Aderlass sofort sistieren oder nur abgeschwächt wiederkehren. Der schnellere Eintritt des Bewusstseins ist bemerkenswert. Der Autor will den Aderlass möglichst früh ausgeführt sehen, weil er in Fällen, wo Konvulsionen längere Zeit bestanden haben, nach Albu's Meinung nichts mehr hilft. In einem Falle chronischer Urämie wurde binnen vier Wochen viermal zur Ader gelassen und so wurden die Krämpfe hintangehalten. Der Patient ging später an seiner Schrumpfniere zu Grunde. Bei Eklampsie [Zweifel (134)]. Allerdings gehen urämische Krämpfe auch spontan vorüber: Fall von hämorrhagischer Nephritis mit urämischen Krämpfen, die ohne Aderlass aufhörten. Albu widerrät den Aderlass bei Fällen von chronischer Schrumpfniere mit Herzschwäche. Bei Vergiftungen mit Kohlenoxyd ist die Venäsektion indiciert, ebenso bei der Pneumonie: Albu will nicht, wie Krönig, erst dann venäsecieren, wenn die Macht der Aneleptica erschöpft ist, nicht, wenn schon Trachealrasseln da ist, denn dann wirkt auch der Aderlass nicht mehr, sondern wenn die Krankheit auf der Höhe ist und die Erscheinungen der Herzschwäche sich so gesteigert haben, dass Lungenödem zu befürchten ist, besonders bei jugendlichen Personen mit kräftiger Konstitution und plethorösem Habitus oder wenn mehrere Lappen befallen sind.

Albu empfiehlt die Venäsektion ferner bei Bronchitis capillaris, besonders bei Influenza: Fall mit hochgradiger Kyphoskoliosis. Eklatanter Erfolg. Ferner bei Pneumothorax: Fall bei kräftigem Menschen mit Spitzeninfiltration, der plötzlich mit Atemnot und Cyanose erkrankte. Der Erfolg war überraschend. Bei Herzkrankheiten, besonders bei schweren Kompensationsstörungen (Mitralinsufficienz), weniger bei Myocarditis, eher bei Pericarditis, besonders bei grossen Ergüssen in den Herzbeutelraum. Albu betont die Schwierigkeit, die Wirkungen des Aderlasses zu beweisen. Er verwirft den Aderlass bei Chlorose, weil er seiner Ansicht nach hier nur ein roh empirisches Verfahren ist. Er erinnert daran, dass nach Lenhartz der Aderlass in schweren Fällen von Chlorose kontraindiziert und gefährlich ist, weil bei solchen mit Herzschwäche, kleinem Puls und Oedemen einhergehenden Fällen leicht nach der Venäsektion Thrombosen entstehen. Für die leichteren Fälle ist die Operation entbehrlich. Hier ist strenge Kritik notwendig!

Wenn wir noch die bekannte warme Empfehlung des Aderlasses bei der Urämie durch Leube (78, 79) und bei der Eklampsie durch Zweifel (134) kurz erwähnen (wir werden über beide Arbeiten weiter unten ausführlich referieren), so können wir die Besprechung der historischen Entwickelung der Frage abschliessen. Nachdem wir bisher die allerwichtigsten einschlägigen Arbeiten in historischer Reihenfolge ausführlich citiert und so ein Bild davon gegeben haben, wie sich die ganze Aderlasslehre aus dem Stadium der vollständigen Stagnation zu einer modernen und höchst aktuellen Frage entwickelt hat, können wir nun daran gehen, die einzelnen Indikationen der Venaesektion auf Grund des vorliegenden Materials zu prüfen und sorgfältig zu sichten. Dies tut Not: Die, welche die neue Bewegung aufgebracht haben, waren Fanatiker; ihren Spuren sind ruhigere Beobachter nachgegangen und in weiter Entfernung sind erfahrene Kliniker gefolgt. Wenn die neuerliche Aufrollung der Frage für unsere Therapie von irgend welchem Werte bleiben soll, so muss alles, was zweifelhaft ist und einer strengen Kritik nicht stand hält, rücksichtslos ausgeschieden werden. Freilich können wir nicht für alles und jedes den stringenten experimentellen Beweis fordern, sondern müssen uns bei der Beurteilung so mancher hier aufzuwerfender Einzelfrage, wie so oft in therapeutischen Dingen, auf das Zeugnis und die Erfahrung guter und gewissenhafter Beobachter verlassen. Vor allem aber müssen diejenigen in ihre Schranken zurückgewiesen werden, die es versuchen, aus dem Heilmittel ein Allheilmittel zu machen, eine Panacee in dem Sinne, wie die Operation in der ersten Hälfte des vorigen Jahrhunderts gehandhabt worden ist.

b) Die Indikationen des Aderlasses.

Der Aderlass ist eine Operation am Gefässsystem: der festgeschlossene Doppelring des grossen und kleinen Kreislaufs wird an einer Stelle an den Körpervenen eröffnet — die Arteriotomie wird ja fast nicht geübt — und ein verhältnismässig kleiner Teil des Blutes herausgelassen. Ein derartiges Verfahren kann aus zwei Gründen zweckmässige Anwendung finden: 1. Aus Gründen, die sich auf die Qualität des Inhalts der Gefässe beziehen, 2. aus solchen, welche die Quantität und Verteilung desselben, resp. den Füllungs- und Spannungszustand des Gefässsystems oder einzelner Bezirke desselben betreffen: kürzer gefasst aus Gründen, die sich erstens auf den Inhalt, zweitens auf die Wand des Kreislaufssystems beziehen. In die erste Kategorie fallen die Krankheiten des Blutes, die Vergiftungen und Autointoxikationen, in die zweite sämtliche Kreislaufsstörungen, allen voran die für uns wichtigste: die Pneumonie. Es gibt Krankheiten, die für beide Kategorien in Frage kommen: die Epilepsie [Aderlass wegen Stauung (2) oder wegen Autointoxikation (1)] und die Bleichsucht (Entleerung kranken Blutes behufs Regeneration, eventuell Entfernung giftiger Stoffwechselprodukte (1) oder Beseitigung einer Plethora ad vasa).

Alle übrigen Indikationen laxerer Natur (z. B. wegen Gonorrhoe oder gar bei florider Phthise) lasse ich, ohne mich auch nur darüber zu äussern, ohne weiteres fallen. Wir haben also zu besprechen die Anwendung des Aderlasses aus Indikationen, die bedingt sind

1. durch den Inhalt der Gefässe:
   a) bei Blutkrankheiten (besonders Chlorose),
   b) bei Vergiftungen,
   c) bei Autointoxikationen (besonders Urämie und Eklampsie);
2. durch die Wand der Gefässe:
   a) bei Einschaltung von Hindernissen in den Kreislauf (Pneumonie),
   b) bei Störungen der Herztätigkeit (Endo-, Peri-, Myocarditis),
   c) bei Veränderungen der Wand (Apoplexie).

Wir beginnen mit der Abteilung 1a: Blutkrankheiten und treten gleich in die Erörterung über die Krankheit ein, welche der ganzen Aderlassbewegung gewissermassen den Stempel aufgedrückt hat, die Chlorose. Ich kann mich da auf vieles beziehen, was bereits mitgeteilt ist. Die Bedeutung des Aderlasses bei Chlorose ist wohl der am meisten umstrittene Punkt der ganzen Aderlasslehre. — Dyes (8) beschreibt sehr dramatisch, wie er durch den schlagenden Erfolg bei einem für verloren gehaltenen Fall dazu gekommen ist, die Venaesektion an einer Legion von chlorotischen Patientinnen auszuführen, wie er sagt, mit glänzendem Erfolge. Das Gleiche behauptet Schubert, der nicht nur praktisch und theoretisch ein Schüler von Dyes (4) ist, sondern geradezu in allen Dingen dasselbe behauptet wie dieser, ja verschiedene „Tatsachen“ und „Gesetze“ wieder entdeckt hat, deren Auffindung sich bereits sein Meister zugeschrieben hatte. Die Behauptung, Schubert nennt das ein „Gesetz“, dass bei der Bleichsucht (Chlorosis-Leukämie) die weissen Blutkörperchen in den Hautgefässen derart zurückgehalten werden, dass das Aderlassblut bis 80 pCt. weisse Blutkörperchen enthält, soll die häufige Anwendung der Venaesektion zur Entfernung dieses schlechten Blutes (die Leukocyten sind ja nach diesen Autoren abgestorbene Erythrocyten) rechtfertigen. Wesentlich vorsichtiger urteilt Wilhelmi, der zwar auch die zauberhafte Wirkung der Operation betont, sich aber, was die theoretische Deutung dieser Wirkung anbetrifft, einer schätzenswerten Zurückhaltung befleissigt. Sowohl Dyes (7) und Schubert (22), als auch Scholz (42) legen grosses Gewicht auf den Schweiss nach dem Aderlass (letzterer hält die Chlorose für eine Plethora ad vasa). Sie wollen daher den Schweissausbruch nach der Operation durch Einpackungen begünstigen. Dyes und Schubert knüpfen daran die Vorstellung, dass die ihrer Meinung nach in grosser Anzahl unter der Haut sich ansammelnden Leukocyten durch den Schweiss ausgeschieden werden. So wenig Wert wir auf diese völlig unbewiesenen theoretischen Vorstellungen legen können, so ist es doch interessant, zu sehen, wie diese Autoren Thatsachen, die nicht vorhanden sind, zurechtlegen, um ihre warme Empfehlung der Venaesektion „wissenschaftlich" zu stützen. Wenn Scholz (46) die Chlorose viele Jahre lang mit Schwitzbädern behandelt, später diese mit Aderlässen kombiniert angewendet hat und dies deshalb thut, weil er die Chlorose nach Boerhave für eine Plethora ad vasa hält, so schiesst er wohl über das Ziel hinaus. Immerhin gründet sich seine Meinung wenigstens teilweise auf Thatsachen: Virchow hat bei Chlorotischen mehrfach angeborene Enge des Gefässsystems gefunden. Wenn nun auch der Schluss übereilt erscheint, zu glauben, dass die Chlorose in allen Fällen auf einer solchen Hypoplasie beruht, so lässt sich doch ganz gut denken, dass bei den Fällen, die unter dem Bilde einer gewöhnlichen Chlorose einen solchen Entwickelungsfehler des Gefässsystems verbergen, ein Aderlass in depletorischem Sinne von Nutzen sein könne.

Es ist interessant zu konstatieren, welchen Wert die genannten Autoren auf die rapide Verbesserung des subjektiven Befindens legen. Denn objektiv haben Dyes und Schubert gar keine, Wilhelmi (51a) und Scholz (49) äusserst spärliche Unterlagen gebracht. Immer wird die zauberhafte, momentane Wirkung und die überraschend schnelle Genesung hervorgehoben. Die wenigen Zahlen, die Scholz (49) bringt, lassen dieselbe dem unbefangenen Beobachter objektiv freilich durchaus nicht so überraschend erscheinen, wenigstens was Hämoglobingehalt und Körpergewicht betrifft. Eine nach unseren Begriffen genaue klinische Blutuntersuchung vor und nach der vielgerühmten therapeutischen Massregel vermisst man vollständig bei diesen Autoren. Es ist daher unmöglich, sich ein Bild davon zu machen, wieviel von den berichteten therapeutischen Erfolgen auf Rechnung der innerlichen Begeisterung der Autoren zu setzen ist und wieviel auf Thatsachen beruht. Den günstigsten Eindruck in dieser Beziehung macht Wilhelmi (51a), der einfach seine Erfahrungen mitteilt und vorsichtig in seinen Schlussfolgerungen die Frage einer genauen klinischen Prüfung überantworten will.

Diese klinische Prüfung hat Nonne (42) durch einen seiner Schüler, Schmidt (47), ausführen lassen. Nonne hat selbst darüber im ärztlichen Verein in Hamburg kurz berichtet (1895). Schmidt (47) bespricht die ganze Angelegenheit des Einflusses von Aderlässen und Schwitzbädern auf die Chlorose ausführlich in seiner Dissertation (Kiel 1896). Er führt aus, dass, wenn auch der klinische Symptomenkomplex der Chlorose als ein wohlcharakterisierter bezeichnet werden darf, man nicht ein Gleiches behaupten kann von den Angaben der Forscher über die anatomische Beschaffenheit des Blutes. Gruber hält den Blutbefund bei Chlorose gegenüber der Anämie durch die starke Verminderung des Hämoglobingehaltes bei normaler Zahl der roten Blutkörperchen für wohlcharakterisiert. Sinkt die Zahl der roten Blutkörperchen unter die Norm (vier Millionen beim Weibe), so liegt nach ihm eine anämische Chlorose vor. — v. Jaksch meint, die Chlorose sei nicht leicht zu erkennen, da die Zahl der Erythrocyten in den meisten Fällen verringert sei, wenn auch weniger als der Hämoglobingehalt. Leukocytose, Poikilocytose, Mikrocytose und Megaloblasten treffe man häufig an. — Laache unterscheidet zwei Formen der Chlorose mit gleichen klinischen Symptomen: bei der ersten, der Pseudochlorose, ist der anatomische Befund annähernd normal, während bei der eigentlichen Chlorose die Blutkörperchenzahl und der Hämoglobingehalt, letzterer stärker, herabgesetzt seien. — Hayem gibt zu, dass bei einer Reihe von Chlorosen nur der Hämoglobingehalt vermindert sei, in vielen Fällen seien aber beide Bestandteile vermindert, doch stets der Hämoglobingehalt stärker. Bei der Pseudochlorose Laache's ist die Form der Blutkörperchen normal, bei der eigentlichen Chlorose ist in manchen Fällen die Mehrzahl von abnormer Kleinheit, zuweilen sind auch abnorm grosse vorhanden. — Nach Leichtenstern ist in ausgebildeten Fällen der Hämoglobingehalt stets herabgesetzt, oft ist aber nur die Anzahl verringert, während das einzelne rote Blutkörperchen normalen Farbstoff besitzt. Leichtenstern erwähnt eine Form der Chlorose, die er die rotwangige nennt, bei der die typischen Beschwerden bestehen, während das gesunde Aeussere und die normale Färbung der Schleimhäute gegen das Bestehen der Krankheit zu sprechen scheinen; trotzdem findet sich Herabsetzung des Hämoglobingehaltes, während er umgekehrt bei chlorotischem Habitus mit Beschwerden normal sein kann.

Aus den angeführten Daten geht hervor, das eine Einigung über den Befund bei Chlorose noch durchaus nicht erzielt ist, was freilich der Mühe nicht überhebt, diesen Befund in jedem Falle genau festzustellen. Gerade hierin haben die Verfasser der Aderlässe und Schwitzkur bei Chlorose vielfach gefehlt. Das Körpergewicht allein ist kein genügendes Kriterium. Schmidt (47) spricht sich abfällig über die ungenügenden Untersuchungsmethoden von Dyes, Scholz und Wilhelmi aus, welche es fraglich machen, wieviel von den gemachten Erfolgen auf Suggestion beruht. Er bemängelt auch die Untersuchungen von Künne, der über seine guten Erfolge mit der Schwitzkur berichtet und nebenbei erwähnt, dsss er auch gleichzeitig Eisen angewandt habe, welcher Massnahme er nur wenig Erfolg zuschreibt, da die Patienten schon früher mit Eisen behandelt worden waren. Schmidt betont mit Recht, dass erstens zwischen Eisenbehandlung und Eisenbehandlung ein Unterschied sei, und zweitens, dass man nicht berechtigt sei, das Eisen in der Chlorosenbehandlung als eine quantité négligeable zu betrachten. Schmidt (47) kann sich der Ansicht nicht erwehren, dass die Angaben von Wilhelmi (51a), Dyes (8) und Scholz (49) einer strengen wissenschaftlichen Kritik nicht stand halten: einerseits ist in manchen Fällen nicht einmal die Diagnose mit Sicherheit zu stellen versucht, andererseits sind die Beobachtungen über die anatomische Verbesserung des Blutes zu ungenau, um von dem Wert der Therapie sich völlig überzeugen zu können. Damit in Widerspruch steht die starke Betonung von den Vorzügen der Behandlungsart vor der Eisentherapie. Ueber die Wirkung des Eisens liegen aber zahlreiche genaue Beobachtungen vor, welche beweisen, das diesem Mittel in einer Reihe von Fällen doch eine spezifische Wirkung zukommt, besonders dann, wenn es sich um akut auftretende Formen der Chlorose im Pubertätsalter handelt. Bestand die Krankheit schon von Kindheit an, vielleicht durch eine Anomalie des Gefässsystems bedingt, so lässt das Eisen freilich im Stich; dass aber durch Venaesektion dieser angeborene pathologische Zustand beseitigt werden sollte, leuchtet a priori nicht ein und ist noch in keinem Falle bewiesen. Weshalb führen denn die spontanen Blutungen, wie sie bei Chlorose vorkommen und von Dyes (8) sogar als Versuch der Natur, gewissermassen der ärztlichen Kunst zuvorkommen, geschildert werden, nicht zur Heilung oder Besserung? Selbst wenn wir aber in der Venaesektion ein sicheres Mittel gegen die Chlorose hätten, bleibt doch immer zu bedenken, dass, obgleich wir keine ernsten Erscheinungen danach auftreten sehen, doch dieses Mittel nach der Ansicht erfahrener Aerzte nicht ganz ungefährlich ist, da bei plötzlicher Herabsetzung des Blutdrucks nach plötzlichem Blutverlust Thrombosenbildung beobachtet worden ist. Andererseits ist die Differentialdiagnose gegenüber der perniciösen Anämie zuweilen nicht mit Sicherheit zu stellen, so dass sich hieraus die Möglichkeit ergeben könnte, den Verlauf einer als Chlorose angesehenen perniciösen Form von Anämie in geradezu ungünstiger Weise durch Aderlässe zu beeinflussen. Schmidt plaidiert für die Eisentherapie, die auch kürzlich wieder durch Quincke auf dem Kongresse für innere Medizin in München einen warmen Fürsprecher gefunden hat. — Ueber seine eigenen Erfolge mit Aderlass und Schwitzkur berichtet Schmidt (47) in einer weiteren Arbeit folgendermassen (Münchener med. Wochenschr. 1896, p. 632): „Die Erfolge waren nicht gerade ermutigend: Direkt schädliche Folgen wurden in unseren Fällen allerdings nicht beobachtet; indessen wurde mit der Schwitzkur so gut wie nichts erreicht und die Wirkung des teils in Verbindung mit der Schwitzkur, teils für sich allein angewendeten Aderlasses zeigte sich zum mindesten fraglich. Es schien zwar nach dem Ergebnis unserer Beobachtungen, als wenn in der Kombination von Aderlass mit Eisen — das Eisen wird von den Verfechtern der Aderlass- und Schwitzmethode als nebensächlich, teilweise sogar als schädlich bezeichnet — ein geeignetes Mittel gegeben wäre; denn fast alle auf diese Art behandelten Fälle zeigten eine rasche Besserung. Eine ähnliche Wirkung sehen wir jedoch auch bei reiner Eisenbehandlung. Es frägt sich nun, wieviel dem Aderlass, wieviel dem Eisen zuzuschreiben sei. Schmidt (47) hat im ganzen behandelt:

	Durchschnittliche Zunahme pro Woche des	
	Hbg in %	Körpergewichts
19 Patienten mit einem Aderlass und Eisen . .	6,20	0,73 kg
10 „ „ Eisen	6,18	0,98 „
4 „ „ einem Aderlass	2,50	0,92 „
5 „ „ mehreren Aderlässen . . .	0,59	0,51 „
5 „ „ Schwitzkur	0,39	0,44 „
8 „ „ einem Aderlass und Schwitzkur	0,36	0,46 „
2 „ „ mehreren Aderlässen und Eisen	— 0,02	— 0,04 „
5 „ „ mehreren Aderlässen und Schwitzkur	— 0,56	+ 0,19 „

Schmidt (47) weist darauf hin, dass in der Tabelle zwar der Erfolg von einem Aderlass und Eisen an der obersten Stelle steht, dass aber Eisen allein fast genau so gute Resultate gegeben hat, während ein Aderlass allein schon weit weniger günstig gewirkt hat. Mehrere Aderlässe, Schwitzkur oder Kombination beider Verfahren wirkten lange nicht so günstig, im Gegenteil, es fiel auf, dass bei denjenigen Patientinnen, welche nach nutzloser Anwendung von Aderlässen oder Schwitzkur Eisen erhielten, diese Eisenbehandlung keinen Nutzen brachte.

Der Vortrag von Nonne (42) über die Schmidt'schen Untersuchungen im Aerztl. Verein in Hamburg rief eine interessante Diskussion hervor: Lenhartz (39) bevorzugt das Eisen in Form der Blaud'schen Pillen und verwirft bei schweren Fällen den Aderlass und die Schwitzkur wegen der Gefahr der Thrombosenbildung, speziell bei Herzaffektionen, Thrombosen in den kleinen Muskelvenen. Cohn (30) hat Fälle von Chlorose beobachtet, die bei hohem Gehalt des Harns an Uraten sich hauptsächlich durch Oedeme auszeichnen. Bei diesen genügt die Behandlung mit Eisen nicht. Hier ist Bettruhe nötig. Vielleicht sind für solche Fälle der Aderlass und die Schwitzkur am Platze. Lindemann (40) meint, dass bei Patientinnen mit nervösen Störungen der Erfolg der angewandten Kur erfahrungsgemäss ausbleibt. (In Nonne's resp. Schmidt's Fällen waren keine nervösen Störungen da.) Deutschmann macht auf die Gefahr aufmerksam, welche den Augen durch den Aderlass drohe: es könne in solchen Fällen zu einseitiger oder beiderseitiger plötzlicher Erblindung kommen, deren Prognose seiner Erfahrung nach schlecht sei.

Eine weitere Diskussion rief ein Vortrag von Schubert (21) auf der 67. Naturforscherversammlung in Lübeck hervor: Lenhartz (39) spricht sich wiederum gegen den Aderlass aus, den er wegen der Gefahr der Thrombosenbildung bei schwerer Chlorose verwirft. Josioneck (35) (Wiesenburg) hat in zwei Fällen von Ichias und bei chlorotischen Mädchen Erfolg vom Aderlass gesehen. Wilhelmi (Schwerin) hat in sieben Jahren 200 Fälle von Bleichsucht und Kopfschmerz damit behandelt. Er meint, bisher seien nur theoretische Einwände gegen den Aderlass bei Chlorose gemacht worden.

In einer weiteren Arbeit (München. med. Wochenschr. 1896, p. 1030) sucht Schubert nachzuweisen, dass Schmidt bei seinen Versuchen eine Reihe von Kunstfehlern gemacht habe, indem er von den Vorschriften, die Dyes, Schubert u. a. gegeben haben, abgewichen sei. Auch sei seine Erfahrung eine äusserst geringe im Vergleich mit den Tausenden von Fällen, welche Dyes, den Hunderten, die Schubert, Scholz, Wilhelmi u. a. mit Aderlass behandelt haben. Als „Kunstfehler" bezeichnet Schubert die zu häufige Wiederholung des Aderlasses bei Schmidt, ferner die Vornahme des Aderlasses ausser der Zeit der Menstruation — nach Schubert muss bei starker schmerzhafter Periode 2—3 Tage vor, bei schwacher 1—2 Tage nach der Regel venaeseciert werden. — Auch dass Schmidt im Dampf und in heisser Luft schwitzen lässt, ist nach Schubert verfehlt. Auch er gibt Eisen und wendet den Aderlass nur dann an, wenn das Eisen versagt. Er schliesst sehr kühn mit den Worten: „So erweist sich die Statistik von Dr. Schmidt, so wertvoll sie sonst sein mag, für Aderlass und Schwitzkur als wertlos. Die Mittel, die uns in reicher Fülle allenthalben die Natur bietet, werden erst dann zu Heilmitteln, wenn sie von verständigen, erfahrenen Aerzten richtig und zur richtigen Zeit angewendet werden, sonst wirken sie für den Körper als Gifte." (!!)

Rubinstein (46) hat in seiner oben ausführlich citierten Abhandlung den Aderlass bei Chlorose verworfen. Hoffmann (34) (Lehrbuch der Konstitutionskrankheiten 1893, p. 52) meint, dass in vielen Fällen die Methode hier überflüssig und schädlich sein werde, es gebe aber auch solche, bei denen sie Beachtung verdiene. In einigen Fällen seien mit kleinen Blutentziehungen günstige Erfolge erzielt worden. Krönig (13) steht, wie oben ausführlich citiert, dem Aderlass bei Chlorose günstig gegenüber und ist geneigt, den Erfolg auf eine Anregung des Knochenmarks zur Regeneration aufzufassen. Albu (1) verwirft die Operation als roh empirisch. Maragliano sah günstige Erfolge. Bizzozero, Salvioli, Hayem betonen, dass die Tätigkeit der blutbildenden Organe und die Produktion von roten Blutkörperchen angeregt wird. Litten (41) (Penzoldt und Stintzing's Handbuch) meint, dass eine Blutentziehung in vielen Fällen von Chlorose gewiss schädlich sein wird; man könne sich aber, wenn man den vorliegenden Krankengeschichten (von Dyes, Schubert, Wilhelmi und Scholz) Vertrauen schenken darf, des Eindruckes nicht erwehren, dass in einigen Fällen sehr kleine Blutentziehungen von 50—100 g von günstigem Erfolge begleitet sind. Senator (51) verwirft den Aderlass bei Anämien überhaupt, während er die Schwitzkur zur Anregung des Stoffwechsels billigt. E. Grawitz (33) hält die Chlorose nicht für eine primäre Erkrankung des Blutes, sondern für eine Teilerscheinung einer allgemeinen Neurose, bei der vorzugsweise durch eine krankhafte Funktion des vasomotorischen Nervensystems die chlorotischen Veränderungen ohne eine direkte Erkrankung des Knochenmarkes hervorgerufen werden. Um die bestehende Wasseranhäufung im Blut und in den Geweben zu verringern, empfiehlt er heisse Bäder mit nachfolgender Schwitzkur, verwirft aber den Aderlass und rät einen Aufenthalt in Thüringen, im Harz etc. an, während er vom Höhenklima abrät. Rosin (45) empfiehlt die heissen Bäder, wie sie nach den Mitteilungen von Baeltz in Japan von der Bevölkerung täglich genommen werden und in Verbindung mit dem Aderlass von Dyes u. a. empfohlen wurden.

v. Noorden (43) hält den Gedanken, die blutarmen Chlorotiker mit Blutentziehungen zu behandeln, nicht für so widersinnig, wie es auf den ersten Anblick scheint. Er will trotz aller Bedenken, die er gegen die Theorien von Dyes (8) hat, dessen reiche praktische Erfahrung und ebenso die von Wilhelmi, Scholz und Schubert anerkennen. Er selbst kennt etwa ein Dutzend Fälle, wo der Aderlass günstig wirkte, bei zweien brachte er rasche und völlige Heilung, nachdem die Chlorose monatelang mit Eisen behandelt worden war. Zur Gewinnung eines sicheren persönlichen Urteils reichen, wie er meint, diese Erfahrungen nicht aus. v. Noorden schreibt weiter: „Das Gesamturteil, welches sich auf die bisherigen Veröffentlichungen stützt, möchte ich dahin formulieren, dass zunächst kein Grund vorliegt, den Aderlass bei der Chlorosebehandlung in den Vordergrund zu stellen; ich stimme hierin Nonne und Schmidt vollkommen bei. Es liegt um so weniger ein Grund vor, als die Behandlung mit Aderlass und Schwitzbädern durchaus keine sehr einfache ist, sondern sich dem eigenen Urteil der Verteidiger nach oft auf längere Zeit erstrecken muss und nicht selten der Wiederholung bedarf. Dagegen wäre es verkehrt, die günstigen Erfolge, die erreicht sind, einfach zu leugnen und zu bespötteln. Man hat es mit Tatsachen zu tun und vor Tatsachen muss man Achtung haben. — Zur Erklärung der Heilwirkung des Aderlasses scheint mir allein die Theorie geeignet zu sein, die ich schon seit längerer Zeit und jetzt wieder in dieser Abhandlung vertrete: dass bei Chlorose mangelhafte Blutneubildung stattfinde und dass alles darauf ankomme, die blutbildenden Organe aus ihrer krankhaften Erschlaffung aufzurütteln. Wir erklärten mit dieser Theorie die Heilwirkung des Eisens, des Arseniks, des Höhenklimas und jetzt des Aderlasses."

„Von unserer Theorie aus ist die Heilwirkung des Aderlasses leicht verständlich. Wir kennen unter physiologischen Verhältnissen gar kein wichtigeres und wirksameres Mittel zur Anregung der Blutneubildung, zur Auslösung einer wahrhaft stürmischen Keimung in den hämatopoetischen Organen als den akuten Blutverlust. Die gleiche Wirkung dürfen wir auch bei Chlorose voraussetzen. Während nun beim Gesunden der Ersatz niemals über das vor dem Aderlass innegehaltene Mass des Hämoglobinvorrates hinausführt, kann das bei Chlorosen — wenn wir den richtigen Zeitpunkt treffen — sehr wohl der Fall sein. Der Torpor der blutbildenden Organe, durch den gewaltsamen Eingriff überwunden, kehrt nicht wieder (?). Die blutbereitenden Organe, gleichsam angespornt, arbeiten in günstigen Fällen mit der ihnen plötzlich aufgezwungenen Energie weiter, bis der normale Zustand des Blutes erreicht ist. Weitere Erfahrungen sind aber erst noch zu sammeln, bis einigermassen präcisiert werden kann, in welchem Zeitpunkte des Krankheitsverlaufes, unter welchen besonderen Umständen und in welcher Grösse (im Mittel bisher circa 100 ccm) von dem Adererlass Gutes zu erwarten ist. Ich meine aber, dass man schon jetzt weder von praktischer noch von theoretischer Seite dem Aderlasse die Bezeichnung einer zwar gefährlichen, aber in sachkundiger Hand auch nützlichen Waffe versagen darf." — So weit von Noorden. — Kahane (37) verwirft die abenteuerlichen Theorien von Dyes, will aber auf Grund der seiner Meinung nach durchaus vertrauenswürdigen Publikationen von Wilhelmi, Scholz und Schubert den Aderlass bei Chlorose nicht völlig von der Hand weisen. Indem er die Vorstellung, dass durch den Aderlass die seröse Plethora, die schon nach Hoffmann und Boerhave (29) bei der Chlorose bestehen soll, beseitigt werde, als absurd bezeichnet, will er die Erklärung, die er selbst und von Noorden (44) gegeben haben, anerkannt wissen: dass der Aderlass ein Stimulans für die blutbildenden Organe ist. In Analogie der Tatsachen, dass nach grossen Blutverlusten die blutbildenden Organe ihre Regenerationsarbeit rasch beginnen, kann der Aderlass anregend auf dieselben wirken und sie aus ihrem Torpor erwecken. Bezüglich der Schwitzbäder hält er eine befriedigende Erklärung nicht für möglich.

Hayem (11) hält die Indikation des Aderlasses durch Chlorose für eine strittige, da sie nur empirisch aufgestellt sei. Der physiologische Effekt des Aderlasses kann nur ein sehr unvollkommenes Bild von seinem therapeutischen Nutzen geben, da für diesen die wesentlichen Vorbedingungen durch die Natur der Krankheit gegeben sind. Es scheint, dass dieser Erfolg im wesentlichen von der plötzlichen Entleerung einer grossen Menge Blut und von einer Entfernung von Giftstoffen abhängt. Die klinische Erfahrung zeigt, dass der Erfolg ein sehr bedeutender sein kann: Menschen und Tiere, soweit sie keine eigentliche Erkrankung des Blutes haben, vertragen Blutentziehungen sehr gut. — — —

Wenn wir das alles, was wir hier zusammengestellt haben, berücksichtigen, so finden wir, dass es mit Ausnahme der beiden Publikationen von Schmidt (47) keine einzige Untersuchungsreihe über den Aderlass bei Chlorose gibt, die einer einigermassen strengen Kritik stand hielte. Man hat sehr viel über diese Angelegenheit geschrieben, aber man hat, sei es aus Misstrauen gegen die Methode, sei es aus Bequemlichkeit, keine durch genaue klinische Blutuntersuchungen gestützten Versuche angestellt. Was kann es nützen, wenn der Autor zu den vielen ausgesprochenen Meinungen, Hypothesen und Theorien nun selbst auch noch eine aufstellt, die er nicht durch gründliche eigene Untersuchungen stützen kann? Die Aderlassbehandlung bei Chlorose ist von ihren Verfechtern mit einer deutlichen polemischen Spitze gegen die Eisentherapie empfohlen worden. Diese ist durch tausendfältige klinische Erfahrung und gute Experimente gefestigt. Wenn wir also über das Wesen der Chlorose und über die Wirkung des Aderlasses auf die krankhaft veränderten blutbildenden Organe bei der Chlorose noch so im Unklaren sind, was können wir dann anderes tun als sagen: Non liquet! Ignoramus! Was bleibt übrig, wenn man die Untersuchungsreihe von Schmidt als zu klein und in ihren Resultaten als weder pro noch contra sprechend ansehen will, als die interessante Frage an das Forum der Universitätskliniken zu verweisen, damit sie von guten Untersuchern nochmals geprüft werde?

Der Autor kann sich nur eines einzigen Falles aus eigener Erfahrung entsinnen, wo bei einer schweren Chlorose, die monatelang mit Eisen und Liegekur behandelt worden war, der Hämoglobingehalt zeitweise bis auf 25 pCt. (Fleischl) herunterging, nach der Liegekur auf 60 pCt. gestiegen war, endlich auch ein Aderlass gemacht wurde. Der subjektive Erfolg, das von den Autoren beschriebene Wohlgefühl, die angenehme Schwäche, der Schweissausbruch waren auch bei dieser Patientin vorhanden, leider war der objektive Nutzen gleich Null. Das ist bedauerlich, denn die Verfechter der Lehre wollen ja auch erst Eisen anwenden und nur im Notfall venäsecieren; aber bei den schweren Fällen, die auf Eisen nicht reagieren, scheint (auch nach andern) der Aderlass ebenfalls zu versagen und bei den leichten, wo er auch nach Schmidt's Angaben, wenigstens in Kombination mit Eisen, ganz nützlich sein soll, brauchen wir ihn nicht, da kommen wir mit Eisen und diätetischer Liegekur ganz gut aus. Im übrigen möchte ich als Mene Tekel die Angabe von Deutschmann (31) (Hamburg) nochmals erwähnen, der beiderseitige Erblindung bei Chlorose nach Aderlass durch Thrombose der Retinalgefässe entstehen sah. Ein Arzt, welcher das Unglück hätte, bei eigener Verantwortung in der Privatpraxis bei Anwendung einer nicht genügend fundierten therapeutischen Methode einen derartigen Eventus zu erleben, würde sich gewiss sein Leben lang die schwersten Vorwürfe machen. Hier sind die Worte zu berücksichtigen, die Hayem (11) auf dem XIII. internationalen medizinischen Kongress in Paris sprach: „Un moyen thérapeutique est indiqué lorsqu'il est établi qu'il procure dans une circonstance donnée un soulagement plus grand qu'aucun autre: La saignée ne peut donc être considérée comme indiquée que dans les cas où elle agit avec une supériorité incontestable sur tous les autres procédés thérapeutiques.

Der Aderlass bei Vergiftungen.

Kobert (58) empfiehlt den Aderlass mit nachfolgender Transfusion von Kochsalz bei den Giften, die sich im Blute in besonders grosser Menge anhäufen und besonders das Blut pathologisch verändern. Die ersten Versuche, Vergiftungen methodisch in dieser Weise zu behandeln, scheinen 1883 von Sidney Ringer und Murch gemacht worden zu sein. Der Nutzen der Blutentziehung besteht hier in der Beseitigung einer grossen Menge von Gift oder von zersetztem, unwiederbringlich verlorenen Blut. Bei Hunden kann man nach H. Schramm 4,6 pCt. des Körpergewichtes an Blut entziehen, beim Menschen jedenfalls die Hälfte dieser Menge. Mit einem Kilogramm Blut entfernen wir aber schon recht beträchtliche Mengen von Giften, wie Blausäure, Mirbanöl, Kohlenoxyd, Methämoglobin u. a. Ein Ersatz des entzogenen Blutes durch die doppelte Menge physiologischer Kochsalzlösung nach Murch unter Zusatz von 0,25 Teilen Chlorkalium auf 4,0 Teile Chlornatrium dürfte niemals schädlich sein, hat aber, abgesehen von dem gleich noch zu besprechenden Vorteile, den Blutdruck erheblich zu erhöhen, auch noch den, die Abscheidung des Giftes und der Blutschlacken in der Niere, Leber etc. erheblich zu beschleunigen. Carlo Sanguirico nannte daher diese Methode geradezu Organismuswaschung; es gelang ihm stets, in dem bei dieser Waschung erzielten Harn das Gift nachzuweisen. Das Verdienst, die Kochsalzinfusionen in ärztlichen Kreisen eingeführt zu haben, gebührt Emil Schwarz. Es kommt bei einem ausgiebigen Aderlass unbrauchbar gewordenen Blutes ebenso wie bei einem starken Blutverlust nicht so sehr auf den Ersatz der roten Blutkörperchen an, als auf die Aufhebung des mechanischen Missverhältnisses zwischen Weite und Inhalt des Gefässsystems. Um der injizierten Flüssigkeit etwas mehr den rein wässerigen Charakter zu nehmen, welchen eine 0,75proz. Kochsalzlösung immer hat, empfiehlt Landerer einen Zusatz von 3—5 pCt. Rohrzucker. Mit diesem Gemisch hat er erfolgreiche Tierversuche bei Nitrobenzol-, Chloralhydrat- und Kohlenoxydvergiftung angestellt, sowie in einem Fall von Verblutung beim Menschen lebensrettend eingewirkt. Kobert spricht sich auch für die Bluttransfusion von Mensch auf Mensch aus; er ist der Meinung, dass bei der nötigen Vorsicht eine Gefahr durch dieselbe nicht bedingt wird. Er empfiehlt die Aderlasstransfusion (Organismuswaschung) speziell bei den irrespirablen Gasen: Blausäure, Kohlenoxyd etc. — Auch Kunkel (59) erwähnt die Organismuswaschung mit vorhergehendem depletorischen Aderlass. — Binz (52) nennt den Aderlass unter den Methoden, die bei einer Vergiftung anzuwenden sind, sobald das Gift in das Blut eingedrungen ist. Ein bestimmtes Urteil über den Wert des Aderlasses bei Vergiftungen vermag er nicht. zu fällen. Er zitiert einen Fall von Mosler von Carbolvergiftung. Auch Oliver berichtet über den günstigen Verlauf, den ein Fall von Carbolsäurevergiftung nach Aderlasstransfusion nahm, der bewusstlos war. Nach einem Aderlass von 500 g erholte sich der Pat. zusehends, richtete sich auf und erkannte seine Umgebung wieder. Binz (52) meint, es sei nicht erwiesen, dass dieser Erfolg nicht auch ohne die Venäsektion eingetreten wäre. Experimentell sei die Frage seines Wissens nicht behandelt und bleibe demnach offen. Bei vollblütigen Personen werde man sich leichter zu einer solchen depletorischen Venäsektion entschliessen. Schuchardt (63) empfiehlt den Aderlass mit nachfolgender Transfusion gesunden Blutes bei akuter Vergiftung mit Schwefelwasserstoff, ferner bei Vergiftung mit Borsäure.

v. Jaksch (56) will bei Vergiftung mit Gasen, wie Schwefelwasserstoff, Arsenwasserstoff, Lustgas nach Narkose, Leuchtgas, Kohlenoxyd, neben Einleitung künstlicher Respiration den Aderlass mit nachfolgender Transfusion angewendet wissen. Bei der akuten Kohlenoxydvergiftung ist ein sofortiger ausgiebiger Aderlass, bei dem mindestens 300—400 ccm Blut entleert werden, das souveräne Mittel, v. Jaksch (56) hat, was, wie er meint, kein Zufall sein kann, seitdem er so vorgeht, keinen Fall von Kohlenoxydvergiftung verloren. Das Stadium der Bewusstlosigkeit wird auffallend abgekürzt und die Kranken erholen sich ungemein rasch. Doch muss man, um diese Wirkung zu erzielen, dem Aderlass unmittelbar eine Kochsalzinfusion von 1000 ccm und mehr nachfolgen lassen. Halten auch jetzt komatöse Erscheinungen an, so empfiehlt v. Jaksch, den Kranken in ein warmes Bad zu setzen und ihn mit kaltem Wasser zu übergiessen. Er betont aber, dass, seit er jedesmal Aderlass und Kochsalzinfusion anwendet, er damit sein Auskommen fand. Auch Hayem, Gordon u. a. verfahren so.

Die Behandlung der Kohlenoxydvergiftung mit dem Aderlass hat schon Peter (61) empfohlen im Anschluss an einen im Hôpital Necker beobachteten Fall: Nach einem Aderlass besserte sich der Zustand seines Pat. sofort erheblich und nach zwei Tagen verschwand die zurückgebliebene Paralyse und Muskelrigidität [nach Peter (61) eine Folge der Hyperämie der Rückenmarkshäute] und Albuminurie (infolge Nierenhyperämie) auf lokal applizierte Schröpfköpfe. Raynaud (62) sah Erfolg von Aderlass und Kochsalzinfusion bei Vergiftung mit Kohlenoxyd, Strychnin und Blei, Cleveland bei Wassergasintoxikation. Cleveland's (53) Pat. war nach zwei Stunden sehr gebessert, nach vier Stunden trat Rückkehr des Schlingvermögens ein; der Fall war sehr schwer und durch das in Amerika jetzt allgemein gebräuchliche Wassergas bedingt, das an CO reicher ist als Leuchtgas.

Torrance (64) sah einen günstigen Einfluss der Venaesektion und Kochsalzinfusion bei Delirium tremens. Sein Fall bietet Interesse wegen der Wirkung der intravenösen Injektion auf die Temperatur und das Allgemeinbefinden, wegen der prompten Reaktion des Pat. auf den Aderlass und die Infusion, ohne welche eine Wiederherstellung des Pat. als ausgeschlossen galt. Alkohol und Opium kamen nicht zur Verwendung.

Hirsch und Edel (55) und in einer anderen Arbeit Lewin (181) berichten über einen und denselben Fall von Vergiftung mit Phenylhydroxylamin: Ein Student der technischen Hochschule in Charlottenburg zerbrach beim chemischen Arbeiten eine Flasche mit alkoholischer Lösung von Phenylhydroxylamin, ihre Lösung floss über seine Kleider und benetzte den Unterleib und die Innenfläche der Schenkel. Er fühlte sofort ein intensives Brennen auf der Haut und ging heraus, um einen feuchten Umschlag aufzulegen. Nach 15 Minuten wurde er komatös und pulslos daliegend gefunden. Er wurde nun rasch ins Spital gebracht: Die Lippen und Schleimhäute waren graublau, die Haut der Extremitäten war intensiv blau gefärbt, was stark mit der Leichenfarbe des übrigen Körpers kontrastierte. Braunrote Flecken waren an den Händen, Schenkeln und an dem Bauch, die auf Druck nicht verschwanden. Da ein heisses Bad und Excitantien keinen Effekt hervorbrachten, so wurden 300 ccm dunkelbraunen chokoladeähnlichen Blutes aus der Vene entleert und eine Kochsalzinfusion von 1000 ccm 0,3 proc. NaCl-Lösung nachgeschickt. Daraufhin besserten sich Puls und Respiration sofort und das Bewusstsein kam wieder. Pat. erbrach grosse Mengen braunen Schleims. Die Farbe der Haut blieb am ersten Tage bestehen, am nächsten Tage war Patient vollkommen wohl, wenn auch noch sehr schwach. Die Form der Blutkörperchen war nicht verändert, aber das Hämoglobin war in Methämoglobin verwandelt. Diese Vergiftung ist sehr ähnlich der mit Nitrobenzol, von dem das Phenylhydroxylamin abstammt. Die Hautveränderungen sind beiden Körpern eigentümlich, aber bei Nitrobenzol traten schwere Erscheinungen erst nach zwei Stunden frühestens auf, während sie hier nach 15 Minuten durch Resorption von der Haut aus hervorgerufen wurden. Die rasche Heilung ist jedenfalls erfreulich.

Zu den Toxämien wird man füglich auch den Hitzschlag rechnen können, der nach den Angaben von Géraud (54), Toussaint (65) und Klein (51) durch den Aderlass günstig beeinflusst wird. Géraud (54) hat von 20 im Jahre 1886 an Hitzschlag erkrankten Soldaten, bei denen allen er einen Aderlass machte, keinen verloren. Alle Erkrankten boten die Zeichen hochgradiger Hirnkongestion, auch sollen Excesse im Trinken am Abend vorher vorausgegangen sein. Toussaint (65) berichtet über folgenden Fall: Ein Soldat in Tongking legte sich nach einem Marsch mit heftigen Kopfschmerzen ins Bett. Nach einer Stunde bemerkten Kameraden, dass er unhörbar atmete und stark cyanotisch war. Die ärztliche Eilfe bestand in Anwendung von künstlicher Respiration, Hautreizen, Ammoniakriechen, Aetherinjektionen: alles erfolglos. Die Muskeln blieben schlaff, die Pupillen und die Cornea reaktionslos. Puls und Atmung waren nicht zu fühlen. — Aderlass. Vene zunächst blutleer. Nach einer halben Stunde trat unter Beugung und Streckung der Extremitäten und künstlicher Atmung Blut aus der Vene, tropfenweise, teerig dunkel. Entleerung von 600—700 ccm. Der Patient genas. Am nächsten Tage trat kleienartige Abschilferung auf den der Sonne ausgesetzten kupferrot gefärbten Hautpartien ein. — Ein zweiter Fall, durch das Vorhandensein eines kastaniengrossen Kropfes kompliziert, verlief nach ebenso ausgiebiger Venaesektion ebenfalls gut. Toussaint (65) will eventuell auch bei Erfrierung oder besser bei plötzlicher starker Abkühlung des Körpers einem drohenden Kälteschlag vorbeugen. Klein (57) behandelte einen 28jährigen Kohlenheizer, der auf einem transatlantischen Dampfer nach sechsstündigem, für ihn ungewohntem Heizen im Maschinenraum bewusstlos wurde und starke Konvulsionen bekam, die trotz frischer Seeluft, Eisbehandlung, künstlicher Atmung und leichter Chloroformnarkose nicht wichen. Die Konvulsionen nahmen immer mehr zu, die Hauttätigkeit war enorm schnell, Dyspnoe, Cyanose, beginnendes Lungenödem traten hinzu. Der Patient war moribund. Ein

3*

Aderlass von 220 g rettete ihn. Der Puls hob sich sofort, die Atmung wurde langsamer. Der Patient verfiel in einen zehnstündigen Schlaf, aus dem er sehr matt, aber gesund und hungrig erwachte. Auch Herbert Pavy (60a) sah einen schweren Fall von Hitzschlag mit bedeutender Herzschwäche auf Aderlass genesen.

Für die Anwendung des Aderlasses mit oder ohne Kochsalzinfusion oder von Kochsalzinfusion allein bei den Toxikosen und den infektiösen Toxämien bricht Reynaud (62) (Marseille) eine Lanze. Hat er schon bei Vergiftungen mit Kohlenoxyd, Strychnin und Blei, ebenso bei zwei beinahe Ertrunkenen rasche Heilung erzielt, so will er auch bei Typhus und Pneumonie Erfolge gesehen haben. Beim Typhus waren die Resultate verschieden. Meist wurde die Methode angewendet (hier doch hoffentlich bloss Transfusion!) bei Kollaps nach schweren Darmblutungen und bei drohender Herzschwäche infolge von Beteiligung der Nieren. Im allgemeinen wurde die Infektion nicht aufgehalten, aber der Zustand besserte sich und die Rekonvalescenz verlief ohne Störung. Ferner behandelte er auf diese Weise drei Fälle von Gesichtsrose mit nephritischer und meningitischer Affektion, ferner Dysenterie, schwere Influenza, Scharlach, Purpura mit nur vereinzelten Misserfolgen. Am besten war die Wirkung, wenn, wie beim Typhus, nephritische Symptome mit drohender Urämie oder pneumonische mit Asphyxie aufgetreten waren. Einige heruntergekommene Kranke wurden durch subkutane Infusionen, verbunden mit solchen in den Darm, gerettet. Ob im einzelnen Falle Aderlass oder Infusion oder beides anzuwenden ist, hängt vom Blutdrucke und dem Allgemeinzustande ab.

Sehr wirksam und beredt tritt Baginsky (2) in seinem Referate auf dem XIII. internationalen Kongresse in Paris solchen Empfehlungen des Aderlasses bei den infektiösen Toxämien entgegen. Wir bringen seine Ansichten besonders ausführlich, weil sie dem Autor teilweise die Kritik ersparen, die er an der Aufrechterhaltung dieser Indikation üben müsste. Baginsky (2) vertritt eifrig die beiden Hauptindikationen des Aderlasses: die Entlastung des Kreislaufs und die Entleerung toxischer Produkte. Nach den Untersuchungen von Krönig (13), Albu (1), Malgaigne, Schuchardt (63) und Husemann ist die Entleerung des vergifteten Blutes bei echten Vergiftungen (mit Kohlenoxyd, Nitrobenzol, Schwefelwasserstoff etc.) von Erfolg begleitet gewesen. Dagegen liegen Versuche von Lewin vor, der mit Diphtherietoxin und mit Ricin vergiftete Tiere durch einen Aderlass nicht retten konnte. Die Entgiftung durch den Aderlass tritt also nicht in allen Fällen ein: dies wird verständlich, wenn man die Ehrlich'sche Gift- und Seitenkettentheorie mit der Vorstellung von der Verankerung der Gifte an gewissen Organbestandteilen zu Hilfe nimmt, weil uns zu Bewusstsein gebracht wird, dass die Gifte nicht mehr im Blute zirkulieren, sondern erst vielleicht auf Umwegen durch völlige Umgestaltung des Blutes entfernt werden können. Trotz dieser theoretischen

Bedenken hat man auch in der Praxis bei der Urämie zur Lanzette gegriffen, um die Entgiftung herbeizuführen.

Wenn nach Baginsky's (2) Meinung über die genannten Indikationen Zweifel nicht bestehen können, so tritt er energisch der Anwendung des Aderlasses im Dienste der Antiphlogose entgegen. Er schreibt weiter: „Unsere vorgeschrittenere Kenntnis von den Krankheitserregern kann, selbst wenn man der Anschauung von der Entgiftung des Blutes durch den Aderlass huldigt, nicht von der Vorstellung getragen sein, dass der Aderlass antiphlogistisch wirken könne. Wenn bei den accidentellen Wundfiebern der chirurgischen Affektionen durch Freilegung stagnierender und mit ichorösen Stoffen, sei es organisierten Mikroben, sei es anderen Stoffwechselprodukten ichoröser, chemischer Natur, beladener Krankheitsherde das Fieber niedergekämpft wird, wenn bei den Fieberzuständen der inneren Krankheiten durch im Blut auftretende, von den Zellen gebildete Antitoxine die als Fiebererreger auftretenden organischen Krankheitserreger abgetötet und aufgelöst und deren Toxine unschädlich gemacht werden und so das Fieber niedergekämpft wird, so sind hier überall Funktionen und Faktoren unserer Kenntnis erschlossen, denen gegenüber der angeblich die Fluxion bekämpfende oder revulsivisch wirkende Aderlass im Sinne der Alten keinen Platz mehr findet. Selbst alle unseren neu gewonnenen und modern erschlossenen Kenntnisse von den mit dem Aderlass verbundenen Veränderungen des Blutbildes können nicht das Verständnis für den Wert des Aderlasses als antiphlogistisches Mittel wieder herstellen. Weder in der Herabsetzung des Blutdruckes, noch in der Verminderung der Erythrocyten, noch in der Verminderung des Hämoglobingehaltes des Blutes, noch auch in der von Hayem behaupteten, von andern, so jüngstens von Willebrandt bestrittenen Verminderung der Grösse der Erythrocyten — Auftreten von Mikrocyten — noch in dem Auftreten von kernhaltigen, roten Blutkörperchen, noch auch in der Gesamtheit derjenigen Veränderungen, welche die Leukocyten zeigen, in der Leukocytose im ganzen, in dem Auftreten von zahlreichen Lymphocyten, zahlreichen polynukleären neutrophilen Leukocyten, ebensowenig endlich in der Veränderung der Alkalescenz des Blutes oder der Steigerung der Eiweisszersetzung sind wir imstande, mit unseren heutigen Kenntnissen den Kernpunkt antiphlogistischer Wirkung zu erkennen. Die Antiphlogose ist vielmehr für uns, wie gesagt, gebunden an die Eliminierung der Krankheitserreger und die Neutralisierung der von diesen gebildeten Toxine, und das gerade zu leisten ist der Aderlass ausser stande. Das beweist auch die Tatsache, dass von dem Aderlass eine wesentliche und durchgreifende Herabsetzung der Temperatur kaum je eingeleitet wird. Wir haben aus alledem zu folgern, dass der Aderlass als antiphlogistisches und antipyretisches Mittel zur Bekämpfung der Akuität einsetzender oder bestehender fieberhafter Prozesse nicht zu verwenden ist. Es besteht hier, wenn nicht eine Kontraindikation, so doch die Verneinung einer Indikation, wenn man von der Anwendung sich einen positiven Erfolg zu versprechen ausser stande ist."

Ohne mich völlig mit den Ausführungen Baginsky's (2) identifizieren zu wollen, schliesse ich mich ihm in der Zurückweisung des antiphlogistischen Aderlasses vollkommen an. Ein gewöhnliches Gift, das seiner in den Körper des Menschen eingeführten Quantität entsprechende Wirkungen hervorbringt, können wir durch Aderlass und Infusion teils zu eliminieren, teils zu verdünnen und dadurch abzuschwächen hoffen. Ein organisiertes Gift hingegen, irgend eine im Blute kreisende Bakterienart können wir durch derartige Prozeduren nicht entfernen oder unschädlich machen, weil dieses Gift sich durch das unbegrenzte Wachstum der Bakterien selbst vermehrt. Ebensowenig können wir Gifte entfernen, die wie ein Ferment wirken oder mit Eiweisskörpern Verbindungen eingehen, welche nicht gelöst werden können und den gebundenen Eiweisskörper zur weiteren Verwendung im Körper unbrauchbar machen. Ich vermeide auch hier theoretische Auseinandersetzungen und begnüge mich damit, festzustellen, dass der Aderlass bei den verschiedenen oben erwähnten Giften eine durchaus einleuchtende Methode ist, die unbedenklich und ohne Diskussion zur Anwendung empfohlen werden kann.

Wir kommen nun dazu, die Anwendung des Aderlasses bei den **Autointoxikationen**, speziell bei der **Urämie** und weiterhin der **Eklampsie** zu besprechen. — Da die Eklampsie eine gesonderte Stellung einnimmt und fast ausschliesslich in der gynäkologischen Literatur abgehandelt wird, so wollen wir auf sie auch besonders eingehen.

Der Aderlass bei Urämie.

Die Indikation bei **Urämie** wurde früher in weitem Masse anerkannt. Wie gross die Skepsis aber auch hier geworden war, beweisen die Worte Senator's (86a) in seiner Darstellung der Nierenkrankheiten in Nothnagel's Handbuch (1896). Senator (86a) schreibt im Kapitel über Urämie: Blutentziehungen bei Erwachsenen durch einen Aderlass, bei Kindern durch Schröpfköpfe im Nacken oder Blutegel hinter den Ohren oder an den Schläfen wurden von älteren Aerzten gegen Krämpfe häufig angewendet und mögen wohl bei sehr kräftigen Leuten mit hartem Puls, gerötetem Gesicht zur Abkürzung des Anfalles geeignet sein, doch verbietet sich ihre öftere Wiederholung wegen der schwächenden Wirkung." Weiter unten (Kapitel akute Nephritis): „Blutentziehungen sind auf den Entzündungsprozess in den Nieren ohne Einfluss, allenfalls wirken örtliche Blutentziehungen (durch Schröpfköpfe, Blutegel) etwas lindernd auf die Schmerzen in der Lendengegend und können deshalb bei kräftigen Patienten versucht werden. Bei parenchymatöser Nephritis muss man wegen der gewöhnlich bei ihr vorhandenen Schädigung der Herztätigkeit mit Blutentziehungen noch vorsichtiger sein und nur ganz besondere Verhältnisse (z. B. Lungenödem, Urämie) können im Einzelfall ihre Anwendung rechtfertigen." Weiter unten: Indurative Nephritis: „Vielleicht kann bei Blutandrang zum Kopf bei sehr kräftigen Personen mit sehr starker Herztätigkeit und sehr gespanntem vollen Pulse auch ein Aderlass, wie er von Bartels empfohlen wird, nützlich sein.“ — Rosenstein (82b) will bei den chronischen diffusen Nephritiden Blutentziehungen am liebsten vermeiden oder sie nur leicht instituieren. Sacazé (84) hat bei drei Fällen von Nephritis nach Typhus mit urämischen Erscheinungen venaeseciert. Der günstige Erfolg — Heilung in zwei Fällen, Besserung im dritten — veranlasst ihn, diese Operation bei Infektionskrankheiten mit Nierenaffektion zu empfehlen. Rossi (83) hat bei einem Falle schwerer Urämie mit völligem Versiegen der Urinsekretion, als Lungenödem, Krämpfe und wilde Delirien bereits aufgetreten waren, eine Venaesektion gemacht. Die Wirkung war überraschend gut. Der Patient verfiel in erquickenden Schlaf, aus dem er mit vollem Bewusstsein erwachte; die Urinsekretion kam in Fluss, die Oedeme gingen binnen wenigen Tagen zurück. — v. Jaksch (12) bezeichnet den Aderlass bei Urämie direkt als lebensrettend (siehe Kapitel Ia). Auch Krönig (13) und Albu (1) stimmen in dieses Lob der Operation ein. Besonders viel hat aber, wie wir scheint, zu der neuerlichen ausgedehnteren Anwendung des Aderlasses bei der Urämie die warme Empfehlung beigetragen, die v. Leube (79) in dem verbreiteten Handbuche von Penzoldt und Stintzing der Operation gegeben hat. Leube (79) will bei den schweren Formen der Urämie, wenn man mit den gewöhnlichen diätetischen Mitteln ebenso wie mit Diaphoreticis und Purgantien keinen Erfolg hat, die direkte Entfernung des Giftes durch eine Venaesektion mit nachfolgender Kochsalzinfusion anstreben. Die einfache Venaesektion leistet seiner Meinung nach nicht genug. Denn es ist sicher vorauszusetzen, dass nach der Venaesektion das reduzierte Blutvolum sich rasch wieder ersetzt und zwar durch Resorption von Flüssigkeit aus den mit Auswurfsstoffen überladenen Geweben. Die momentane Gefahr der Intoxikation wird also durch eine einfache Venaesektion nicht gehoben, während eine an diese sich anschliessende Infusion von 0,5 prom. Kochsalzlösung den letztgenannten Uebelstand beseitigt, ja, wenn mehr Kochsalzlösung infundiert wird, als dem abgelassenen Blutvolum entspricht, kann auch eine stärkere Spülung der Niere als Nebenzweck erreicht werden. Leube wendet dieses Verfahren seit Jahren regelmässig an in der Weise, dass er 250 ccm Blut entzieht und 400 ccm Chlornatriumlösung infundiert und die Operation, wenn nötig, nach kurzer Zeit wiederholt. Die Wirkung ist zuweilen ganz frappant. Natürlich rettet sie das Leben der Patienten nicht in allen Fällen, aber in einem seiner Fälle half die Operation, nachdem der Kranke längere Zeit in tiefem Coma gelegen hatte und die Corneae einzutrocknen begannen, kurz die Agonie des Falles bereits in vollem Gange zu sein schien. — Die Leube'sche (79) Empfehlung hat meiner Meinung nach besonders deshalb so grossen Wert, weil der ausgezeichnete Autor sich aller überflüssigen und unbewiesenen theoretischen Spekulationen entschlägt und in den Vordergrund nur seine eigene grosse, auf sorgfältigen Beobachtungen basierende Erfahrung stellt: Dies gibt dem Praktiker die Möglichkeit, dem Ratschlage des berühmten Arztes zu folgen, ohne von den gerade in Mode stehenden, übrigens neuerdings fast jedes Jahr wechselnden Theorien über das Wesen und die Entstehung der Urämie in seinem therapeutischen Thun gestört zu werden oder sich hemmen zu lassen.

H. Richardière (82a) wendete den Aderlass bei zwei Fällen von Urämie an. Der Erfolg war bemerkenswert: „Erhöhung der Temperatur, Herabsetzung der Pulsfrequenz, Regulierung der Atmung, Steigerung der Diurese, Diarrhoe stellten sich bald ein, das eine Mal nach wenigen Stunden. Im ersten Fall wurde das Verfahren — Aderlass von 300 bis 400 g, unmittelbar darauf subcutane Injection von 800 g künstlichen, auf Körpertemperatur erwärmten Serums (nach der Hayem'schen Formel) — nach 5 Tagen, nach 20 Stunden im zweiten Falle wiederholt. Schädliche Nebenwirkung trat nicht ein.

In einem Vortrage auf dem XII. internationalen Kongresse in Moskau bezeichnete Laache (76) (Christiania) den Aderlass als einen mächtigen Erreger der Harnsekretion. Laache (76) sah einen Fall von sechstägiger Anurie: der Puls war stark gespannt, die Pupillen ad maximum kontrahiert, das Sensorium leicht verschleiert, das Gesicht kongestioniert und gedunsen, sonst keine Oedeme. Ein Aderlass wirkte: der Patient begann danach zu urinieren und war nach einigen Tagen völlig hergestellt. — Ferner zwei Fälle von Urämie mit universellen Krämpfen: Bei dem einen hörten die Krämpfe unmittelbar nach dem Aderlass, beim andern nach einigen Stunden auf. Beim ersten stieg die Diurese auf 8 Liter in 24 Stunden, der Puls war unmittelbar danach paradox. Im anderen Falle wurde er weich und sehr frequent, ein Zeichen der Erleichterung des Kreislaufes. Laache (76) hat nur den einfachen Aderlass ohne nachfolgende Kochsalzinfusion gemacht. In dem Falle von Anurie wurde etwa 1 Liter Blut entleert. Die gewöhnliche Menge war in Uebereinstimmung mit anderen Autoren 500 g. Nach seiner Ansicht soll man nicht zu sparsam mit dem Blute sein. Der Allgemeinzustand ist sorgfältig zu berücksichtigen.

In der Diskussion über diesen Vortrag berichtete Friedel Pick (72) über vier Fälle von Urämie, die er mit Aderlass und gleichzeitig gegebenen Dosen von Bromnatrium per rectum behandelt hat. Vier weitere Fälle bekamen nur Bromnatrium per rectum. Die Resultate der beiden Reihen waren die gleichen. Husswitz (74) (Memel) venaesecierte bei einem Fall von Scharlachnephritis mit beträchtlichen Oedemen und Ascites. Auch Henoch empfiehlt in solchen Fällen die Venäsektion. Ebenso Michelet (81), der einen sechsjährigen Knaben mit Urämie nach Scharlachnephritis auf einen Aderlass von 170 g genesen sah. Auch Branthomme sah gute Erfolge bei Urämie.

In der medizinischen Klinik in Rom wird, wie Schupfer (86) berichtet, seit mehreren Jahrzehnten bei Nephritis der Aderlass am Fuss mit gutem Resultat gemacht. In Rücksicht auf die venöse Stase soll eine Vene am Fuss geöffnet werden, um den Blutdruck in der Vena cava inferior herabzusetzen (Baccelli). Bei Erwachsenen soll man nicht weniger als 300 g ablassen, eventuell die Prozedur wiederholen, falls die Blutstasis fortdauert. — Zur Entgiftung des Blutes will H. Bassé (67) die Aderlasstransfusion (kleiner Aderlass von 250 g und grössere Kochsalzinfusion von 600—2500 g) angewendet wissen.

C. Forlanini (182) teilt kurz drei Fälle von arterieller Hypertension (Huchard) mit, die sich bei chronischer interstitieller Nephritis findet. Sekundäre Hypertrophie des Herzens: Urämische Anfälle ohne Urämie (durch Ischämie). Die Behandlung muss sich in diesen Fällen gegen die Gefässverengerung richten. Hier ist der Aderlass kontraindiziert, weil sich die Gefässe um die geringe Blutmenge noch mehr kontrahieren. H. J. Danen (69) hat bei einem ausgesprochenen Falle von Urämie durch Venaesektion 160 ccm entleert. Der Patient erholte sich und später heilte auch die chronische parenchymatöse Nephritis. In Rücksicht auf einen von Albu (1) mitgeteilten Fall, in dem ein gleiches Resultat ohne Venaesektion eintrat, führt Verfasser den Erfolg nur mit Wahrscheinlichkeit auf die Therapie zurück. — v. Hoesslin (73) behandelte einen 49jährigen Fabrikanten an schwerer Nephritis mit allgemeinem Anasarka, Dyspnoe, Herzdilatation, langsam ansteigenden urämischen Symptomen. Nach einem Tage trat plötzlicher Kollaps ein mit beginnendem Lungenödem, eklamptischen Anfällen, tiefer Bewusstlosigkeit, unfühlbarem Puls. Reizmittel blieben nutzlos. Nach Aderlass von links 190 ccm, rechts 300 ccm Blut erfolgte sofortige Besserung. Der Patient erwachte etwas, wurde unruhig, delirierte: wegen der Unruhe des Patienten wurde eine Kochsalzinfusion unterlassen. Die Besserung schritt rasch fort, doch bestand noch völlige Amaurose mit negativem Augenspiegelbefund fort. Am Abend des nächsten Tages trat ein neuer Anfall von Dyspnoe ein, der aber durch Kampfer und blutige Schröpfköpfe auf die Nierengegend koupiert wurde. Unter Anwendung von Digitalisinfus wurde zunehmende Besserung erzielt. Vier Wochen nach dem Anfall war Patient völlig hergestellt. Nach fünf Wochen hatte Patient kein Eiweiss mehr. — Auch Vyšin (175) plaidiert für den Aderlass bei Urämie. Nach Bouchard entfernt ein Aderlass von 500 g bei einem urämischen Individuum so viele toxische Stoffe aus dem Körper, als einer 24stündigen Harnentleerung entsprechen. Hayem (11) wendet den Aderlass sowohl bei akuter Nephritis als bei (akuter) Urämie und Eklampsie an. Robin (174, 183) will den Aderlass nicht nur in deplethorischem Sinne angewendet sehen, sondern auch als Mittel, um den trägen Stoffwechsel zu beschleunigen und Oxydationsvorgänge anzuregen, welche zur Ausscheidung oder Bindung toxischer Produkte führen sollen. Der Typus der Autointoxikationen ist die Urämie, wo es sich nicht so sehr darum handelt, das Gift aus dem Körper herauszulassen, als die Oxydationen zu begünstigen, die dasselbe binden und unschädlich machen sollen. Das Kalium spielt keine Rolle bei der Urämie, da es hier nicht vermehrt ist. (Offenbar basiert diese Meinung von Robin (183) auf der Vorstellung, dass die Urämie durch komplicierte, hochmolekuläre organische Toxine bedingt werde, von denen man sich vorstellen könnte, dass sie etwa im Sinne der neuen Ehrlich'schen Theorien gebunden werden können. — Dafür fehlt aber bisher doch jeder Beweis!)

Neuerdings publiziert Walko (189) aus der Klinik von v. Jaksch 11 Fälle von Urämie, die meist mit eklatantem Erfolge nach Aderlass bedeutende Besserung zeigten. Dazu stellte sich eine reichliche Entleerung eines sedimentreichen, bluthaltigen Harnes ein, in manchen Fällen auch reichliche Schweisssekretion und Abnahme des Eiweissgehaltes des Harnes. Diese günstigen Resultate beschränken sich aber fast vollständig auf die Urämie bei akuter Nephritis, während bei chronischer Nephritis (genuiner oder sekundärer Schrumpfniere, Amyloidniere) der Aderlass ohne oder ohne beträchtliche Wirkung blieb. Auf chemischem Wege durch Entfernung dieser geringen Mengen von Gift kann sich Walko (189) diese Wirkung des Aderlasses nicht entstanden denken. Aenderungen des osmotischen Druckes, wie sie Lindemann für das Entstehen der Urämie verantwortlich macht, will Walko (189) auch nicht als ausschlaggebend betrachtet wissen, schon deshalb, weil nach seinen Untersuchungen der osmotische Druck im urämischen Anfall nicht wesentlich von der Norm abweicht. Jedenfalls ist er der Meinung, dass die während des urämischen Anfalles eintretenden geringen Aenderungen der molekularen Konzentration im Blute die Entstehung der Urämie nicht zu erklären vermögen. Auch fand Walko (189), dass die molekulare Konzentration im Blute sich während und nach dem Aderlass ebensowenig wie der Wassergehalt des Blutes ändert. Das Blut spielt nur eine vermittelnde Rolle zwischen Niere und Körpergewebe (wo die retinierten harnfähigen Stoffe deponiert werden) und ist imstande, ebenso wie seinen Wassergehalt auch seinen osmotischen Druck zu regeln. — Der Blutdruck ist im urämischen Anfall oft erhöht (Reizung der Gefässe oder des vasomotorischen Centrums). Nach dem Aderlass nimmt die Spannung des Pulses oft ab, während der Blutdruck oft annähernd gleich bleibt. Die Spannung der Arterien ist daher nach Walko (189) nicht der Massstab für den gesteigerten Blutdruck. Untersuchungen mit dem Sphygmomanometer von v. Basch und dem Tonometer von Gärtner ergaben widersprechende Resultate (bei der vollständigen Unzuverlässigkeit des Gärtner'schen Tonometers ist das kein Wunder. Der Verf.) Ein kleiner unregelmässiger Puls hebt sich oft nach dem Aderlass bis zur Norm. Walko stellt, da er weder die Aenderung des osmotischen noch des Blutdruckes zur Erklärung der Urämie und der Wirkung des Aderlasses bei diesem Zustand für ausreichend hält, die Hypothese auf, dass bei der Urämie durch Reizung des Vasomotorencentrums ein Gefässkrampf auch in den Nierengefässen auftritt. Dieser führt zur Verlangsamung der Cirkulation in den Nieren und zur Veränderung der Diurese. Die Entfernung des Gefässkrampfes, sei es im Centralorgan oder in den Nieren durch Entfernung einer grösseren Blutmenge, bildet neben der direkten Entlastung des Blutes ein Hauptmoment in der Wirkungsweise des Aderlasses. Zum Vergleich kann auch die günstige Wirkung der Chloroformnarkose dienen.

Dass das Aufhören der Vasokonstriktion bei der Urämie die Ursache der Steigerung der Diurese ist, dafür spricht, dass der Aderlass bei anderen Krankheiten keine vermehrte Urinausscheidung hervorruft. Durch Erregung des Vasomotorencentrums werden gleichzeitig auch die Diffusionsvorgänge zwischen der Gewebsflüssigkeit und dem Blute beeinflusst. Nach Untersuchungen von Cohnstein und Zuntz tritt erst beim Sinken des Blutdruckes durch Erschlaffung der kleinen Gefässe Gewebsflüssigkeit ins Blut. Diese Abhängigkeit zeigt sich auch bei der akuten Nephritis, wo nach Aderlass viel Gewebsflüssigkeit ins Blut tritt und durch die Nieren ausgeschieden wird, ohne dass die Konzentration des Blutes vermehrt würde. Walko (189) will bei allen akuten Nephritiden venaesecieren, wo die Urinsekretion stark herabgesetzt ist, Oedeme auftreten und die Gefässspannung vermehrt ist. Er weist die Möglichkeit nicht von der Hand, dass durch entsprechende Blutentziehung der Uebergang von akuter in chronische Nephritis vermieden werden kann (!?). Bei der chronischen Nephritis ist der Erfolg meist nur ein vorübergehender. Die irreparablen Veränderungen des Organs bedingen dies. Die Kochsalzinfusion will Walko nicht in allen Fällen anwenden. Bei der Urämie im Anschluss an akute Nephritis hält er sie für indiziert. — Auch van Reusselaer berichtet Günstiges.

In einer weiteren Arbeit geht Forlanini auf den Aderlass bei der Urämie ein. In einem Falle von Urämie trat nach einem Aderlasse von 200 ccm ein ungewöhnlich schwerer urämischer Anfall und kurz darauf ein schwerer Kollaps ein, wobei der Blutdruck von mindestens 250 mm Hg vor dem Anfalle auf 10 mm (?) fiel. Der Aderlass hat hier nach der Ansicht Forlaninis (444) eine Verschlimmerung des Krankheitsbildes bedingt, es stieg am Beginn eines urämischen Anfalles der vorher 250 bis 280 mm Hg betragende Blutdruck auf 314 mm Hg und dann nach einem Aderlasse von 600 ccm weiter auf 350 mm. Der letztere Fall beweist, dass Blutentziehungen an und für sich keine Herabsetzungen des Blutdruckes bedingen, wie das auch aus Versuchen hervorgeht, die Marco Treves (445) an der Klinik Forlanini's an Gesunden und Kranken angestellt hat. Das Krankheitsbild der arteriellen Hypertension, welches im Jahre 1897 von Forlanini aufgestellt wurde, beruht auf einem Spasmus der peripheren Arterien, welcher zu einer permanenten Blutdrucksteigerung und sekundärer Hypertrophie führt. Dabei können typische urämische Anfälle ohne Urinretention auftrteen. Bei der chronischen Nephritis findet sich nun stets eine erhöhte Hypertension und die urämischen Anfälle beruhen nicht auf einer Intoxikation sondern auf einer temporären Zunahme des arteriellen Spasmus, der stets mit einer Steigerung des Blutdruckes einhergeht. Dieser Spasmus kann ein begrenztes Gefässgebiet betreffen, z. B. das der A. centralis retinae oder der A. fossae Sylvii oder der Cerebralis anterior, und in diesem Fällen wird ein Aderlass ohne Einfluss sein, während andererseits bei allgemeiner kardioarterieller Konstriktion mit Ueberfüllung des rechten Herzens und des venösen Gefässsystems Blutentziehungen das Symptomenbild der Urämie sehr wohl in günstigem Sinne beeinflussen können.

M. Treves (445) (Turin) konnte mit dem Riva-Rocci bei Aderlässen bis zu 500 ccm keinen Einfluss auf den Arteriendruck nachweisen. Silva fand mit v. Basch's Sphygmomanometer nach mässigen Aderlässen Sinken des Blutdrucks um 15—45 mm Hg.

C. Springer (446) empfiehlt auf Grund der auf der Klinik Ganghofners gewonnenen Erfahrungen aufs Wärmste die Venaesektion mit Infusion von physiologischer Kochsalzlösung bei Fällen postskarlatinöser Urämie mit schweren Cerebralerscheinungen und hartem gespannten Pulse: Von 5 so behandelten Fällen starben 2, der eine moribund eingebracht, war mit Tuberkulose und Pneumonie behaftet. Bei dem andern war die günstige Wirkung momentan sehr deutlich, doch starb der Patient 60 Stunden nachher in einem neuerlichen Anfalle. Die übrigen 3 Fälle genasen unter augenfälliger Mitwirkung des Aderlasses. Die Krämpfe sistierten in 4 Fällen (sofort in 3, nach $1^1/_2$ Stunden im 4. Falle); in 3 Fällen bleibend. Das Bewusstsein kehrte in 2 Fällen wieder, in 2 Fällen nach dem Schlafe, in den die Patienten nach der Venaesektion verfielen. Der Puls verlor in 4 Fällen sofort seine abnorme Spannung, im Falle 5 kehrte der vorher unregelmässige Puls zum Rhythmus zurück. Das Verhalten der Frequenz war ein ungleiches, in 2 Fällen blieb sie ziemlich eine gleiche, im Fall 3 wurde sie geringer, im Fall 5 stieg sie bei beiden innerhalb normaler Grenzen, im Fall 4 war keinerlei Wirkung zu konstatieren. Die Temperatur zeigte kurz nach dem Aderlass keine wesentliche Aenderung, 12 Stunden nach demselben sank sie in allen Fällen um 0.4, 0.3, 1.0, 1.2, 2.0 ° C. Bei den geheilten Fällen blieb sie von da an in der ganzen Rekonvalescenz normal. Die Harnmenge stieg in allen Fällen; in den gemessenen 3 Fällen betrug das Plus nach 48 Stunden 600—800 ccm, um noch weiter auf täglich 2000—3000 ccm zu steigen, die Oedeme schwanden rasch. Die Eiweissausscheidung sank in 4 Fällen schon nach 12 Stunden ersichtlich, in 2 Fällen war sie nach 36—48 Stunden dauernd geschwunden. Auch der Gehalt an geformten Elementen nahm rapid ab. Schweissausbruch wurde in keinem Falle beobachtet.

So weit die klinischen Publikationen über den Aderlass bei der Urämie.

Es wird auffallen, dass ich die grosse Zahl von Arbeiten nicht aufgeführt habe, welche den Spuren von Alexander v. Korányi (75) und seiner Schüler gefolgt sind. Da diese experimentell gewonnenen Tatsachen und die auf ihnen aufgebauten theoretischen Vorstellungen mit der rein klinischen Frage, ob der Aderlass bei der Urämie hilft oder nicht, nicht unbedingt zusammenhängen, so habe ich es für gut gehalten, das alles erst im experimentellen Teile zu erörtern. —

Wenn wir also unbefangen, unbelastet durch das Rüstzeug wissenschaftlicher Hypothesen, die Frage der Nützlichkeit der Venaesektion bei der Urämie und den Nephritiden ventilieren, so muss man sagen, dass eine ziemliche Reihe guter Autoren sich neuerdings der älteren Auffassung, die u. a. auch schon von Macdougall (15), Pye Smith (19) und S. Wilks (26) (siehe den historischen Teil) vertreten wurde, wieder zugewendet hat, dass wir im Aderlass ein ausgezeichnetes Mittel den urämischen Anfällen gegenüber besitzen, welche angesichts der Lebensgefährlichkeit des Zustandes beim Versagen anderer Mittel **unbedingt zu versuchen ist.** Diese Indikation des Aderlasses, so apodiktisch ich sie hier auch ausgesprochen habe, enthält gleichwohl eine Einschränkung in sich, insofern ich von urämischen Anfällen gesprochen habe. Dies setzt ein mehr oder minder akutes Auftreten des eigentümlichen Symptomenbildes voraus und schliesst die eigentlichen chronischen Formen der Urämie aus. Bei diesen chronischen Formen, wo die Patienten oft wochen- und monatelang in einer leichten Narkrose, unterbrochen nur von stenokardischen und Brechanfällen dahinvegetieren, die also meist auf der Basis der genuinen oder sekundären Schrumpfniere entstehen, kann natürlich ein vorübergehender Eingriff, wie der Aderlass, höchstens dann Nutzen stiften, wenn ein plötzlicher Schub mit Krämpfen oder Coma hinzugetreten ist. Immerhin kann man auch hier durch Entleerung eines entsprechenden Quantums Blut mit eventuell nachfolgender Kochsalzinfusion den drohenden Exitus noch hinausschieben. Ich habe selbst bei moribunden chronischen Nephritikern stets noch momentane grosse Erleichterung durch die Venaesektion gesehen. Etwas ganz anderes ist es, wenn im Verlaufe einer akuten oder subakuten Nephritis ein urämischer Zustand sich entwickelt. Hier haben wir bei einem Leiden, das wir noch hoffen können zu heilen oder zu bessern, plötzlich einen äusserst bedrohlichen Symptomenkomplex vor uns, der unsere ganze therapeutische Aufmersamkeit erfordert. Gelingt es, diesen bedrohlichen Zustand zu bannen, erholt sich der Patient davon, so heilt eventuell die Nephritis bei der nötigen Schonung spontan. Hier ist also ein sehr energisches Vorgehen, wie es eine ausgiebige Venaesektion ist, berechtigt, und wir brauchen uns die schönen Erfolge, die wir damit erzielen, nicht durch die Vorstellung vergällen zu lassen, dass der Patient sich auch ohne die Operation erholt hätte. Es ist richtig, dass auch ohne Venaesektion eine Anzahl schwerer Urämischer durchkommt, aber im allgemeinen dürfte ein so rasches spontanes Aufhören der Krampfanfälle und des schweren Krankheitsbildes nicht beobachtet werden. Mich persönlich würde es schwer halten, von der Anwendung dieser Operation abzubringen, von der ich so glänzende Resultate ersehen habe. Besonders lebhaft steht mir ein Fall aus meiner Jenenser Assistentenzeit in Erinnerung, vielleicht zum Teil deshalb so lebhaft, weil er sich an einem Weihnachtsabende ereignete.

Mit den letzten Vorbereitungen für den heiligen Abend (1898) beschäftigt, wurde ich auf Station gerufen, wo ein Knabe von etwa 11 Jahren, der eine subakute Nephritis hatte, plötzlich von den heftigsten Krämpfen befallen war.

Im ganzen bot er das bekannte Bild: heftigste klonische Krämpfe, wilde, furibunde Delirien: Patient sah sich fortwährend von Soldaten bedroht, die auf ihn mit den Gewehrkolben losschlugen; enorm gespannter Puls, höchst erregte Herzaktion, Anurie, Temperatursteigerung. Ein Aderlass von etwas über 100 ccm brachte sofortige Besserung. Der Patient wurde ruhig, kam zum Bewusstsein, der stark gespannte Puls wurde weich, die Temperatur sank und es blieb ausser grosser Müdigkeit — Patient schlief sehr bald fest ein — von dem ganzen Zustande nur eine urämische Amaurose übrig ohne positiven Augenspiegelbefund, die sich im Laufe des nächsten Tages besserte und am zweiten Tage verschwand. Der Patient bekam keinen Anfall wieder, wurde nach einigen Wochen mit Spuren Eiweiss im Urin entlassen und stellte sich bei mir zu Ostern als genesen wieder vor. — Es dürfte, obwohl ich, wie gesagt, einen mathematischen Beweis dagegen, dass der Patient nicht vielleicht auch so durchgekommen wäre, selbstredend nicht erbringen kann, nach dieser und anderen günstigen Erfahrungen schwer sein, mich von der Anwendung unserer Methode beim urämischen Anfall abzubringen. Wer so etwas einmal gesehen hat, der wird das Experimentum crucis, zu sehen, ob es auch so geht, nicht riskieren.

Ich habe mich hier absichtlich aller theoretischen Anspielungen auf „Entgiftung", „Seitenkettentheorie", „osmotischen Druck", „Gefässkrampf" etc. enthalten, da ich die wichtige Thatsache, dass der Aderlass beim urämischen Anfall hilft, nicht durch Raisonnements gefährden möchte, die vielleicht schon morgen ad absurdum geführt werden. Im experimentellen Teile finden sie, ohne gefährlich zu werden, gebührenden Platz.

Der Aderlass bei der Eklampsie.

Die Eklampsie hat von jeher in der Medizin eine ganz besondere Stellung eingenommen. Man hält sie im Grunde wohl für eine Krankheit, die eigentlich den Internisten anginge, aber ihr Auftreten vor, in und nach der Geburt bedingt es, dass die Geburtshelfer die einzigen Aerzte sind, die praktisch davon etwas verstehen. Daher wird sie denn auch fast ausschliesslich in der gynäkologischen Literatur abgehandelt. Diese eigentümliche Sachlage und die Thatsache, dass wir trotz allem über das Wesen der Krankheit nicht genügend orientiert sind — am liebsten würden wir sie ja mit der Urämie in einen Topf werfen, getrauen uns aber nicht recht, dies zu tun — rechtfertigt eine gesonderte Behandlung.

Früher, als der Aderlass noch allgemein viel gebraucht wurde, fand er auch bei der Eklampsie reichliche, ja überreichliche Anwendung. Später, etwa seit den 60er Jahren des vorigen Jahrhunderts, kam er auch hier in Misskredit und wurde durch die systematische Behandlung mit Narcoticis ersetzt. In der letzten Zeit hat die Dührssen'sche Methode des Accouchement forcé als Therapie der Eklampsie der Schwangeren und Gebärenden (natürlich nicht der Wöchnerinnen) viel von sich reden gemacht. In einer grossen, mustergültigen Arbeit hat sich Zweifel für den Aderlass und gegen das Accouchement forcé ausgesprochen und durch das Gewicht seiner Person wie seines riesigen

Materials, wie mir scheint, die Frage vorläufig in diesem Sinne entschieden.

Ich beginne mit einer Arbeit von Clarke (100). Dieser Autor tritt für die alte Behandlung der puerperalen Eklampsie mit Aderlass ein. Auch Byford stimmt ihm bei und sagt, dass er noch keine Kranke an Eklampsie hat sterben sehen, solange ausschliesslich der Aderlass angewendet wurde. Zugleich ist Chloral zu geben, welches dem Chloroform vorzuziehen ist. H. Claiborne (99) empfiehlt zur Behandlung der schon zum Ausbruch gelangten Eklampsie den energischen Aderlass auf das wärmste, ausserdem Chloralklystiere und Chloroformnarkose.

In der Geburtshilflichen Gesellschaft zu Hamburg hielt Aly (88) einen Vortrag: er hält in gewissen Fällen viel vom Aderlass. Lowig (116) hat sieben Fälle von Eklampsie behandelt, die alle genasen. Therapie: Opiumklysmata, ausserdem Aderlass. Voigt (133) sah auch Erfolge vom Aderlass; in einem Falle, wo eine 28jährige II para in Chloroformnarkose durch Zange entbunden wurde, versagte derselbe aber. Hoth (110) hält nichts vom Aderlass und empfiehlt sedative Mittel und heisse Bäder: Eine eklamptische Niere ist nicht nephritisch, sondern anämisch.

Bei 15 Fällen, die Meachem (118) anführt, wurde mit Ausnahme eines einzigen, bei welchem der Tod bevorstand, stets ein starker Aderlass gemacht. Alle 14 genasen.

Einen Begriff von der Mortalität bei der Eklampsie überhaupt gibt das Referat von Löhlein (117): Bei 52 328 Geburten an deutschen Kliniken wurden 325 Fälle von Eklampsie beobachtet, also 1 : 330 (mit Ausschluss der in Krämpfen auf die Anstalten transferierten). Davon starben 63 = 19,38 pCt. Therapie: Operation zur Beschleunigung der Geburt, Kaiserschnitt, Morphium. Letzteres drückt in einzelnen Kliniken die Mortalität herab (13,86 pCt. gegen 19,38 pCt.).

Bei einem Falle von Perron (123) blieben die üblichen Mittel: Chloral, Chloroform und ein Aderlass von 200 ccm, erfolglos, auf zwei Spritzen Aether blieben die Anfälle weg!!

In der gynäkologischen Gesellschaft zu Dresden nennt sich Grenser (108) einen grossen Freund des Aderlasses bei der Eklampsie. Leopold (115), Goldberg (105) und Leonhardi (114) führen kasuistische Belege für den gelegentlichen Nutzen der Venäsektion an.

Pollock (126) (Glasgow) will bei Plethora und starken Oedemen nach erfolgreicher Entbindung einen Aderlass angewendet wissen, bei noch nicht beendeter Geburt rasche Entleerung des Uterus. Anämischen Patienten gibt Pollock (126) Pilokarpin zweistündlich 0,02. Er warnt davor, zu viel Blut zu entziehen: 12 Unzen genügen. Hat man die schwersten Symptome beruhigt, so kann man mit Krotonöl oder Salzen weiter deplethorisch wirken.

Die Eklampsie ist nach Charpentier (95) eine auf Nephritis beruhende Autointoxikation, in ihren Ursachen unabhängig davon, ob der Uterus leer oder gefüllt ist. Eine medizinische Behandlung hat daher mehr Chancen als eine geburtshilfliche. Genaueste Urinuntersuchung ist durchaus nötig, der geringste Eiweissgehalt soll zur Durchführung einer strengen Milchdiät veranlassen. Bei ausgesprochener Eklampsie soll bei kräftigen Kranken, wenn sie sehr cyanotisch sind, ein Aderlass von 400—500 g gemacht werden und daran die Chloralbehandlung angeschlossen werden. Bei schwächlichen Kranken soll abgewartet werden, nur bei Wehenschwäche künstliche Beendigung der Geburt eingeleitet werden.

Green (107) hat 36 Fälle von Eklampsie beobachtet. Künstliche Einleitung der Geburt in 10 Fällen, sonst gewöhnliche Behandlung; Aetherinhalationen wurden der Chloroformnarkose vorgezogen; Venäsektion wird verworfen.

Pliqué (125): Die Hauptfaktoren der Eklampsie sind: 1. die Blutvergiftung durch ungenügende Ausscheidung der Elemente des Harns; 2. die vermehrte Reizbarkeit der Nervencentra; 3. die Reflexerregung, die vom Uterus ausgehen kann. Die Schwere der Toxikämie scheint der Menge des ausgeschiedenen Eiweisses proportional zu sein (Guéniot). Die hohe Reizbarkeit der Medulla ist nur eine Folge der Toxikämie. Prophylaktisch ausschliesslich Milchdiät, diese darf aber nicht gleich ausgesetzt werden, wenn das Eiweiss im Urin verschwindet. Nach dem ersten Anfall soll gleich ein Aderlass von 400—500 g gemacht werden, um das mit Toxinen überladene Blut zu verdünnen. Dann werden Chloral und Chloroform angewendet. Bei schwachen Personen kann man, besonders wenn die Anfälle sich nicht häufig wiederholen, den Aderlass unterlassen und gleich Chloral gebrauchen. Einleitung der Geburt soll nur, wenn die medizinische Behandlung gescheitert ist, angewendet werden.

In zwei weiteren Arbeiten betont Charpentier (96, 97) zunächst seinen früheren Standpunkt, dass eklamptische Schwangere vor allen Dingen sich einer strengen Milchdiät unterwerfen müssen. Ferner gibt er eine Statistik, nach welcher die antiphlogistische (?) Aderlassbehandlung 35 pCt. Mortalität liefert, die anästhetische (Chloroform) 34 bis 35 pCt. Chloral kombiniert mit Aderlass 9 pCt., Chloral allein und in grossen Dosen 4 pCt. Er empfiehlt daher die letztere Behandlungsart und verwirft das Accouchement forcé vollständig. — Krönig (113) skizziert auf dem internationalen Kongress in Rom die Therapie der Eklampsie folgendermassen: Narcotica vor und während der Operation; bei drohendem Lungenödem Venäsektion von 600—800 g.

Nach Bernheim (93) rührt der Symptomenkomplex der Eklampsie von einer Vergiftung des Blutes her. Diese Toxikämie wird durch eine Ueberproduktion von Toxinen in dem Organismus und durch eine ungenügende Ausscheidung auf dem Nierenwege hervorgerufen. Die Erkrankung umfasst zwei Perioden: 1. die voreklamptische, im allgemeinen Schwangerschaftsalbuminurie genannt; 2. die eklamptische, kurz Eklampsie genannt. Die Behandlung der ersten Periode ist eine prophylaktische: präventive absolute Milchdiät. Die Therapie der zweiten Periode kann sein a) eine geburtshilfliche symptomatische: Beendigung der

Geburt, ferner Chloroform und Chloral; b) eine kurative: der Aderlass, der einen Teil der kreisenden Toxine dem Blut entziehen soll, ist im stande, die Anzahl der Krampfanfälle zu vermindern, ja sie definitiv zu koupieren. Im allgemeinen genügt er allein nicht und kann nicht in allen Fällen Anwendung finden. Daher wendet Bernheim (91) Salzwasserinfusionen allein oder kombiniert mit Aderlässen an. Auch in einer weiteren Arbeit tritt Bernheim (92) für die Verdünnung des Blutes und der toxischen Substanzen desselben ein.

In seiner Untersuchung über die Aetiologie der Eklampsie kommt Vinay (192) zu folgenden Resultaten: Bouchard hat nachgewiesen, dass der Urin der Urämischen einen Teil seiner toxischen Wirkung verloren hat. Champrelut hat bei Eklamptischen gezeigt, dass der Verminderung des urotoxischen Koëfficienten eine beträchtliche Vermehrung der toxischen Wirkung des Blutserums entspricht. In der Schwangerschaft findet eine Anhäufung gebrauchter Stoffe im Körper statt und damit eine Verminderung des urotoxischen Koefficienten. Wenn erstere gewisse Grenzen überschreitet, treten bei dem reizbaren Organismus der Schwangeren Konvulsionen auf. Diese Theorie sieht also nicht in der mehr oder weniger normalen Zusammensetzung des Urins, nicht in der Gegenwart oder im Fehlen von Eiweiss, nicht in der gestörten Durchlässigkeit oder dem Reizzustand der Niere das ursächliche Moment der Eklampsie, sondern in der Aufnahme, respektive Vergiftung durch einen inneren Stoff (milieu intérieur) und in der ungenügenden Ausscheidung der Abfuhrstoffe.

Von den sechs Fällen von Gubaroff (109) starb keiner: Die Therapie bestand in der Anwendung von Narcoticis, Anregung der Hauttätigkeit, gründlicher Entleerung des Darmtraktes und lokaler Wärmeapplikation in der Lendengegend. Ein Aderlass wurde nur bei einem Falle ausgeführt. Bei dem sehr schweren Fall wurde nach Entbindung durch die Zange unter vollkommener Bewusstlosigkeit der Patientin bei fortgesetzten Krämpfen ein Aderlass von 600 g gemacht. Die Anfälle hörten plötzlich auf, die Atmung besserte sich, die Urinsekretion desgleichen; Temperatur vor dem Aderlass 38,5, danach 37,8° C. Am nächsten Tage ein Aderlass von 500 g (!). Bald nachher kommt die Patientin zur Besinnung. Im Harn findet sich kein Eiweiss mehr. Mittlere Temperatur 37,5, Puls 80. Am 5. Tage einige Symptome einer Puerperalmanie, verbunden mit Temperatursteigerung, die jedoch bald wieder vorübergehen.

Paul Ferré (103) bevorzugt die in Frankreich viel geübten Salzwasserinfusionen (6—8 p.M.). Er empfiehlt auch den Aderlass, dem man nicht vorwerfen könne, dass er den Blutdruck vermindere, wenn man eine Infusion mit physiologischer Kochsalzlösung folgen lasse. — Nach Davi's (101) Ansicht ist die Eklampsie eine Toxikämie. Er verwirft vollständig die Sedativa: Der Aderlass ist bei vollem Puls gestattet.

Ich komme nun dazu, die grosse, man darf wohl sagen auf diesem Gebiete epochale Arbeit von Zweifel (134): „Aus der medizinischen Frauenklinik zu Leipzig: Zur Behandlung der Eklampsie: Bericht über 129 hier beobachtete Fälle“, ausführlich zu besprechen:

Bei einer Krankheit, deren Ursache uns verborgen ist, ist es schwer, sich ein Urteil an der Hand der Statistik zu bilden, da diese leicht zu Fehlschlüssen Veranlassung gibt, andererseits ist sie hier das einzige Kriterium. Zweifel (134) hat von 1887 bis 1895 129 Fälle von Eklampsie an der Leipziger Klinik gehabt; die Fälle vom 1. April 1887 bis Anfang 1892 (49 Fälle) wurden exspektativ mit warmen und heissen Bädern, Schwitzen, Citronenlimonade, Liquor Kalii acetici, dreimal mit Chloroformnarkose, elfmal mit Morphium behandelt. Mortalität: 16 Fälle = 32,6 pCt. Die Fälle von Anfang 1892 an (80 Fälle) wurden möglichst aktiv, im allgemeinen nach den Grundsätzen Dührssen's (190) (sofortige Entbindung mit allen zu Gebote stehenden Mitteln, bei nicht verstrichenem Muttermund und bestehendem Cervikalkanal tiefe Cervixincisionen!) behandelt. Mortalität: 12 Fälle = 15 pCt. Dührssen (190) empfiehlt seine gewaltsame Methode mit der Begründung, dass — man soll den Uterus gleich nach dem ersten Anfalle um jeden Preis entleeren — nach der operativen Entbindung die Eklampsie in 93,75 pCt. der Fälle aufhöre. Zweifel weist nun darauf hin, dass schon die nicht seltenen Fälle von puerperaler Eklampsie im Wochenbette — in seiner Statistik 20 Fälle = 15 pCt. mit zwei Todesfällen = 10 pCt. Mortalität — dahin deuten, dass die Entbindung allein kein sicheres Heilmittel der Eklampsie ist. Aber selbst wenn er die Fälle von puerperaler Eklampsie ausser acht lässt, stellt sich heraus, dass in den übrigen bei 60 pCt. der von ihm entbundenen Fälle die Anfälle ausblieben, bei 34 pCt. nicht. Nimmt man die Fälle von puerperaler Eklampsie hinzu, so findet man, dass die Krämpfe nach Entleerung des Uterus aufhörten in 52—55 pCt., in 45—48 pCt. nicht aufhörten. Zweifel (134) kommt zu dem Schluss, dass die vollkommene Entleerung des Uterus den Nachlass der eklamptischen Anfälle begünstige und zwar um so mehr, je schonender diese Entleerung hat geschehen können. Eine ganze alte Wahrheit, wie er sagt. Nach der Statistik von F. Wieger (Gazette méd. de Strassbourg 1854, No. 6—12) hörten bei 112 Fällen verschiedener Autoren die Anfälle nach der Entbindung auf in 39 Fällen, 35 mal wiederholten sie sich schwächer und 37 mal blieben sie ebenso häufig und heftig. Auch die grosse Zusammenstellung von Bidder (Archiv für Gynäkologie, Bd. XLIV, H. 1) aus der Petersburger Gebäranstalt kommt zu dem Ergebnis, dass nur in 33 pCt. der Fälle die Eklampsie mit der Ausstossung des Kindes aufhörte. Brummerstädt fand in der Rostocker Hebammenanstalt 1865 in 28,6 pCt. Nachlass, in 27 pCt. Nachlass der Intensität der Anfälle. Schauta berichtet, dass nur 33,5 pCt. der intra partum aufgetretenen Anfälle nach vollendeter Geburt aufhörten. Nur Olshausen gibt ähnlich günstige Verhältnisse an wie Dührssen.

Der Unterschied dieser Ergebnisse gegenüber denen von Dührssen (102a) und Halberstma besteht darin, dass diese letzteren in der vollen Entleerung des Uterus das prognostisch bestimmende

Moment sehen. Nun ist aber die aktive Behandlung im Sinne Dührssen's derart, dass sicher noch andre Momente den Verlauf beeinflussen: z. B. die starken Blutungen; ein Fall von Zweifel (134) starb höchstwahrscheinlich an Verblutung. Wenn man bedenkt, dass früher der Aderlass allgemein mit Erfolg gegen Eklampsie angewendet wurde, so ist die Frage: Welche Rolle spielt der Blutverlust bei den Dührssenschen Incisionen? Derselbe ist nach Zweifel's Erfahrungen gross: Unter 21 Fällen ist nur viermal bemerkt, dass es nicht blutete in 10 Fällen bestand starke Nachblutung trotz Uterus- und Scheidentamponade.

Zweifel hat bei den Patientinnen der zweiten Kategorie auch häufig den Aderlass gemacht, und zwar nicht nur symptomatisch gegen das Lungenödem, sondern kurativ gegen die Anfälle. Er kam 15 mal in Anwendung: 12 mal war der Erfolg ein günstiger, 5 mal eklatant, nur dreimal schien der Aderlass gar nichts ändern zu können. Es liegt seiner Meinung nach nahe, bei der verbesserten Mortalität der also behandelten 80 Fälle in Betracht zu ziehen, dass 28 mal grosse Blutverluste vorkamen, und an die frühere Behandlung der Eklampsie mit dem Aderlass zu denken. Zweifel meint, dass Dührssen's Verdienst nicht geringer würde, wenn sich herausstellen sollte, dass der Nutzen seines Verfahrens ebensoviel einem Nebenumstande, nämlich der mit den Einschnitten verbundenen starken Blutentziehung zu verdanken sei. Zweifel will auch weiterhin bei der Eklampsie möglichst rasch den Uterus entleeren, aber dem seit 30 Jahren verpönten Aderlass dringend das Wort reden. Es kann sich doch herausstellen, dass die **praktischen Aerzte** mit einer Venaesektion, welche für sie viel leichter auszuführen ist, die Gefahr der Eklampsie **soweit bannen können**, bis der Muttermund spontan oder auf **schonende** Weise eröffnet ist und den weit gefährlicheren Cervixincisionen aus dem Wege gehen können. Zweifel erwähnt, dass in den älteren Lehrbüchern und Zeitschriften der Aderlass als das wichtigste Mittel gegen Eklampsie einen guten Ruf hatte, weil er nach allgemeiner Erfahrung — wo nicht allzugrosse Blutleere denselben von vornherein verbot — von grösstem Nutzen war, teils indem er die Blutüberfüllung des Centralnervensystems minderte, teils weil er das im Blut angesammelte Stoffwechselgift ableitet. Man scheute sich nicht, 300 bis 600 g Blut abzunehmen, ja im Notfalle den Aderlass nach 6—8—12 Stunden zu wiederholen.

Zweifel (134) selbst ist, was die Quantität der Blutentnahme betrifft, ziemlich liberal vorgegangen; meist wurden 500—600, öfters 700, einmal gar 1000 g Blut entfernt. Der Aderlass, sagt Zweifel (134), ist der Traube-Rosenstein'schen Theorie zum Opfer gefallen; spätere Theoretiker fürchteten die Verwässerung des Blutes. Die Praktiker haben der Verwerfung des Aderlasses widersprochen; so hat Wegscheider sich zu gunsten des Aderlasses ausgesprochen, und Hard beklagte lebhaft, dass die neue Mode der Behandlung auf einem Irrwege eingebogen sei, und sprach aus, dass in einer nicht zu fernen Zeit der rationelle Gebrauch der Lanzette wieder zur Geltung kommen werde.

Die Erfolge sind durch das Chloroform nur scheinbar verbessert werden, weil gleichzeitig die puerperale Sepsis, ein sicher häufiges Konstituens der Eklampsie, sich verringert hat. Mag ruhig der Aderlass eine Verwässerung des Blutes zur Folge haben, wir brauchen dieselbe nicht zu fürchten; jedenfalls hat die Eindickung des Blutes durch Diaphoretica schlechte Resultate. Zweifel's klinische Erfahrungen geben anscheinend den Bedenken Bartels' und Niemeyer's Recht, welche beide die Erfahrung hatten, dass bei Morbus Brightii die Urämie eher ausbreche, wenn durch forcierte Schwitzkur oder starkes Abführen die Transsudationen zurückgehen und die Stoffwechselgifte in konzentriertere Lösungen kommen. Jedenfalls hat der Aderlass den grossen Vorteil, dass er den Druck im Gefässsystem herabsetzt und lebensrettend wirkt, wo die Gefahr der Apoplexie besteht.

Zweifel (134) citiert noch die Monographie von Velpeau (Des convulsions pendant la grossesse etc., Paris 1835), der Aderlass und Blutegel und die Vollendung der Geburt eventuell durch Einschnitt in den Muttermund empfahl (nach E. v. Siebold, dem Referenten der Schmidtschen Jahrbücher: ein keineswegs neues Mittel (also lange, lange vor Dührssen). Zweifel verwirft den Kaiserschnitt bei Eklampsie nach Halbertsma. Er hat nur einmal den Kaiserschnitt bei hochverengtem Becken ausgeführt. Die Patientin hatte nach dem Kaiserschnitt noch 30 Anfälle. Wenn Zweifel diese eine ungünstige Erfahrung nicht gegen den Kaiserschnitt ins Feld führen will, so spricht sie doch zum mindesten nicht für den Kaiserschnitt.

Sehr zum Schaden der Eklampsiebehandlung hat man in den letzten 20 Jahren über die Eklampsie so viel theoretisiert, dass sie geradezu die Krankheit der Theorien geworden ist. Zweifel hält daran fest; dass die Eklampsie eine wohlcharakterisierte Krankheit ist, deren Symptome, von Mischformen abgesehen, vom Kliniker ebenso wie der pathologische Befund vom pathologischen Anatomen wohl unterschieden werden können. Sicher ist, dass bei der Eklampsie ein Stoffwechselgift kreist, welches, wie die ausgezeichneten Untersuchungen von Schmorl beweisen, die Fibringerinnung befördert.

Nach Zweifel (134) hat der Aderlass ausser den geburtshilflichen Massnahmen (bis zu 500 g) in Anwendung zu kommen, wenn nach der Entbindung weitere Anfälle auftreten und überhaupt vor der Entbindung, wenn der Puls stark gespannt ist und die Cervix noch steht: denn ältere Autoren haben behauptet, dass durch einen Aderlass die Erweiterung des Muttermundes beschleunigt wird.

Zu der unsinnigen Uebertreibung bes Aderlasses früherer Zeiten wird man nicht zurückkommen. — — —

Auf dem Internationalen Gynäkologenkongress in Genf (1896) vertritt Charpentier (98) wieder seinen bekannten Standpunkt der Eklampsiebehandlung gegenüber: Aderlass von 300 — 500 g bei kräftigen

Patientinnen, nachher Chloral. In der Diskussion sagt Veit (132) (Leyden), dass die neueren Berichte über die Erfolge des Aderlasses noch nicht zahlreich genug sind, als dass man ein definitives Urteil fällen könnte. Tarnier (131) (Paris) hat 1889 bis 1891 die Eklampsie mit Chloroform, Chloral und Blutentziehungen behandelt und ebenso schlechte Resultate erzielt, wie seine Vorgänger (1838 bis 1887: 38—37 pCt. Mortalität). 1892—1895 behandelte er seine Fälle mit Blutentziehungen, starken Abführmitteln, Chloral und Chloroform, sowie auch mit Milchdiät, wodurch die Mortalität auf 9 pCt. herabsank. Pamard (121) (Avignon) macht zuerst eine intensive Blutentziehung bis zu 1000 g und gibt nachher Chloroform bis zu 48 Stunden lang. Audebert (89) (Bordeaux) empfiehlt Blutentziehungen und Kochsalzinfusionen.

Unter den therapeutischen Massnahmen, die zur Anwendung gelangen, wenn die Entbindung nicht den erhofften günstigen Einfluss auf die Eklampsie gehabt hat und diese bedrohliche Fortschritte macht, ist nach Kollmann's (Dorpat) (112) Erfahrung der Aderlass besonders empfehlenswert. Nach erfolgtem Aderlass ersetzt die Blutmasse den Verlust sofort durch Wasser. Das Blut wird also einerseits von einem schädlichen Stoffe befreit, andererseits durch das zuströmende Wasser noch weiter verdünnt. — Huguenin (111) will in Zukunft den Aderlass und Injektion von künstlichem Serum bei der Eklampsie anwenden. W. M. Catto (94) teilt 12 Fälle aus seiner Praxis mit und empfieht aufs wärmste den Aderlass, und zwar entzieht er möglichst viel Blut. Daneben sucht er die Diurese anzuregen. In zwei Fällen war der Ausgang ungünstig, wie Catto (94) annimmt infolge zu geringer Blutentziehung.

Nach Potter (191) (Buffalo) ist der Aderlass blos bei Plethorischen angezeigt. Auch Oui (120) (Lille) will den Aderlass als eine schwächende Massregel nur bei drohendem Lungen- und Gehirnödem vornehmen und nie mehr als 300—400 g ablassen. Nach V. Casiccia (93) ist die Venaesektion bei tiefem Coma und drohender Asphyxie angezeigt, namentlich wenn Anurie besteht.

Pazzi (122) (Bologna) empfiehlt während der Schwangerschaft sorgfältige Hygiene: Bei den ersten prodromalen Zeichen der Krankheit Milchdiät, leichten Aderlass (150—200), Chloralhydrat (1—3 g täglich) abwechselnd mit Bromnatrium. Bei völlig ausgebildeter Eklampsie: subkutane Kochsalzinfusion (400—500 g) und abermals Aderlass, eventuell künstliche Frühgeburt. Wenn die Krankheit unter der Geburt ausbricht: Chloral, nötigenfalls Chloroform, Aderlass von 300—400 g, Kochsalzinfusion von 500—1000 g, möglichste Beschleunigung der Geburt — unter Umständen Accouchement forcé oder Kaiserschnitt. Tritt die Krankheit erst im Puerperium auf, so ist die Behandlung hauptsächlich auf Entgiftung des Blutes gerichtet: Aderlass und subkutane Infusion.

Van Roogen (127) hat in einem Falle, wo kurz nach der Geburt der Placenta plötzlich Konvulsionen, dabei Cyanose, Oedeme, stark gespannter Puls, deutlich eiweisshaltiger Urin auftraten, 300—400 g Blut aus der Vena cephalica entnommen; es trat sofortige Besserung des Allgemeinbefindens und des Pulses ein. Dann wurden 20 mg Morphium muriat. subkutan verordnet, nach fünf Stunden abermals. Nach der Venaesektion kein Anfall mehr. — Auch die Publikationen von Pestalozza (124) (Florenz), F. Dumarest und C. Bayl (102) (Lyon), Seifert (130), Cailland (68), Graefe (106), J. Bayer (90) (Cöln), John R. Gipson (104), Mercer (119) berichten über günstige Erfolge, die diese Autoren mit dem Aderlass bei Eklampsie erzielt haben.

Ohne hier irgendwie auf die Frage nach der Entstehung der Eklampsie einzugehen, ohne mich auf die Kontroverse einzulassen, ob es sich hier um eine von Veränderungen der Niere abhängige Affektion handelt oder ob, wie Schmorl (129) behauptet, die Eklampsie unabhängig von Nierenveränderungen auftritt, glaube ich auf Grund des schwerwiegenden Zeugnisses so vieler Autoren den Aderlass bei der Eklampsie zur Anwendung empfehlen zu sollen, indem ich mich ganz den Ausführungen Zweifel's (134) anschliesse. In Anbetracht dessen, dass die Venaesektion zwar ein den Organismus schwächender Eingriff ist, aber lange nicht so angreifend, gefährlich und unberechenbar in seinen Wirkungen wie die Dührssen'schen (190) Incisionen, kann man ihn als das kleinere Uebel betrachten. Absolut indiziert dürfte er in den Fällen sein, wo die Eklampsie im Wochenbett auftritt oder nach erfolgter spontaner oder künstlicher Geburt fortdauert. Hier fällt die gewaltsame Dührssen'sche Methode ja von vornherein fort. Die Fälle von puerperaler Eklampsie und der post partum persistierenden repräsentieren nach der Statistik Zweifel's (134) 45—48 pCt. Man wird aber trachten, möglichst rasch und schonend zu entbinden und, falls das nicht nützt, venaesecieren. Eine übermässige Anwendung narkotischer Mittel und operativer Eingriffe scheint weder nötig, noch sonderlich nützlich zu sein.

Aderlass bei Kreislaufstörungen.

Von allen Autoren, welche den Aderlass befürworten, wird, gleichgültig, ob die Störung des Kreislaufs in Erlahmung der Herzkraft infolge von Herzkrankheiten, infolge von Einschaltung von Hindernissen, wie bei der Pneumonie, oder in Veränderungen der Wand der Gefässe: Atherom, Aortenaneurysma, drohender oder erfolgter Apoplexie, besteht, auf die momentane günstige Wirkung des Aderlasses hingewiesen. Gleichgültig, ob man im Sinne der Alten diese Wirkung als deplethorische bezeichnen will oder sie wohl richtiger eine ableitende nennt — ein von einer Apoplexie bedrohter Arteriosklerotiker leidet ja nicht an Plethora, sondern eventuell nur an Ueberfüllung der Hirngefässe — indem nur einzelne Gefässprovinzen überfüllt sind, die Blutmenge also nur ungleichmässig verteilt ist, diese Wirkung ist da und ohne uns hier viel auf theoretische Erörterungen einzulassen, die wir auf den zweiten Teil versparen, wollen wir möglichst kurz die Ergebnisse zusammenfassen, welche die klinische Beobachtung der letzten 10 Jahre zu Tage gefördert hat.

Behandlung der Pneumonie.

Wir können die Pneumonie ruhig mit den anderen Störungen des Kreislaufes abhandeln, da ja ein antiphlogistischer oder antitoxämischer Aderlass bei derselben nicht mehr geübt wird oder, wie sich Albu ausdrückt, der Aderlass bei Pneumonie nicht als Indicatio morbi, sondern nur als Indicatio vitalis gebraucht wird, der Aderlass, wie fast die ganze Therapie bei der Pneumonie nur der Kreilaufstörung gilt.

Unter Hinweis auf den historischen Teil, wo über manches schon ausführlich referiert wurde, erwähne ich, dass Macdougall (15), Eloy (9), Pye-Smith (19), Ogle (147) u. a. den Adertass bei Herzkrankheiten, drohendem Lungenödem, Pneumonie, drohender und erfolgter Apoplexie (ingravescent apoplexy, Macdougall) empfehlen. Du Moutin (7) wendet die Venäsektion nur symptomatisch bei Lungenstase und Lungenödem an, Verriest (25) venäseciert bei Pneumonie nicht, Crocq (6) befürwortet die Operation bei der Pneumonie. Der oben ausführlich erwähnte, erfolgreich venäsecierte Fall von Ogle (147) spricht sehr für die Operation, wie ja überhaupt die älteren Aerzte dem Aderlass bei dieser Krankheit wohlwollend gegenüberstehen. Auch Wilks (26) teilt diesen Standpunkt ebenso wie Livierato (145) und Catola (138), die von Curschmann (140) in der oben citierten Weise zurückgewiesen werden. Dyes (8) tritt natürlich lebhaft für den Aderlass ein, während Schubert (23) auffallenderweise angiebt, hierüber fast gar keine Erfahrungen zu haben. Aber er ist weit entfernt, den Aderlass hier zu verdammen, da, wie er sagt, den wenigen Misserfolgen herrliche Erfolge anderer Kollegen gegenüberstehen. Schubert (23) will nach Dyes' Vorschrift venäsecieren, bevor die Hepatisation eintritt, wodurch — wie er sagt — häufig die Krankheit kupiert wird, oder kurz vor der Krisis; in der Zwischenzeit nur dann, wenn bedrohliche Symptome von Seiten des Herzens, Oedem der gesunden Lunge, schmerzhafte Pleuritiden, Atemnot die Ausführung dringend erfordern. Er wendet sich gegen den von v. Jaksch (12) aufgestellten Grundsatz, mit dem Aderlass zu warten, bis unmittelbare Lebensgefahr vorhanden ist. Rubinstein (46) rät, bei kroupöser Pneumonie zu venäsecieren, ebenso bei Lungenhyperämie. Auch Saccharjin (20) will in seltenen Fällen schwerer, ausgedehnter kroupöser Pneumonie mit Oedem der gesunden Partien den Aderlass riskieren, verwirft aber die unpräzise Indikation, den linken Ventrikel durch Herzmittel zu stärken, den rechten durch Venaesektion entlasten zu wollen (s. oben). v. Jaksch (12) möchte, wie schon gesagt, nur im äussersten Notfalle bei Kohlensäureüberladung des Blutes, kleinem, aber hartem Puls die Lanzette ergreifen. Liebermeister stellt nur bei drohendem Lungenödem die Indikation, wenn die Excitantien versagen; die Pneumonie an und für sich ist keine

Indikation. Krönig (13) sah gute Erfolge bei drei Fällen schwerer Pneumonie; Albu (1) will auf der Höhe der Krankheit venäsecieren, nicht wie Krönig (13) u. a. erst, wenn das Lungenödem droht, weil es dann oft zu spät ist.

Jürgensen (12a) urteilt folgendermassen: „Der Aderlass bei Pneumonie kommt nur insofern in Betracht, als er im stande ist, ganz vorübergehend eine Entlastung des mit Blut überladenen und von Blut gedehnten rechten Herzteils herbeizuführen.“ „Dadurch wird dieser in Stand gesetzt, das linke Herz wieder mit Blut zu versehen und durch die Versorgung der Kranzarterien das ganze Herz arbeitsfähiger zu machen. Hierzu kommt, dass die Aufnahme von Gewebsflüssigkeit in das einesteils seines Inhalts durch die Blutentziehung beraubte Gefässsystem, auch wohl die bei höheren Graden der so entstehenden Herzschwäche fast immer ödematösen Lungen zu befreien vermag. Der unmittelbare Erfolg der Blutentziehung ist meist ein durchaus günstiger, das ist nicht zu leugnen und daran ist nicht zu deuteln. Man soll, weil es darauf ankommt, in möglichst kurzer Zeit die zur Entlastung des Herzens erforderliche Menge zu entleeren, aus breiter Venenwunde 200—300 ccm Blut fliessen lassen. Wegen der unter diesen Umständen hohen Spannung des in den Körpervenen angehäuften Blutes gelingt das leicht. Es verbietet sich, häufiger die Blutentleerung vorzunehmen, da mit der Verminderung der roten Blutkörperchen auch die Menge des in der Raumeinheit enthaltenen Sauerstoffes geringer geworden ist. Man soll also die Venäsektion, die höchstens auf 24 Stunden hin günstig wirkt, nur als ein Mittel betrachten, um Zeit zu gewinnen für die natürliche Beendigung der Krankheit. Die älteren Aerzte kannten die Gefahr, die einem Aderlass folgt, der zur Beseitigung des Lungenödems vorgenommen wird. Sie empfehlen mit vollem Recht gleich den Gebrauch der Reizmittel nach der Blutentziehung. — Unter „Lungenödem“ schreibt Jürgensen (12a) weiter: Man entleere möglichst rasch 200 ccm Blut. Andere Aerzte gehen höher, bis 400 ccm und mehr. Nach der Venäsektion ist die Anwendung der Herzreize fortzusetzen. Die Frage, ob die Venäsektion bei Wiederholung der bedrohlichen Erscheinungen zu wiederholen sei, beantwortet Jürgensen (12) mit den Worten Cohnheim's: Die Menschen sterben nicht, weil sie Lungenödem bekommen, sondern sie bekommen Lungenödem, weil sie im Begriffe sind, zu sterben.

Moore (146) beschreibt einen Fall von Pneumonie bei einem Kinde, welche sich nach Verlauf eines Monats wiederholte. Sie verbreitete sich rapid über die ganze linke Lunge, und es traten deutliche Zeichen von kollateraler Hyperämie in der rechten Lunge auf. Da das Leben bedroht schien, so entschloss sich Moore (146), eine Venaesektion vorzunehmen. Er entleerte aus der linken Vena cephalica sechs Unzen Blut. Das Kind erholte sich zusehends und war am nächsten Tage ausser Gefahr. — Corson (139) hält die Pneumonie nicht für eine Allgemeinerkrankung, sondern für ein lokales Leiden und ist ein begeisterter Anhänger des Aderlasses. Nach Amidon's (135) Ansicht wird der Ueberlastung des Lungenkreislaufes durch die mechanische Störung bei der Pneumonie zu wenig Beachtung geschenkt. Dieser entgegenzuwirken ist der Aderlass sehr geeignet. Seine diaphoretische und diuretische Wirkung hält Amidon (135) für unsicher. Bei zwei Fällen beobachtete er starke Erleichterung, einmal durch Bluthusten, das andere Mal nach Nasenbluten. Die Mortalitätsstatistik des New-York Hospital spricht nach Amidon's (135) Meinung für den Aderlass. Als derselbe noch angewendet wurde (1834—1870) starben 29 pCt., bei der neuen exspektativen Behandlung (1870—1895) im Durchschnitt 35 pCt. — Nach Maragliano (17) ist der Aderlass indiziert bei Pneumonie, da es bei Störungen im kleinen Kreislauf und drohender Herzlähmung kein besseres Mittel gibt. Kleinheit des Pulses darf dabei keine Kontraindikation sein.

Aufrecht (136) steht dem Aderlasse bei der Pneumonie direkt feindlich gegenüber und citiert eine Statistik Dietl's, nach welcher die Mortalität bei Behandlung mit Aderlass 20 pCt., mit Brechweinstein 22 pCt., mit symptomatischen Mitteln 7,4 pCt. betrug. Den Satz Dietl's: „Unseren Erfahrungen zufolge ist der Aderlass in der Pneumonie nie angezeigt, d. h. zur Wiederherstellung der Gesundheit nie notwendig", werden nach Aufrecht's (136) Meinung wohl heutzutage die meisten Aerzte unterschreiben: „Nach den bisherigen Erfahrungen dürfte (nach Aufrecht) nur eine einzige Indikation für den Aderlass vorhanden sein, nämlich das Hinzutreten von Lungenödem zur Pneumonie im allerersten Beginn der Krankheit, vorausgesetzt, dass nicht durch die Schwäche des Herzmuskels eine entschiedene Kontraindikation gegeben ist (!?). Ob man aber in solchen Fällen etwas erreicht, muss ich nach meinen Beobachtungen bezweifeln. Denn die beiden Fälle dieser Art, bei welchen ich innerhalb der ersten 24 Stunden der Krankheit wegen Lungenödem eine ausgiebige Venaesektion vorgenommen habe, nahmen innerhalb der ersten 36 Stunden einen tötlichen Ausgang. Die Sektion bestätigte die Diagnose." — Talamon (150) verwirft den Aderlass gänzlich. Er sagt: „Wir lassen doch bei Rheumatismus, Typhus, Erysipelas nicht zur Ader, warum also diese barbarische Prozedur den Pneumonikern vorbehalten?"

Interessant sind die beiden Referate über Pneumoniebehandlung auf dem XVIII. Kongresse für innere Medizin in Wiesbaden von F. v. Korányi (143) (Budapest) und P. K. Pel (148) (Amsterdam).

Nach v. Korányi (143) sind es gewisse höchst beängstigende Erscheinungen, die für jeden erfahrenen Arzt den Aderlass indizieren, dessen Wirkung eine prompte und erlösende ist. Die Erscheinungen sind die einer hochgradigen Hyperämie der Lunge, ohne oder bereits mit Oedem, bedeutender Atemnot, lebhafter Bewegung des Herzens, besonders des rechten Ventrikels, stark accentuierten Pulmonaltönen, gefüllten Jugularvenen, stark pulsierenden Karotiden, lebhafter oder bläulicher Rötung der Wangen, starker — nicht schwacher — Tätigkeit der

Respirationsmuskeln. Die Zeichen des Oedems sind die bekannten. Der Puls kann gespannt, kräftig oder schwach sein, je nachdem das Blut durch die hyperämisierten und entzündlichen Lungen durchgedrängt werden kann. Was die Alten Pulsus suppressus nannten, ist in Tatsachen begründet, und es kommt vor, dass ein vor der Venaesektion schwacher Puls nach derselben stärker und voller wird. Ein absterbender Puls kommt bei einer derartigen Gruppierung der Symptome nicht vor. Nach v. Korányi's (143) Ansicht bleibt es sich gleich, in welcher Periode der Pneumonie diese Erscheinungen eintreten; wenn im Beginne, dann ist die Indikation ebenso vorhanden, wie im Stadium der Hepatisation. Hochgradige respiratorische Schmerzen bilden an sich keine Indikation, bestärken aber eine sonst bestehende, und so bereitwillig v. Korányi (143) zugibt, dass diese Art der Krankheitsgestaltung nicht zu den häufigsten gehört, so hat er doch immer den Eindruck gehabt, dass, wenn diese gegeben ist, die Venaesektion geradezu als lebensrettend betrachtet werden darf. Die Beschränkung des Gaswechsels durch den Verlust an Erythrocyten kann gegen diese Indikation nicht geltend gemacht werden, da der Verlust viel zu gering ist gegenüber der Beförderung der Lungendurchspülung und der Beweglichkeit von Lunge und Herz. Nach v. Basch ist die Beweglichkeit der Lunge um so schlechter, je grösser der Druck in den Lungeknapillaren ist, und darin liegt auch die Erklärung für die Erleichterung der Pneumoniker durch den Aderlass. Kraus hat nachgewiesen, dass auch die starken Anämien beim Menschen die Oxydation nicht erschweren: entsprechend der Hämoglobinverarmung wird die Stromgeschwindigkeit vermehrt. v. Korányi (143) weist den Einwand zurück, dass das Lungenödem der Pneumoniker immer mit Herzschwäche einhergehe und dass der Aderlass, auch wenn er momentan erleichtert, nur die Herzschwäche befördere; er beruft sich auf die Fälle, wo der einmalige Aderlass den Verlauf günstig gestaltet habe, ferner auf die Untersuchungen Lewit's, die ergaben, dass es ausser dem toxischen und dem Stauungslungenödem auch ein entzündliches gibt. Solche Oedeme entwickeln sich auffallend rasch und sind einseitig, während das Oedem aus Herzschwäche langsamer entsteht und wohl stets doppelseitig sein wird. Freilich wir jedes Oedem schliesslich zur Herzschwäche führen und doppelseitig werden; dem soll eben der Aderlass vorbeugen. Beim Oedem bei Herzschwäche soll nicht venäseciert werden: Unterscheidung vom aktiven ist nicht leicht (alte Lehre vom Probeaderlass!); kleine Merkmale: inspiratorisches Einsinken der Nasenflügel (Lähmung der Nasenerweiterer) inspiratorische Abnahme der Arterienfüllung, exspiratorische Abflachuug des Epigastriums (Zeichen des verminderten Tonus des Zwerchfells). Dem allen gegenüber hält v. Korányi (143) daran fest, dass der Aderlass als antipneumonisches Verfahren mit und ohne Kochsalzinfusion keine Berechtigung hat, und auch die von Bouchard und anderen angenommene entgiftende Wirkung scheint ihm von ganz untergeordneter Bedeutung, da ein Aderlass von

300—400 g bei einem Blutbestande von 6—7 Litern keine Rolle spielen kann und auch das pneumonische Gift ja weiter produziert wird.

Auch Pel (148) (Amsterdam) will von der antiphlogistischen Wirkung des Aderlasses nichts wissen und nennt die seltenen Fälle, wo man venaesecieren soll, bezüglich der Wahl des richtigen Augenblicks zum Eingreifen einen Prüfstein klinischer Forschung und Einsicht. Auch Pel (148) spricht wie v. Koranyi (143) von den Fällen mit starker Dyspnoe und Cyanose, ektatischen Halsvenen, dilatiertem rechten Herzen und kleinem, gespanntem, nicht zu frequentem, also unterdrücktem Puls. Nach dem Aderlass kann man hier sehen, wie sich die Arterien erweitern, die Spannung abnimmt, die Dyspnoe, Cyanose und die Symptome der Kohlensäurevergiftung geringer werden. Im richtigen Augenblick ausgeführt, kann der Aderlass hier von lebensrettender Bedeutung sein. Den Aderlass bei drohendem und vorhandenem Lungenödem will Pel (148) als Ultimum refugium trotz Herzschwäche neben Stimulantien anwenden, doch sind seine Erfahrungen ungünstig. Auch die physiologische Wirkung des Aderlasses ist seiner Meinung nach noch nicht genügend erforscht. Die grosse Beliebtheit des Aderlasses an Pneumonikern bei den alten Aerzten und dem Laienpublikum erklärt sich Pel (148) aus der oben beschriebenen momentanen Wirkung der Blutentleerung und weit entfernt, die alten Aerzte wegen ihrer eingreifenden Behandlungsweise anzufallen, will es ihm erscheinen, als ob man jetzt zu sehr ins andere Extrem gefallen wäre und zu wenig Blut entleere. Freilich kommt hier auch der Charakter der Krankheit in Betracht, auf welche die frühere vollblütige Zeit anders reagiert zu haben scheint als die jetzige schwächliche Generation.

Auch Hayem (11) venaeseciert bei Lungenödem und bei gewissen Fällen von Pneumonie à forme oedémateuse ou simplement congestive. Eine ähnliche Indikation stellt Vysín (25a). Sir Hermann Weber (152) und Villard (151) (Marseille) sind warme Freunde des Aderlasses, auch Pässler (149) empfiehlt ihn für seltene Fälle. — — —

Es ist äusserst schwierig, aus dem Gewirr von Stimmen, die für den Aderlass bei Pneumonie sich erhoben haben und bald für diese, bald für jene Indikation plaidieren, bald den, bald jenen Punkt besonders hervorgehoben sehen wollen, sich auch nur einigermassen ein Urteil zu bilden. Wenn man von vornherein diejenigen Meinungen ausschaltet, welche der Behandlung der Pneumonie als solcher, als Krankheit das Wort reden, so sind es hauptsächlich nur zwei Momente, wo nach der Ansicht einer ansehnlichen Reihe von Autoren der Aderlass angewendet werden darf und soll. Das ist erstens beim ausgesprochenen oder beginnenden Lungenödem, wenn das Herz zu erlahmen beginnt oder fast erlahmt ist, zweitens aber dann, wenn das Herz immer gesteigerte Anstrengungen macht, um das offenbar bestehende Zirkulationshindernis in den Lungen zu überwinden. Wenn ein ausgesprochenes Lungenödem da ist, wird es für den Arzt nicht schwer sein, sich zu entscheiden. Schwerer schon ist es wenn man den Patienten

— wie doch gewöhnlich — nicht öfter als zweimal am Tage sehen kann, den Augenblick eines beginnenden Lungenödems abzupassen. Aeusserst schwierig und wirklich ein wahrer Prüfstein für die diagnostischen Fähigkeiten und den klinischen Blick des Arztes ist es, den Zeitpunkt zu benützen, wo die andere oben erwähnte Indikation in ihr Recht tritt. Die Schwere der Infektion, das Vorhandensein von Pneumokokken im Blut, die Ausdehnung der Pneumonie über mehrere Lappen sind nicht allein massgebend. Der Moment, wo das schwer arbeitende Herz auf dem Gipfelpunkt seiner Leistung angekommen ist, den es nicht überschreiten kann, ohne überdehnt zu werden und nachzulassen, kann nicht vorhergesehen werden. Zu früh soll man nicht operieren, weil der Eingriff den Organismus schwächt, die Zahl der Erythrocyten mindert und nicht wiederholt werden darf; zu spät auch nicht, denn wenn das Lungenödem ausgebrochen ist, ist die Prognose viel schlechter: „Die Menschen sterben nicht, weil sie Lungenödem bekommen, sondern sie bekommen Lungenödem, weil sie im Begriffe sind, zu sterben“ (Cohnheim). Die Stellung der Indikation schwebt hier auf des Messers Schneide.

Es ist mir vollkommen klar, warum ich in den Fällen von Pneumonie, wo ich selbst zur Venäsektion griff, meist Misserfolge erzielt habe: ich bin gewiss, dass ich meist zu spät zur Ader gelassen habe. Gewohnt, mit Alkohol und den üblichen Excitantien auszukommen, entschliesst man sich nicht leicht, den Patienten der immerhin schwächenden Operation zu unterwerfen.

Man muss sich auch darüber klar sein, dass es wirklich vielfach vom persönlichen Glück des Patienten oder, wenn man will, des Arztes abhängt, wenn der letztere grade die günstige Stunde benützt, wo der Aderlass jenen eklatanten Erfolg hat, über den uns erfahrene, unbestochene Beurteiler mit höchster Genugtuung berichten. Freilich wird in solchen kritischen Fällen der Patient um so mehr Glück haben, je erfahrener der Arzt ist, je mehr er die Indikation klar erfasst, klug abwartet und rasch handelt. Genaueste häufige Beobachtung, klinischer Blick und eine gewisse Divinationsgabe werden viel zum Erfolge beitragen. Doch auch, wenn das alles vorhanden ist, werden Misserfolge nicht immer ausbleiben. Wir können aber nach dem Urteil so vieler ausgezeichneter Aerzte nicht daran zweifeln, dass wir im Aderlass bei der Pneumonie eine zweischneidige Waffe besitzen, wirksam, in Momenten der höchsten Gefahr dem Organismus jene vorübergehende Erleichterung zu verschaffen, deren er bedarf, um bis zur Krise auszuhalten, die aber wie Tells Geschoss nur einmal gebraucht werden kann, von der sich der Praktiker sagen muss, ehe er diesen letzten Pfeil abschiesst:

„Entränn'er jetzo kraftlos meinen Händen,
Ich habe keinen zweiten zu versenden.“

Der Aderlass bei den übrigen Kreislaufstörungen.

Wenn wir daran gehen, die übrigen Kreislaufstörungen zu besprechen, so müssen wir, abgesehen von den zu Anfang genannten englischen Autoren, an die Meinungsäusserungen von Sacharjin (20), v. Jaksch (12), Krönig (13) und Albu (1) erinnern. Die Indikationen, die diese Autoren aufstellen, können im historischen Teile nachgelesen werden.

Wie diese Autoren treten König (161) und Oppenheim (165) für den Aderlass bei Hirndruck und bei Apoplexia cerebri ein. Auch Maragliano (17) hält die Einwendungen gegen den Aderlass bei Apoplexie und Atherom für doktrinärer Natur. Auch hier ist bei kräftigen Individuen ein kleiner Puls kein Hindernis, weil er oft bedingt ist durch Schwäche der Herzinnervation, die durch die Apoplexie herbeigeführt ist. Ein Aderlass von 200—400 ccm bewirkt bereits kräftige Depletion.

Colin Campbell (155) entleerte bei einem Manne von 65 Jahren, der eine Apoplexie bekommen hatte, mit gutem Erfolge 30 Unzen Blut. Ein tiefer Schlaf folgte und nach vier Stunden erwachte Pat. mit vollem Bewusstsein. Das Blut floss im Strom. Der Kranke erholte sich vollständig. Benham (153) bemerkt in seiner Zuschrift an die „Lancet", dass dieser Fall von C. Campbell (155) nicht klar sei, da hier ein Mitralfehler, also wahrscheinlich auch eine Embolie vorgelegen habe, auch fehle die Angabe der Lokalisation der Läsion. Benham (153) berichtet selbst über einen Fall von plötzlich aufgetretener gekreuzter Lähmung, also offenbar von Ponsblutung, bei dem 48 Unzen Blut herausgelassen wurden, worauf Besserung erfolgte, und der sich im Verlaufe von 11 Monaten (!) vollkommen erholte. — Huggard (160) (Davos) und W. Ewart (158) wollen gar bei tuberkulösen Lungenblutungen vom Aderlass günstige Erfolge gesehen haben.

Nach James Davison (157) haben schon Hippokrates und, wie allbekannt, Valsalva die Aortenaneurysmen erfolgreich mit Aderlass bekämpft. Durch Herabsetzung des Blutdruckes kommt es zu einer Kontraktion der elastischen Fasern. Gleichzeitig soll man Jodkali geben, um eine Verstärkung der Wand hervorzurufen. Davison (157) behandelte unter anderen einen 40jährigen Mann, der seit drei Jahren Anfälle von Dyspnoe hatte, dabei eine Insufficienz der Aortenklappen und Dilatation der Aorta. Bei einem heftigen Anfall liess Davison 30 Unzen Blut aus dem Arm heraus. Die Atmung wurde leichter, die Cyanose geringer. Der Patient wurde bald beschwerdefrei. — Bäumler (193) frischt die von Albertini ausgebildete, gewöhnlich mit dem Namen Valsalva's belegte Methode wieder auf, durch öfter wiederholte kleinere oder in selteneren Zwischenräumen wiederholte grössere Aderlässe, verbunden mit stark restringierter Diät- und Flüssigkeitszufuhr, das Aortenaneurysma zu beeinflussen. Auch neuerdings wurde in beschränkter Weise dem Aderlass das Wort bei der Behandlung der Aneurysmen geredet. Im Gegensatze zu diesen Ausführungen sah Bret (154) trotz mehrerer Aderlässe rasches Fortschreiten und Durchbruch des Sackes.

Ausser den englischen Autoren und Sacharjin (20), v. Jaksch (12), Krönig (13) und Albu (1) (siehe oben) spricht sich Lafleur (162), der auf die Empfehlung von Pye-Smith (19) die Operation angewendet hatte, auf Grund von fünf Fällen für den Aderlass bei Cirkulationsstörungen aus. Als Kontraindikationen führt er an: Erguss in die Pleura und ins Peritoneum, hämorrhagischen Infarkt der Lunge, schwere Erkrankungen des Myocards und der Coronararterien. Huchard (159) empfiehlt den Aderlass oder Strychnin bei akuten, rasch wachsenden Dilatationen des Herzens, wo Digitalis kontraindiziert ist. Bei Mitralstenose, besonders bei Herzthrombose, ist ein ausgiebiger (300—400 g) und so schnell als möglich vorgenommener Aderlass indiziert. Merklen (164) bespricht das Verhalten herzkranker Frauen während der Schwangerschaft. Er acceptiert die Theorie von Peter, dass in den letzten Monaten der Schwangerschaft sich eine Plethora sanguinea entwickelt. Digitalis kann in solchen Fällen wegen Gefahr von Lungenblutung durch Drucksteigerung nicht verwendet werden. Mitunter, so auch in den Fällen von Merklen, bringt ein Aderlass von 300 g grosse Erleichterung der Beschwerden und Besserung des Allgemeinzustandes.

Nach Couvreur (156) zeigt sich die Wirkung des Aderlasses zunächst in Herabsetzung des Blutdruckes; der Puls wird beschleunigt und neigt zur Dikrotie, die Geschwindigkeit des Blutstromes nimmt ab, nach Volkmann im Verhältnis zur Menge des entleerten Blutes, wenn letztere gering oder mittelmässig war. Die Respiration wird erleichtert, sowohl durch Beseitigung der Stauung in den Lungengefässen als auch durch veränderte Cirkulation in den respiratorischen Centren. Eiweisszerfall und Fettanhäufung sind vermehrt; nach starkem oder häufig wiederholtem Aderlass kann es zu wirklicher fettiger Degeneration kommen. Durch vermehrte Resorption wird die entleerte Flüssigkeit wieder ersetzt und zwar werden alle der Resorption zugängliche Substanzen stärker resorbiert. Hieraus folgt die Kontraindikation des Aderlasses bei stärkeren Eiterungen etc., die stärkere Wirkung der Digitalis und anderer Herzmittel nach dem Aderlass. Man soll etwa 300—500 ccm entleeren. Bei kräftigen Personen ist er ohne Gefahr, bei schwächlichen soll er nur mit Vorsicht angewendet werden. — Nach kurzer Schilderung der Ursachen und Symptome der Herzschwäche zeigt Couvreur (156) an acht Krankengeschichten die Wirkung des Aderlasses bei hochgradiger Herzschwäche mit Stauungserscheinungen, Hydrops etc., wo diese Massregel den Kranken momentane Erleichterung brachte und den angewandten Medikamenten, Digitalis, Coffeïn, bessere Wirkung ermöglichte. — Auch M. H. Branthomme (4) hatte bei Stauungszuständen im Gefolge von Herzkrankheiten vorzüglichen Erfolg vom Aderlass: Unmittelbar danach fühlt sich der Patient erleichtert, der Schlaf wird besser, die Diurese kommt wieder in Gang und namentlich gewinnen die vorher vergeblichen Medikamente ihre Wirkung wieder, so dass in etwa drei Tagen ein Schwerkranker fast genesen kann. Herbert Pavy (165) nennt auf Grund von 50 Fällen als Indikation zum Aderlass: Beginnende Herzerlahmung, Dilatation des rechten Ventrikels bei zunehmender Dyspnoe, beginnendes Oedem der Lungenbasis, abnehmende Stärke des zweiten Pulmonaltons und gewisse Störungen des Blutdruckes. Die Abschwächung des zweiten Pulmonaltons ist sehr wichtig, man soll auch bei allen Fällen von Pneumonie darauf achten. Ausser bei der Pneumonie mit reichlicher Bronchitis und bei Potatoren — die Venaesektion soll hier früh geschehen und darf nicht als Ultimum refugium betrachtet werden — soll sie bei chronischen Herzkrankheiten angewendet werden, wirkt hier aber höchstens temporär: Gefahr der Thrombose! In zwei Fällen von Pavy trat bald nach dem Aderlass Thrombose der Art. basilaris ein. — Auch Vysín (25a) wendet den Aderlass bei Herzfehlern mit gesteigertem Blutdrucke an, wenn sich Kompensationsstörungen bemerkbar machen, um denselben herabzusetzen. Desgleichen billigt Hayem (11) die Venaesektion bei mechanischen Kreislaufsstörungen, bei Herz- und Gefässerkrankungen, besonders bei erhöhtem Blutdruck, Kongestionen und Hämorrhagien.

Der Aderlass bei Kindern.

Baginsky (66) sah Günstiges bei Kindern mit Kreislaufstörungen: z. B. bei einem Falle von schwerem Vitium cordis, in einem zweiten von chronischer Lungenschrumpfung mit Bronchiektasien und schwerem Asthma. In einem dritten Falle von schwerer diffuser Bronchitis wurde, da die Venaesektion kein Blut lieferte, die Arteriotomie an der Art. radialis gemacht. Der Aderlass dürfte somit bei den erwähnten Kreislaufstörungen, in vernünftiger Weise appliziert, gute Erfolge haben.

Die Verhältnisse bei Kindern erheischen eine gesonderte Besprechung. Baginsky (66) hat darauf hingewiesen, dass der Aderlass und die lokalen Blutentziehungen seit zwei Jahrzehnten in der pädiatrischen Literatur fast gar nicht mehr erwähnt werden. Marfan (168) schränkt das Alter, von welchem lokale Blutentziehungen oder der Aderlass angewendet werden dürfen, dahin ein, dass erstere nur bei Kindern über $1^1/_4$, letzterer erst im Alter von 4–5 Jahren erlaubt sei, weil unter diesem Alter jede Flüssigkeitsentziehung schlecht vertragen wird. Gregor (167) erinnert daran, dass viele Aerzte auch bei Kindern unter einem Jahre bei Pneumonie oder bei intrakranieller Kongestion Blutegel anwenden. An der Breslauer Kinderklinik sind bei Kindern von 4—8 Monaten schon öfters Venaesektionen bei ausgebreiteten Lungenerkrankungen gemacht worden. Gregor (167) publiziert einen Fall, wo bei einem $6^1/_2$ monatlichen Säugling mit beiderseitiger Pneumonie und drohender Herzinsufficienz die Venaesektion mit Erfolg angewendet und 18 g Blut entzogen wurden. In den drei Fällen von Baginsky (66) wurden zwei siebenjährigen Kindern 80 resp. 120 g, einem neunjährigen 80—100 g entzogen. In diesen vier Fällen betrug das Aderlassblut $^1/_{15}$ des Gesamtblutes. Baginsky (266) sieht in der jugendlichen Altersstufe eines

Kindes an sich keine Kontraindikation. Natürlich ist, je jünger das Kind ist, der Eingriff um so schwerwiegender. Baginsky (2) gibt eine Tabelle dafür, wieviel Blut man bei Kindern entleeren darf.

Jahre	Körpergewicht in kg	Gesamtblutmenge in kg	Menge des zu entleerenden Blutes
1	10,0	0,66—0,5	45— 25 g
3	12,5	0,85—0,62	65— 45 „
5	16,0	1,0 —0,8	73— 50 „
7	20,0	1,3 —1,0	85— 50 „
10	24,5	1,65—1,23	110— 85 „
14	38,5	2,57—1,92	170—100 „

Auch bei der Urämie der Kinder sahen Baginsky (66) und Lissner (194) schöne Erfolge. Baginsky sah bei einem achtjährigen Mädchen, das nach einer übertriebenen Immunisierungsdosis (post hoc oder propter hoc) Nephritis und Urämie bekam, Heilung auf Applikation von sechs Blutegeln hin.

Die Technik des Aderlasses.

— Die Technik des Aderlasses ist ausführlich besprochen von Gumprecht (10) und H. Strauss (169), ausserdem in den Lehrbüchern der Chirurgie. Ferner bei A. Thiele (24) (Blutentziehungen).

— Was die Menge betrifft, die man herauslassen soll — die Menge bei Kindern ist ja eben besprochen — so ist es schwer, die Ansichten unter einen Hut zu bringen. Im allgemeinen wird ein Aderlass von 250 g bei Erwachsenen mit nachfolgender ausgiebiger Infusion meistens genügen. — Der Ort scheint im allgemeinen gleichgültig zu sein, vielleicht ist es bei Stauungszuständen mit Oedemen besser, am Fuss zu venaesecieren. —

Es bleibt mir nicht mehr viel zu sagen: Wir haben aus der ausführlichen Besprechung der reichhaltigen Literatur über unser Thema, die sich in den letzten 10 Jahren angehäuft hat, den Eindruck gewonnen, dass die altehrwürdige Methode wirklich ein Mass der Beachtung verdient, das weit grösser ist als das, das man ihr in Deutschland wenigstens noch in den 80er Jahren des vorigen Jahrhunderts zu schenken für richtig hielt.

Wir haben gesehen, dass auch dann, wenn wir uns nicht in Hypothesen gefallen, welche die wissenschaftliche Erklärung für die Nützlichkeit der kleinen Operation erbringen sollen, genug gut beobachtetes klinisches Material und die Zeugnisse einer genügenden Menge ernsthafter Autoren vorliegen, um den Aderlass, selbst wenn seine theoretische Begründung nicht immer eine zwingende genannt werden kann, als eine in der Hand nüchtern denkender, kritikvoller Aerzte brauchbare, gute Therapie erscheinen zu lassen. Es ist nicht nötig, diesen Teil der Arbeit durch die nochmalige Aufzählung aller Indikationen der Venaesektion, die wir anerkennen müssen, zu vergrössern. Ich schliesse denselben daher, indem ich die Hoffnung ausspreche, dass er dazu beitragen möge, den Praktiker bei der Anwendung unserer Methode auf der goldenen Mittelstrasse zu erhalten, von der weder im positiven noch im negativen Sinne allzusehr abgewichen zu sein, ich mir zum bescheidenen Verdienste anrechnen würde [1]).

Der Aderlass in der Veterinärmedizin.

In Ermangelung eigener Erfahrungen über den Aderlass in der Veterinärmedizin stütze ich mich in diesem Kapitel im Wesentlichen auf die Darstellung von Ellenberger (198) und von A. Zündel (205) und bemerke, dass in dem Zeitraum, auf den sich meine Abhandlung bezieht, d. h. in den letzten 2 Dezennien, keine wichtigeren oder bahnbrechenden Beobachtungen über den Aderlass bei Haussäugetieren vorliegen.

Während in der klinischen Medizin in der Neuzeit der natürliche Rückschlag gegen die missbräuchliche Anwendung des Aderlasses eingetreten war und es auch Aerzte gegeben hat, die denselben für völlig entbehrlich hielten oder gar noch halten, ist man in der Tierheilkunde Dank der Energie und den klaren überzeugenden Darlegungen von A. Ch. Gerlach niemals in das Extrem des vollständigen Verdammens des Aderlasses verfallen. Gerlach [s. Ellenberger (198)] führte aus, dass die Blutentziehungen nicht die tief eingreifenden feindlichen Wirkungen und nicht die nachteiligen Folgen für den Organismus haben, wie sie in grellen Farben geschildert wurden, und dass der Aderlass in der Tat für die Therapie nicht ganz zu entbehren ist. Die Indikationen für die Vornahme des Aderlasses sind nach Ellenbergers Darlegungen allerdings bedeutend einzuschränken.

Als solche schaltet Ellenberger (198) die Anwendung bei infektiösen, entzündlichen und fieberhaften Krankheiten und den sogenannten plethorischen Zuständen aus, da der Aderlass einen therapeutischen Wert bei diesen Erkrankungen in der Regel nicht haben kann, vielmehr meistens nachteilig auf ihren Verlauf einwirkt. Der Aderlass schwächt den Körper und alle seine Organe, erhöht die Neigung zur Exsudation und Transsudation, setzt die Innentemperatur nicht bedeutend und nicht anhaltend herab und entzieht dem Körper Kraftmaterial.

Bei Aufstellung der Indikationen müssen vor allen Dingen die Kontraindikationen berücksichtigt und demgemäss genau beobachtet werden: Die Körperkonstitution, das Alter und der Kräftezustand der Tiere, die Beschaffenheit des Pulses und des Herzschlags, die Beschaffenheit des Blutes und der Genius epidemicus. Bei alten und schwächlichen Tieren, beim Vorhandensein eines schwachen weichen Pulses und dergleichen ist der Aderlass kontraindiziert und darf nur bei Vitalindikationen vorgenommen werden.

1) Siehe mein Sammelreferat über den Aderlass. Centralbl. für die Grenzgebiete. 1902.

Als Indikationen für die Phlebotomie stellt Ellenberger (198) 13 Arten von Erkrankungen auf, von denen die Anwendung bei Herzleiden, Urämie, Blutvergiftungen durch CO und andere Gase, Chlorose, Anämie und Hydrämie mit den beim Menschen aufgestellten Regeln ohne Weiteres sich deckt. Beim Aderlass bei Gehirnkongestionen und apoplektischen Zuständen kommt sehr in Betracht, dass beim Tier der Aderlass gewöhnlich an der Jugularis gemacht wird, also hier förmlich wie eine örtliche Blutentziehung wirkt. In der Tat ist er hier, bei drohender Lähmung des Vagus- und Respirationscentrums nicht selten lebensrettend. Man hat jedoch zu beachten, dass der Aderlass hier nur ein mässiger sein und nur bei kräftigen Individuen und ganz zu Beginn des Leidens vorgenommen werden darf. Auch ist zu bemerken, dass die Diagnose mit Vorsicht zu stellen ist, da die Gehirnanämie mit ganz ähnlichen Erscheinungen einhergeht, wie die Gehirnkongestion. Auch bei der Meningitis kann zu Beginn des Leidens bei kräftigen Individuen, heftigem Verlauf und hohem Fieber ein kleiner Aderlass dadurch, dass er Stauungen hebt und für gutes arterielles Blut freie Bahn schafft, von Nutzen sein. Später führt er meist zur Vermehrung des Hydrocephalus.

Bei Lungenhyperämie mit beginnendem Oedem ist nach Ellenberger (198) bei kräftigen Tieren der Aderlass ebenso indiziert, wie wir das beim Menschen gesehen haben. Der heilsame Erfolg der Venaesektion ist nach diesem Autor bei keinem anderen Leiden so in die Augen springend. Die dem Ersticken nahen Tiere zeigen plötzlich, sowie das Blut fliesst, ruhigere Atmung und ruhigere Herzaktion, die Angst im Auge verschwindet (s. die Lehre von der Lungenschwellung und Lungenstarrheit von Basch) etc. etc. — In gleicher Weise will Ellenberger (198) die Phlebotomie angewendet wissen bei den mit Hyperämie einhergehenden Lungenblutungen, bei Lungeninfarkt mit hochgradiger Stauung im kleinen Kreislauf und drohendem Lungenödem und sogar ausnahmsweise bei der kroupösen Pneumonie, wenn die Schmerzen sehr hochgradig sind und bedeutende Blutstauungen bestehen. Auch beim Milzbrand soll die Wirkung des Aderlasses auf die Cirkulation der Lungen und des Gehirns oft eine günstige sein, ebenso soll er als Präservativmittel gegen gewisse Krankheiten bei trächtigen Tieren, Kalbefieber, Euterentzündung, einige Zeit vor der Geburt angewendet, von Nutzen sein. Letzteres wird von Ellenberger wohl mit Recht bezweifelt. Zur Beförderung der Mast empfiehlt man kleine Aderlässe.

Es besteht noch eine Krankheit, die beim Menschen nicht vorkommt, der sogenannte Verschlag (bei Rehe), wo von vielen Tierärzten mit Erfolg besonders frühzeitig im kongestionierten Stadium venaeseziert wird. Später schadet die Phlebotomie. Ellenberger (198) glaubt, dass man bei sonstiger energischer und methodischer Behandlung dieses Leidens auch ohne den Aderlass auskommen könne. Auch bei erethischen Stuten, die nach der Begattung das Sperma auspressen und somit nicht befruchtet werden, wird der Aderlass mit Erfolg verordnet. Auch bei gewissen Blutungen leistet er gute Dienste, indem er den Blutdruck vorübergehend herabsetzt und so die Thrombenbildung unterstützt und das Wegschwemmen des Thrombus hindert.

„Die alten Rossärzte kannten (nach A. Zündel) 60 Teile, an welchen zur Ader gelassen wurde: Gesicht, Nase, Ohren, Gaumen, Zungenkörper, Rücken, Weichen, verschiedene Gelenke, Schweif, Huf u. s. w., zuweilen Teile, wo kein erfassliches Blutgefäss vorhanden ist. Ueber die Menge des zu entleerenden Blutes herrschten zu verschiedenen Zeiten verschiedene Ansichten. Während die Alten höchstens $1^1/_2$ Liter beim Pferde zu entziehen sich getrauten, gaben Lafosse, Vitet, Chabert die Menge auf 2—$2^1/_2$ Liter an und später nach dem Vorbilde der Menschenärzte Broussais und Rassori nahmen Girard, d'Arboval, Vatel, Cruzel bis zu 5, 8 und 10 Liter, ja, sie entleerten sogar 50—60 Pfund innerhalb 2—3 Tagen. Auch Ryding, Velabère-Blaine in England, Viborg in Dänemark, Ammon und Hannemann, Haym in Oesterreich waren für reichliche Blutentziehungen, während Wolskin und Laubender in den entgegengesetzten Fehler verfielen und den Aderlass vollkommen verwarfen. Die Instrumente, deren man sich beim Aderlassen bediente, waren sehr verschieden und oft sehr primitiv: während Vegetius die Halsvenen des Pferdes schon mit einem pfeilförmigen Messer (sagitta), also einer Lanzette, eröffnete, brauchten viele Heilkünstler zugespitzte Hirschgeweihe oder das Gemshorn, scharfes Eisen oder einen geschärften Nagel, wie dies noch jetzt bei russischen Pfuschern üblich ist. Die Erfindung der jetzt neben der Lanzette allgemein benutzten Flieten soll in das zwölfte, jene des Aderlassschnäppers in das 16. Jahrhundert fallen. Die von Apsyrtus erfundene und bis in die jetzige Zeit gebrauchte Aderlassschnur ist erst durch Lafosse, Chabert und Ribbe für Pferde als unnütz und schädlich weggelassen worden."

„Der vollständige Ersatz der roten Blutkörperchen kann bei schwächlichen Tieren erst nach längerer Zeit, nach Monaten stattfinden, wodurch bei den Tieren ein hydroanämischer Zustand erzeugt wird, besonders bei Schafen und Ziegen, weniger leicht bei Pferden oder Rindern. Damit ein Aderlass aber Erfolg habe, muss er auch reichlich gemacht werden und mit Gerlach würde man genau $^1/_5$ der Blutmenge entziehen. Aber diese Blutmenge ist nicht bekannt. Während Valentin dieselbe auf den sechsten Teil des Körpergewichtes schätzt, nehmen Weber und Lehmann nur den achten Teil, Vierordt, Bischoff und Welcker nur den zwölften Teil an. Herbst und Danner haben gefunden, dass die Blutmenge, welche aus den Gefässen fliesst, bei einem Tiere, welches durch die Sektion der grösseren Gefässe getötet wird, ungefähr $^1/_{20}$ des Körpergewichtes wiegt. Colin hat diese Menge je nach der Tierart verschieden gefunden, und zwar beim Pferd $^1/_{18}$, beim Rind $^1/_{20}$, beim Schaf $^1/_{24}$, beim Schwein $^1/_{26}$, beim Hunde $^1/_{17}$, beim Kaninchen $^1/_{31}$, bei der Katze $^1/_{33}$, beim Geflügel $^1/_{40}$ des Körpergewichtes. Man nimmt an, dass beim Pferd ein gewöhnlicher Aderlass 4—5 Liter, beim Rind 5—6 Liter, beim Schaf und Schwein $^1/_2$ Liter, beim Hund ungefähr $^1/_4$ Liter betragen soll. Wohl zu berücksichtigen ist, dass ein ergiebiger

Aderlass mehr Nutzen schafft als mehrere kleinere, selbst wenn durch die letzteren mehr Blut entzogen wäre. Durch reichliche Aderlässe in wohl angezeigten Fällen wird das Tier nicht zu arg geschwächt.“ Zündel (205) empfiehlt den Aderlass bei Entzündungen, erwähnt aber, dass Nasse annimmt, dass durch kleine Aderlässe der Faserstoffgehalt des Blutes sich vermehrt, die Plasticität des Blutes gesteigert und die Exsudation begünstigt wird, weshalb derartige Blutentziehungen bei Entzündungen zu vermeiden seien.

Bei Kongestionen ungleicher Verbreitung und daher Anhäufung, Stasen in lebenswichtigen Organen, wie Gehirn, Lunge, Huf (bei Rehe), Euter u. s. w., besonders bei sonst kräftigen Tieren ist das Aderlassen sehr angezeigt. — Sehr günstig wirkt der Aderlass nach Zündel (205) auch bei der Plethora (! ?), doch bei der richtigen und bei der Plethora ad vasa, nicht bei der hydrämischen. Bei Ohnmacht, Schlagfluss und den verschiedenen Apoplexieen ist ein Aderlass oft von grossem Nutzen, besonders wenn Blutandrang nach dem Kopfe vorhanden ist, was durch Anschwellen der Kopfadern, glotzende hervorgedrängte Augen, hochgerötete oder mit Blut unterlaufene Bindehaut, bisweilen auch Entleerung von Blut aus Mund und Nase erkennbar ist. Bei sthenischen Fiebern empfiehlt Zündel (205) den Aderlass, wenn die Temperatur sehr hoch ist; ist das Fieber aber aus einer infizierenden oder lähmenden Ursache (?), Miasma oder Kontusionen, entstanden, so ist derselbe zu widerraten. Bei Ausschlagkrankheiten soll das Tier nicht mit dem Aderlass behandelt werden, doch soll er gut genährten. vollblütigen Tieren, die an Hautausschlägen, Hautjucken, Rotlauf, Hitzblattern, Nesselsucht u. s. w. leiden, zuweilen nützlich sein. Zündel (205) empfiehlt den Aderlass sogar zur Blutstillung bei Lungenblutungen. — Die Aderlässe haben nicht die schädlichen Wirkungen, wie sie von einigen Schriftstellern mit grellen Farben geschildert worden sind. Gesunde Tiere können bekanntlich Blutverluste recht gut ohne weitere Folgen vertragen und auch bei kranken Tieren sind sie nur selten nachteilig, es sei denn, dass sie ohne Indikation oder gar noch bei einer Kontraindikation angewendet werden. Als Gegenanzeigen sind zu betrachten: Allgemeine Blutarmut, grosse Körperschwäche, kachektische, hydroanämische Zustände, Wassersuchten und Oedem, sowie Anschwellungen. Bei Milzbrand hat der Aderlass selten einen andern Erfolg gehabt, als dass der Tod beschleunigt wurde. Bei zu jungen und zu alten Tieren ist grosse Vorsicht geboten, Trächtigkeit ist an sich keine Kontraindikation, doch bedingen grosse Aderlässe leicht Abortus. Jedoch soll bei gutgenährten, hochträchtigen Kühen der Aderlass kurz vor dem Kalben ein Präservativmittel gegen Kalbefieber und Euterentzündung sein.

Die Wirkungen des Aderlasses müssen einige Stunden abgewartet werden, bevor man sich darüber schlüssig wird, ob man ihn zu wiederholen hat.

Die Venen, aus denen man zur Ader lässt, sind bei den verschiedenen Haustieren verschieden, beim Pferde benützt man meist die

Drossel-(Jugular-)Vene. Nicht selten wird an der Schrankader (V. saphena) an der inneren Schenkelfläche, seltener an der Sporader oder Brusthautvene, der Bugader, der inneren Vorarmvene und endlich an Fesselvenen zur Ader gelassen.

Beim Rindvieh wird ebenfalls die Jugularvene bevorzugt; hier muss man aber wegen der dicken Haut die Aderlassschnur benutzen, durch deren Kompression die Vene stark anschwillt und leicht zu treffen ist. Bei Kühen wird an der Milchader (Bauchhautvene) oft Blut gelassen; bei Schafen wird ausser der Jugularvene die Augenwinkelvene von Schäfern oft geöffnet. Beim Schwein kann an der Jugularvene nicht zur Ader gelassen werden, weil sie zu tief liegt. Hier öffnet man die Unterzungenvene oder Froschader und die Schrankader. Ein Durchschneiden der grossen Ohrvene und selbst das Abschneiden des Schwanzes wird oft vorgenommen, um eine genügende Quantität zu entleeren. Bei Hunden und Katzen wird die Jugularvene oder die Hautvene des Hinterschenkels benützt.

Ausser der Lanzette benutzt man die Fliete, die mit der Hand, ev. mit dem Aderlassschlägel in die Haut eingetrieben wird. Auch der Schnäpper kommt in Anwendung. Die Wunde wird meist durch Naht verschlossen. Das Eindringen von Luft durch die Jugularvene ist in seltenen Fällen beobachtet worden, doch scheinen grössere Mengen dazu zu gehören, um den Tod herbeizuführen. — — —

Gay (199) beobachtete den Einfluss des Aderlasses auf die tierische Temperatur, Beylot (196) sah günstige Erfolge nach einem oder mehreren Aderlässen am selben Tiere beim Typhus des Pferdes. Hoffmann (200) ist der Meinung, dass der Aderlass selten geübt wird, nicht aus wissenschaftlich stichhaltigen Gründen, sondern weil die öffentliche Meinung gegen ihn aufgehetzt sei. Heute sei jedoch eine Gegenströmung vorhanden, der Aderlass sei das „Modernste" in der Medizin. Hoffmann (200) ist der Meinung, dass derselbe bei chronischen und Schwächezuständen, Darniederliegen der Nerventhätigkeit, Stauungen, Oedemen etc. von hervorragend günstigem Einfluss sei und dass es zu wünschen wäre, dass derselbe wieder häufiger in Gebrauch käme. Freilich müsste man aseptisch dabei vorgehen, die alte Fliete und die gewöhnliche Lanzette sind zu verwerfen und statt dessen ist die Lanzette Hoffmann's (200) zu benutzen, deren Vorteile vollkommene Glätte und starke Konstruktion sind.

Petrzikowski (201) hat ein neues Kompressorium für die Jugularvene zum Zwecke des Aderlasses konstruiert, wo man nicht wie gewöhnlich mit dem Riemen beide Jugulares und die Trachea, sondern nur eine Vene komprimiert. Anstatt des Riemens wird eine entsprechend verbogene Stahlstange verwandt. — Zschokkes (204) Versuche lehren, dass der Aderlass keine prophylaktische Wirkung bei Infektionskrankheiten hat. Dieckerhoff (197) empfiehlt den Aderlass mit der Hohlnadel, der den Vorteil bietet, dass das Blut anhaltend aus der Ader fliesst, weil die Verschiebungen des Halses und Kopfes denselben nicht unterbrechen. Auch bedarf es nach ihm eines nachherigen Verschlusses der Wunde nicht. Strebel (202) beschreibt Verjauchung mit letalem Ausgang nach einem Aderlasse am Schwanze einer Kuh, den der Nachbar des Eigentümers der Kuh mit einem gewöhnlichen Taschenmesser ausgeführt hatte. Vivieu (203) beobachtete Phlebitis der Drosselvene im Anschluss an einen Aderlass: Eiterung im Gefolge der Phlebotomie, profuse Blutung. Heilung trat ein nach 2 Monaten, nachdem die Jugularis unterbunden war. Almy (195) sah einen Fall von sekundärer Blutung nach Aderlass bei einem Tiere, wo nach der Venaesektion eine Eiterung eingetreten war. Die Blutung wurde, nachdem das Tier 10 bis 15 l Blut verloren hatte, durch Unterbindung der Karotis central und peripher gestillt und 2 l NaCl-Lösung und 10 ccm Tetanusantitoxin injiciert. Es trat Heilung ein.

II. Teil.

Experimentelles über den Aderlass.

I. Einfluss des Aderlasses auf den Kreislauf.

Wenn die Gefässwand bei jedem Dehnungsgrade denselben Elastizitätskoëffizienten besässe, so würde, wie Worm-Müller (229) ausführt, „die an jedem Orte des Gefässsystems vorhandene Spannung nur von der Füllung desselben mit Blut abhängig sein. Hieraus würde, wie bekannt, folgen, dass der Druck innerhalb der Gefässe — gleichgiltig ob sich das Blut in Ruhe oder in Bewegung befände — mit der wachsenden Blutmenge zunehmen müsste. In der Tat ist jedoch letzteres nicht der Fall, denn die Gefässwände sind zum Teil wenigstens mit Muskeln versehen, überall aber verändern sie nach vorgängiger Reckung ihre Elastizität. — Wie sehr sich die hieraus hervorgehenden Veränderungen in der Spannungsfähigkeit der Wände geltend machen, geht zur Genüge aus alltäglichen pathologischen und chirurgischen Erfahrungen und ebenso aus bekannten physiologischen Beobachtungen, so z. B. aus dem starken Absinken des Druckes und der Geschwindigkeit hervor, die nach der Durchschneidung des Rückenmarkes ohne jeglichen Blutverlust eintreten. Es wird hieraus ersichtlich, dass die Abhängigkeit des Blutdruckes von der Blutmenge verwickelter ist, als es auf den ersten Blick erscheinen möchte."

Trotz der eminenten Bedeutung, welche die Lösung dieser Frage für die Medizin besitzt, sind methodische Untersuchungen über den Einfluss der Blutmenge auf den Blutdruck bis Worm-Müller (229) kaum vorhanden gewesen. Vergeblich sucht man vor diesem Autor in dem grossen Heer von Monographien und Abhandlungen über Aderlässe und Transfusion nach planmässig angestellten Versuchsreihen, nur in zwei Arbeiten, den Abhandlungen von Goltz (218) und von Tappeiner (226) ist diese Frage, insofern sie den Einfluss der Herabsetzung der Blutmenge betrifft, einer experimentellen Untersuchung unterworfen worden.

Durch die Versuche von Goltz (218) am Frosche und der entsprechenden Tappeiners (226) am Kaninchen, ist festgestellt, dass den Tieren ein bedeutender Bruchteil ihres Blutes entzogen werden könne, ohne dass die Geschwindigkeit des Stromes und der Druck in den grossen Zweigen der Aorta in entsprechender Weise beeinträchtigt wird.

Da nun aber die Geschwindigkeit von dem Unterschiede der Spannungen, diese aber von dem Elastizitätskoeffizienten der Wandungen und von dem Grade ihrer Ausdehnung durch die Masse der Flüssigkeit abhängen, so ist es einleuchtend, dass der Widerstand, welchen die Wandungen der Ausdehnung entgegensetzen, zunehmen muss, wenn ihre Spannung sich unverändert erhalten soll, trotzdem dass sich die ausdehnende Flüssigkeit vermindert hat. Mit einem Wort, dem Blutvolumen, das die Gefässhöhle enthält, kann sich die Dehnbarkeit ihrer Wand jedenfalls bis zu einem gewissen Grade anpassen (Worm-Müller).

„Obwohl nun von vornherein nicht einzusehen ist, warum das, was bei einer Verminderung des normalen Blutvolumens gilt, nicht auch bei einer Vermehrung desselben eintreten sollte, so hat dennoch die ärztliche Praxis nach beiden Richtungen hin einen wesentlichen Unterschied angenommen. Denn sie hat sich nicht gescheut, das Blut pfundweise zu entziehen, wohl aber hat sie bei Transfusionen die sogenannte depletorische Methode angewendet, wenn jene an einem nicht schon vorher durch grosse Blutverluste erschöpften Individuum ausgeführt werden sollte."

„Diese Handlungsweise hat nur bei akuten Vergiftungen, z. B. durch Kohlenoxyd, ihre Begründung. In diesem Falle werden wir im stande sein, die nachhaltigen Einflüsse des Giftes zu eliminieren, wenn wir die Blutmasse, welcher das Gift beigemengt ist, aus dem Körper entfernen und an der Stelle desselben ein normales Blut in die Gefässe einführen (Eulenburg und Landois). Wenn man dagegen bei den verschiedenen Ernährungskrankheiten der Transfusion eine Entleerung vorhergehen lässt, so ruht diese Handlungsweise weniger auf Beweisen als auf traditionellen Anschauungen."

Um die Haltbarkeit derartiger Ansichten zu prüfen, hat Worm-Müller (229) im Physiologischen Institute zu Leipzig unter **Karl Ludwig** eine lange Reihe von Versuchen angestellt, die den Einfluss der Blutentleerungen des vorher mit Flüssigkeit überfüllten Tieres auf den arteriellen Druck zu bestimmen trachteten.

Die Resultate gibt er folgendermassen an:

1a) Beim normalen Tiere konnte eine Blutentziehung von 1,6 pCt. bis 2,82 pCt. des Körpergewichtes ertragen werden ohne bedeutende Herabsetzung des Druckes in der A. carotis.

In einer Anmerkung hierzu schreibt Worm-Müller (229): „Diese Tatsache, die ich keineswegs als eine neue Beobachtung hinstelle, dass nach verhältnismässig grossen Blutverlusten das Gefässsystem fähig ist, sich dem geringeren Blutvolumen binnen kurzer Zeit ohne sehr wesentliche Druckabnahme zu adaptieren, ist einer methodischen Untersuchung von Seiten der pathologischen Physiologie wert. Sie verdient in der ärztlichen Praxis die genaueste Berücksichtigung. Es ist seit langer Zeit Sitte gewesen, Aderlässe anzuwenden in der ausgesprochenen Absicht, um das Gefässsystem zu entlasten, um ihre Spannung herabzusetzen."

„Dagegen ist an und für sich kein Einwand zu erheben. Wenn man das aber tut, so muss man wiederholt gemachte Erfahrungen berücksichtigen, dass die Entleerung eine sehr reichliche sein muss, wenn man selbst für einige Minuten ein nennenswertes Herabsinken des Druckes hervorbringen will, und dass diese reichlichen Aderlässe wiederholt werden müssen, wenn man eine dauernde Herabsetzung des Druckes beabsichtigt. Ein Aderlass von 350—470 ccm, wie er von vielen Aerzten bei erwachsenen Individuen instituiert wird, kann kaum ein vorübergehendes Herabsinken der Spannung unmittelbar nach der Blutentziehung hervorbringen, ist also im beabsichtigten Sinne so gut wie wirkungslos. Es ist deshalb, wenn man die Spannung wirklich vermindern will, die Methode der reichlichen und wiederholten Aderlässe, wie sie besonders in Italien geübt wurden, physiologisch wohl begründet. Leider ist sie aber häufig genug eine fehlerhafte geworden dadurch, dass bei der Aufstellung der Indikation andersartige physiologische Erfahrungen vernachlässigt worden sind. Als solche werde ich [d. h. Worm-Müller (229)] hier ausser der grossen Bedeutung der roten Blutkörperchen für die innere Atmung und der nicht zu unterschätzenden Wichtigkeit der weissen Blutzellen, die im Versuch VIII gemachte Beobachtung hervorheben, dass der Druck bei der Wiederholung nicht immer allmählich herabgeht, sondern plötzlich auf eine sehr niedrige das Leben bedrohende Druckhöhe sinken kann: 151 Sek. nach einem Blutverluste von 2,82 pCt. betrug der Druck 112 mm; 252 Sek. nach einem Blutverluste von 3,76 pCt. nur 48 mm. Es ist also schon auf Basis der physiologischen Erfahrungen ersichtlich, dass die reichlichen Aderlässe überhaupt bloss in einer begrenzten Zahl von Fällen Anwendung finden können, dass aber die wiederholten reichlichen Aderlässe mit der grössten Vorsicht auf eine noch viel geringere Zahl beschränkt werden müssen. Es ist die Aufgabe der Pathologen, diese Zahl und ihre Indikation mit Zuhilfenahme der physiologischen Beobachtungen zu formulieren."

b) Wurde dagegen ein Aderlass an dem Tiere vorgenommen, das schon Bluteinspritzungen erfahren, so konnte in der Regel ein grösserer absoluter Blutverlust ohne sehr bedeutende Herabsetzung des Drucks ertragen werden.

2. Vergleicht man dagegen die restierenden Blutmengen nach den Aderlässen an unversehrten und an vorher überfüllten Tieren, so ergibt sich, dass die zur Erhaltung der normalen Blutdrücke notwendigen Blutmengen in dem letzten Falle weit grösser, vielleicht um das Doppelte oder noch mehr sein müssen als im ersten.

Die interessante Beobachtung, dass das Gefässsystem sehr grosse Blutmengen ohne nennenswerte Aenderung des arteriellen Normaldrucks aufnehmen kann, bildete den Ausgangspunkt und den wesentlichen Gegenstand dieser Untersuchungen Worm-Müller's, insofern es die Hauptaufgabe war, den Mechanismus der Anpassung des Gefässsystems an sehr grosse Blutmengen zu ermitteln.

„Als Hilfsmittel für diese Akkommodation an sehr grosse Blutmengen würde in Betracht zu ziehen sein:

1. Der Austritt von Blut oder Blutplasma durch die Gefässwand: Es ist nachgewiesen: a) dass dieser Austritt in sehr geringem Masse erfolgt; b) dass die Gefässhöhle sehr bedeutend gefüllt ist. —

Extravasate kommen ganz wenige vor, nur Leber und Lunge der Versuchstiere sind stark mit Blut gefüllt. Während der Versuche traten keine Blutungen ein. Die Geschwindigkeit des Lymphstromes im Ductus thoracicus wuchs allerdings und zwar mit der Menge des eingespritzten Blutes, aber der Blutdruck nahm nicht ab, wenn die Menge der ausgeflossenen Lymphe zunahm. (Hiermit sind die Beobachtungen Lesser's (220) an normalen Tieren in Uebereinstimmung.) Zieht man in Betracht, wie lange Zeit es bedurfte, um 200 ccm Lymphe zu erzeugen und ferner, dass das, was in die Lymphgefässe gelangt, bei uneröffnetem Ductus thoracicus auch immer wieder in die Blutgefässhöhle zurückfliesst, so wird man auch der serösen Exsudation keinen wesentlichen Einfluss auf die Akkommodation der Gefässhöhle an der Blutmenge zuschreiben. Wenn also das eingespritzte Blut zum grössten Teile in der Gefässhöhle verbleibt (Kongestion in Leber und Lungen) und da eine verminderte Leistung des Herzens und eine Erhöhung der Reibung des Blutes in den Lungen ausgeschlossen werden kann, so bleibt nichts übrig, als an eine vermehrte Dehnbarkeit der Gefässe zu denken." Da nun aber die Erscheinung, dass der arterielle Druck trotz einer stets zunehmenden Füllung einen oberen Grenzwert nicht überschreiten konnte, wie Worm-Müller (229) nachweist, nicht auf eine neuromuskuläre Lähmung der Gefässe zurückzuführen ist, so bleibt nur per exclusionem die Annahme einer elastischen Reckung der Gefässwände übrig. Und zwar müssen besonders die Wandungen der arteriellen Kapillaren und der kleinen Venen davon betroffen sein.

Es wäre nun sehr wichtig, die Grenze zu finden, unterhalb welcher die Füllung der Gefässe diese Reckung nicht bewirkt. Die Grenze hat Worm-Müller nicht exakt bestimmen können. Immerhin unterscheidet er auf Grund seiner Versuchsresultate als Funktion der wachsenden Füllung bei Tieren mit unversehrtem Rückenmarke drei Territorien, wie er es nennt:

1. Ein solches, das von der höchsten mit dem Leben noch vereinbaren Anämie beginnt und sich bis zu einer Füllung erstreckt, wo die Blutmenge um etwa 1,5—2,5 pCt. des Körpergewichts weniger als ihre normale beträgt. Es bieten hier die Druckerscheinungen dem Verständnisse keine Schwierigkeiten dar. Mit der wachsenden Füllung steigt

der Druck von der unteren bis zur oberen Grenze ziemlich regelmässig von ca. 25—35 mm auf 120—130 mm Hg.

2. Ein Territorium, welches mit einem Blutgehalt von etwa 1,5 bis 2,5 pCt. des Körpergewichts unterhalb des Normalen anfängt und bei der Zunahme der Blutmenge um circa 2—3—4 pCt. des Körpergewichts oberhalb des Normalen endet. (Diese Grenze ist noch näher zu bestimmen.) Die Steigerung des Druckes ist hier viel geringer und so unregelmässig, dass man im einzelnen Falle an einer solchen zweifeln möchte, im Mittel aus mehreren Versuchen ist aber eine Drucksteigerung von 120—130 auf 165—175 mm Hg nicht zu verkennen.

3. Ein Territorium, das oberhalb einer Vermehrung der ursprünglichen Blutmenge um 2—4 pCt. des Körpergewichts anfängt und bei dem höchsten von Worm-Müller beobachteten Füllungsgrade noch nicht die Grenze erreicht hatte. Hier bleibt der Druck im wesentlichen unverändert, weil, wie der Autor annimmt, die Gefässwände abnorm gedehnt worden sind.

Das zweite Territorium ist nun, wie Worm-Müller glaubt für die „Beurteilung des normalen Fassungsvermögens des Gefässsystems das massgebende. Während unterhalb dieser Grenze Zeichen der Anämie und Verblutungskrämpfe, oberhalb dieses Territoriums bei grösserer Füllung Brechbewegungen und wirkliches Erbrechen auftraten, kamen hier keine krankhaften Störungen vor. Während der Aufnahme der Blutmenge von 1,5—2 pCt. des Körpergewichts sinkt der Druck sofort auf eine niedrige Höhe, steigt aber schnell — spätestens im Verlaufe einer halben Minute — fast auf das ursprüngliche Niveau und hält sich nun unter kontinuierlichen Schwankungen darauf. Es ist selbstverständlich, dass diese rasch eintretende Steigerung auf eine dauernde Druckhöhe keineswegs mit Hilfe der Annahme eines Ersatzes durch Resorption und Lymphzufluss erklärt werden kann, weil hierzu die Zeit viel zu kurz ist. Während der Zunahme der Blutmenge um 2—4 pCt. des Körpergewichts steigt der Druck und sinkt kurze Zeit nachher rasch unter stetigen Schwankungen hin und her, bis fast auf die ursprüngliche Höhe; es ist auch selbstverständlich, dass dieses rasche Sinken auf einen niedrigen und dauernd verbleibenden Mitteldruck keineswegs mit Hilfe der Annahme des Austritts von Blutplasma erklärt werden kann, weil die Zeit des Ausgleiches eine viel zu kurze und weil die Exsudation selbst bei der grössten Ueberfüllung eine verhältnismässig nur geringe ist.

Die Druckänderungen bei der Abnahme und der Zunahme der normalen Blutmenge sind also entsprechend, es geschieht immer eine Druckregulierung im Sinne des Normaldrucks. Bei Tieren mit durchschnittenem Halsmark fällt dieses Territorium weg. Hier findet sich nur das erste: Steigerung des Drucks im Laufe der Einspritzungen bis zur Höhe des Normaldrucks und das dritte: Unveränderlichkeit des Drucks bei den folgenden Einspritzungen. Hierdurch wird es klar, dass das vasomotorische Nervensystem hier regulierend eingreift: Ob auch die Innervation des Herzens eine Rolle spielt, ist die Frage: allerdings tritt bisweilen bei der Abnahme der Blutmenge Vermehrung, bei der Zunahme Verminderung der Schlagzahl ein, aber die Erscheinungen sind so inkonstant, dass sie vorerst nicht verwertet werden können. Wenn also die Blutmenge abnimmt, so ist anzunehmen, dass jetzt eine gesteigerte Tätigkeit des Gefässnervensystems die Kontraktion einer grösseren oder geringeren Anzahl kleiner Arterien bewirkt, die hierdurch bewirkte Verengerung steigert den arteriellen Druck. Diese Deutung der Drucksteigerung nach dem Aderlass ist von Wert, wenn man sich darum bemüht, die von vielen Aerzten beobachtete heilsame Wirkung der gewöhnlichen Aderlässe von 350—600 ccm oder gar von 200—300 ccm genauer zu studieren. Wie wir gesehen haben, wird der Druck durch diese im Vergleich zum Körpergewicht geringe Blutmenge auf die Dauer nicht herabgesetzt, weil, wie wir anzunehmen berechtigt sind, das Strombett sich verengt." — — —

Die Tatsachen, die Worm-Müller (229) über die Abhängigkeit des arteriellen Druckes von der Blutmenge aufgedeckt hatte, verlangten noch mannigfache Ergänzungen. Lesser (220) wendete sich auf Aufforderung von Carl Ludwig dieser Frage zu.

Den Grund, warum die ersten Portionen eines Aderlasses mehr Farbstoff enthalten als die späteren, hat man häufig in einer Verdünnung des Blutes gesucht, welche durch die rasch einströmende Lymphe bedingt werde. Wäre diese Annahme richtig, so würde man in der Tat nach Unterbindung der beiden Ductus thoracici aus jeder beliebigen Probe des Blutes den wahren Farbstoffgehalt desselben finden können. Lesser (220) untersuchte nun zunächst an kräftigen Hunden, denen die Ductus thoracici unterbunden wurden, ob das Blutserum infolge wiederholter Aderlässe wasserhaltiger werde oder nicht. Seine Beobachtungen ergaben, dass sich die Rückstandsprozente des Serums mit dem steigenden Blutverluste ändern: Die Art, in der dieses stattfindet, stellt sich verschieden nach dem Grade der erreichten Blutarmut. Wenn sich der Verlust zwischen 2—6 pCt. bewegt, so nimmt mit dem Umfange der Entleerung der Wassergehalt des Serums fortwährend zu. „Die Bestimmungen der Rückstandsprozente des Serums bei Blutverlusten, die sich in den Grenzen bis zu 6 pCt. des Körpergewichtes bewegen, lehren, dass die Aenderung, welche der Wassergehalt des Serums infolge der Blutenziehung erfährt, sehr rasch eintritt, da sie schon deutlich zum Vorschein kommt, wenn selbst der Zeitraum, welcher zwischen zwei aufeinanderfolgenden Blutentleerungen lag, nur 20—25 Sekunden betrug. Ja, es scheint sogar, als ob sich die Aenderung des Wassergehaltes in sehr kurzer Zeit soweit vollendete, als sie unter gegebenen Umständen möglich ist, so dass z. B. für gleiche Unterschiede des Blutverlustes gleiche Aenderungen im Wassergehalte des Serums auftreten, einerlei, ob zwischen den beiden Aderlässen ein Zeitraum von Sekunden oder einer Stunde gelegen war."

Wenn man es zu erklären versucht, weshalb mit dem wachsenden Blutverlust der Wassergehalt des Serums zunimmt, so hätte man, da in den vorliegenden Versuchen Lesser's (220) von einer Beteiligung des Lymphstromes abzusehen ist, nur die folgende Alternative zur Verfügung:

„Entweder das Blut, welches in verschiedenen Abteilungen der Gefässe enthalten ist, führt ein Plasma von verschiedener Zusammensetzung oder es werden die verdünnenden Wassermengen von aussen her in das Blut geführt. Wollte man die letztere Annahme verwerfen und sich der ersteren zuwenden, so würde man unterstellen können, dass gewisse Abschnitte des Gefässsystems ihren Inhalt nur dann entleeren könnten, wenn der Druck in den grossen Venen unter eine bestimmte Stufe herabgesunken wäre; die Gefässe, welche sich in dieser Lage befänden, müssten zugleich diejenigen sein, welche ein wasserreiches Serum führten.“

Diese Annahme ist so gekünstelt, dass es auf den ersten Blick erscheint, als ob sich die beobachtete Erscheinung besser durch die zweite erklären liesse, nämlich die, dass das Serum erst während der Blutenziehung durch den Zufluss von Wasser verdünnt werde, welcher von aussen her durch die Gefässwand hindurch stattfinde. Dieser Erklärungsversuch lehnt sich an eine wohlbegründete Anschauung an, wonach der jeweilige Wassergehalt des Blutserums die Folge des dynamischen Gleichgewichts zweier entgegengesetzter Strömungen ist, die man als Resorption und Sekretion zu bezeichnen pflegt. Vorausgesetzt, dass in den vorgelegten Beobachtungen die Ursachen des Austritts des Wassers in einem Druckunterschied, die des Eintritts dagegen in der Diffusion gelegen sei, so würde es begreiflich sein, weshalb mit dem abnehmenden Füllungsgrade der Gefässe die Diffusionsströme das Uebergewicht erhielten. Ob aber in der Tat auch dieser Erklärungsversuch ausreichend ist, müssen künftige Versuche lehren, welche sich mit der chemischen Statik des Blutes beschäftigen.

Durch die Beobachtungen von Welcker (253), Vierordt (271), Heidenhain, Panum u. A. war schon bekannt, dass der Farbstoff des Blutes der Grösse des Aderlasses entsprechend abnimmt; darüber fehlten jedoch Nachrichten, ob das auch nach Unterbindung des Ductus thoracicus geschieht. Aus Lesser's (220) Versuchen ergibt sich, „dass mit dem steigenden Blutverlust die Färbekraft abnimmt, auch wenn die Lymphe nicht mehr in das Blut übertreten kann. Obwohl zwischen der Blutmenge, die durch vorhergehende Aderlässe entzogen wurde und der Farbenänderung, welche die zunächst abgenommene Portion zeigte, kein bestimmtes Verhältnis ersichtlich war, liessen sich noch folgende Regeln erkennen: Ist der Blutverlust unterhalb 2,5 pCt. des Körpergewichts geblieben, so beträgt die Minderung der Färbekraft nicht über 4 pCt. der ursprünglichen. Eine sehr auffallende Herabsetzung der Färbekraft bis zu 20 pCt. pflegte das Blut aufzuweisen, welches nach einem sehr starken Aderlass nur noch im schwachen Strahle die Arterie verliess. Da aber die Menge des farbstoffarmen Blutes sehr zurücktritt gegen die des farbstoffreicheren, so folgt hieraus, dass für gewöhnlich die mittlere Färbekraft eines grossen Aderlasses nicht sehr bedeutend von derjenigen abweicht, welche nach einem Blutverlust von 3—4 pCt. des Körpergewichtes gefunden wird. Für den Eintritt dieser Erscheinungen ist es gleichgiltig, ob zwischen den einzelnen auf einander folgenden Aderlässen kürzere oder längere Zeit verstrichen war." Da die Lymphe für diese Verdünnung des Blutes nicht in Frage kommt, so muss man also wieder annehmen, dass das aus den Geweben zurückgetretene Wasser genügt, um die Färbekraft zu verringern. Es ergibt sich aber, dass die gefundene Verringerung der Färbekraft grösser ist als die Verdünnung des Serums durch Wasser. Man möchte also annehmen, dass in den später entleerten Portionen der Farbstoff selbst abgenommen habe. Dies könnte aber geschehen, wenn das Plasma schneller aus der Arterie herausflösse als die Körperchen. Dann aber müssten gerade die letzten Blutmengen farbstoffreicher sein. Das Gegenteil ist der Fall. Nun bleibt die Annahme, dass die Körperchen rascher als das Plasma herausströmen. „Ob nun aber dieses daher rührt, dass sich erst mit dem abnehmenden Blutdruck Gefässbezirke entleeren, welche arm an Körperchen sind oder davon, dass der raschere Blutstrom den Körperchen eine grössere Geschwindigkeit erteilt als der langsamere", lässt Lesser (220) dahingestellt. Die ganze Frage scheint ihm für die Verbreitung des Sauerstoffs nicht ohne Bedeutung zu sein. „Würden in den Strömen, welche mit grösserer Geschwindigkeit begabt sind, auch die Hämoglobinprozente des von ihnen geführten Blutes wachsen, so würden die betreffenden Bahnen rücksichtlich ihres Sauerstoffgehaltes ausserordentlich bevorzugt sein."

Die weiteren Versuche Lesser's (220) über die Färbekraft des Blutes nach Transfusion übergehe ich hier.

Ueber das Befinden der Tiere nach einer bedeutenden Vermehrung ihres ursprünglichen Blutgehaltes hat Lesser (221) im Anschluss an Untersuchungen von Mittler (223) Versuche angestellt, von denen besonders der eine interessant ist, wo im Gegensatze zu den übrigen das Versuchstier nach Einspritzung von 650 ccm Blut = 14,69 pCt. des Körpergewichtes zunächst Erbrechen, Diarrhoe und Appetitlosigkeit, dann Fieber bis 39,4 im Rectum bekam und am 4. Tage nach der Transfusion starb. Bei der Sektion fanden sich nirgends seröse Ergüsse, wohl aber war die linke Lunge stark blutig und luftleer, in einem ähnlichen Zustande befand sich auch die rechte Lunge, obwohl hier die lufthaltigen Partien überwogen. Die anderen Tiere, denen Lesser (220) grosse Mengen Blutes transfundierte, überstanden den Eingriff. Auch in den Venen übt die Einspritzung grösserer Blutmengen nur eine vorübergehende Wirkung aus: zu der Zeit, wo das Blut durch die obere Hohlvene in das rechte Herz dringt, wächst, und das ist begreiflich, die Spannung in der Cava inferior. Nach Vollendung der Injektion sinkt das Manometer auf den Stand herab, den es vorher eingenommen hatte.

Zur Prüfung des Gefässraumes, der nach der Verblutung normaler und überfüllter Tiere übrig bleibt, machte Lesser (220) Experimente, die, abgesehen von einem, das Resultat ergaben, das Heidenhain, Tappeiner (226), Worm-Müller (229) u. A. unter ähnlichen Umständen gefunden haben: Die Spannung des Gefässinhaltes wurde gleich Null, nachdem 4—6 pCt. des Körpergewichtes an Blut ausgetreten waren. Lesser suchte nun im Anschluss an die Versuche Worm-Müller's das Maximum des Blutvolums zu ermitteln, welches das überfüllte Tier durch Aderlass verlieren kann. Er fand in Uebereinstimmung mit den Worm-Müller'schen Resultaten die Tatsache, dass bei den vorher transfundierten Tieren das ausgeblutete Blutvolum eher kleiner, keinesfalls aber grösser war als dasjenige, das ohne Transfusion zu erwarten gewesen wäre. Und zwar trat diese Erscheinung auf, obwohl Lesser bei diesen Tieren auch noch das Rückenmark tetanisiert, die Gefässe also zur Kontraktion gereizt hatte. Die Geschwindigkeit, mit der die Entleerung des Aderlassblutes erfolgte, bestimmte Lesser nach derselben Methode wie Tappeiner und Slavjanski, sie war in den ersten 20 Sekunden bei normalen Tieren grösser als beim vorher transfundierten, obwohl der Füllungsgrad der Gefässe beim letzteren bedeutend grösser war, sie ist dagegen jenseits der ersten 20 Sekunden beim transfundierten Tiere grösser. Nach Transfusionen unveränderten Blutes ist die Steilheit der Entleerungen grösser als nach der Einspritzung von defibriniertem, der Ausfluss bringt dagegen in letzterem Falle das Gefässsystem auf einen niedrigeren Inhalt als im ersteren. — — —

Es ist nicht überflüssig, hier gleich die Versuche zu erwähnen, die Emminghaus (216) über die Abhängigkeit der Lymphabsonderung vom Blutstrom im Laboratorium von C. Ludwig angestellt hat. Er kommt zu folgenden Schlüssen: In der Cutis und ihrem Fettpolster während einer Lage, bei der ihr Venenblut ohne jegliche Behinderung abfliessen kann, wird nur äusserst wenig, vielleicht gar keine Lymphe erzeugt. Das wird gelten, gleichgiltig wie auch der Strom des arteriellen Blutes zu den genannten Teilen beschaffen sein mag. Augenblicklich wird sich aber die Neubildung von Lymphe entwickeln, entweder wenn das elastische Gleichgewicht der Gewebsteile zu einander gelöst, oder wenn dem Abfluss des Venenblutes irgend welches Hindernis entgegengesetzt wird. Je nachdem das eine oder das andere Ereignis eintritt, gewinnt nun auch das verschiedene Verhalten des arteriellen Blutstroms eine eigentümliche Bedeutung. Denn es ist aus den Versuchen an der Pfote des Hundes zu schliessen, dass die aus ihr hervorgedrückte Lymphe gerade nur ersetzt wird, unabhängig davon, ob die Arterien, welche zu dem ausgedrückten Bezirke gehören, ungewöhnlich viel oder ungewöhnlich wenig Blut führen. Tritt dagegen dem Abfluss des venösen Blutes ein Hemmnis entgegen, so wird jetzt die Lymphbildung zwar unter allen Umständen wachsen, aber der Umfang, indem dieses geschieht, wird nun wesentlich von dem Zustande der arteriellen Gefässwand abhängen, indem die Absonderung auffallend vermehrt wird, wenn die ausgedehnten Arterien das Blut reichlicher herbeischaffen. Ob die Schlüsse, die Emminghaus aus seinen Versuchen zieht, auf den Menschen völlig zu übertragen sind, das müssen, seiner Ansicht nach die Erfahrungen lehren, die man an menschlichen Lymphfisteln wird sammeln können. — — —

Volkmann (228) hat an einem Hunde während einer Blutentziehung gleichzeitig den Arteriendruck und die Stromgeschwindigkeit bestimmt:

Tabelle: Hund von 9100 g.

Grösse der Blutentziehung in pCt. des Körpergewichts	Blutdruck in mm Hg	Geschwindigkeit der Blutbewegung in Sekunden und Millimetern
0	155	280
0,50	144	259
1,16	127	187
2,41	56	88
3,25	30	48

Der Versuch wurde ohne Unterbrechung zu Ende geführt. Er zeigt, wie mit der Abnahme des Druckes auch die Geschwindigkeit des Blutstroms abnimmt, eine übrigens aus allgemeinen Gesetzen in bekannter Weise hervorgehende Notwendigkeit.

Nach Versuchen Volkmanns (228) steigt auch die Pulsfrequenz bei mässigen Blutverlusten und sinkt erst bei grossen. Bei einem Pferde fand eine Blutentziehung aus der Carotis statt, wo er folgende Zahlen erhielt [cit. bei Jürgensen (206)]:

Absolute Grösse des Blutverlustes	Pulsfrequenz	Geschwindigkeit des Blutes in Sekunden und Millimetern
0	56	431
680	68	383
2040	64	345
3400	74	383
5440	76	431
6800	100	287
8160	110	287
9740	120	287
11780	160	157
13820	152	150

Die Geschwindigkeit des Blutes und die Pulsfrequenz stehen jedenfalls in keinem einfachen Verhältnisse zu einander:

431 mm Geschwindigkeit bei 56 u. 76 Pulsen.
287 „ „ „ 100 „ 120 „

E. N. von Regéczy (224) wendet sich gegen die von Worm-Müller (229) und Lesser vertretene Ansicht, dass die relative Stabilität des Blutdruckes bei Aderlässen und Transfusionen durch

Akkomodation von Seiten der Gefässwand unter Zuhilfenahme des vasomotorischen Nervensystems geschehe, auch dagegen, dass bei starken Infusionen in die Blutbahn eine Ueberdehnung, eine Reckung der Gefässwand zustande komme. Nach ihm wird der Blutdruck reguliert durch zwei Strömungen vom und zum Gefässsystem, dem Filtrationsstrom durch die Gefässwand ins Gewebe und dem Diffusionsstrom aus dem Gewebe in die Blutbahn. Wenn diese beiden Strömungen sich die Waage halten, bleibt der Blutdruck auf der gleichen Höhe, überwiegt die eine, so steigt oder sinkt der Blutdruck. „Wenn, wie bei Tappeiners Versuchen, der Blutdruck infolge Aderlasses sinkt, so nimmt die sich nach aussen richtende, durch Filtration bedingte Strömung zugleich ab, dagegen wächst die Diffusion gegen das Innere der Blutgefässe und die Folge davon wird — auch ohne Akkomodation der Gefässe — die Vermehrung der Blutmenge und das Steigen des Blutdruckes sein. Wie schnell die gegen das Blut und von demselben sich bewegende Flüssigkeitsströmung bei Vermittlung des Blutdruckes sich verändert, zeigt die Erfahrung, dass nach Aufnahme einer grossen Menge Wassers die Ausscheidung durch die Nieren schon nach 20 Sekunden sich zu vermehren anfängt. Dieser Zeitraum genügte, dass aus dem Magen soviel Wasser ins Blut aufgesaugt werde, dass der Blutdruck sich erhöhe und die Tätigkeit der Nieren sich steigere: die aufgesaugte Wassermenge wird aber durch die Nieren nicht sogleich ausgeschieden, nachdem der Blutdruck die Geschwindigkeit des Filtrationsprozesses gegen die umgebenden Gewebe in der ganzen Ausdehnung des Kapillarsystems steigert: der grösste Teil der Flüssigkeit häuft sich in den Geweben ausserhalb der Blutgefässe auf.“ Dasselbe ist nach von Regéczys (224) Meinung auch bei den Transfusionen, wie sie Worm-Müller (229) ausführte, der Fall, deshalb steigt auch der Blutdruck bei einer gewissen Grenze nicht mehr, weil die transfundierte Flüssigkeit, sei sie nun Blut (defibriniertes oder nicht defibriniertes), Plasma oder Wasser, mit dem steigenden Druck durch die Gefässwand ins Gewebe hinein oder besser hinaus filtriert. Das geschieht so lange, bis im Gewebe soviel Flüssigkeit angehäuft ist, dass der Diffusionsdruck den Filtrationsdruck überwiegt, worauf wieder Flüssigkeit in die Gefässe hineinströmt, bis beide Strömungen sich ausgeglichen haben. v. Regéczy (224) leugnet also den Einfluss der Weite der Gefässwand auf den Blutdruck im allgemeinen, allerdings gibt er ganz nebenbei zu, dass ein plötzliches Sinken des Blutdruckes ausser durch Blutverluste auch durch Ausdehnung des Blutgefässsystems, d. h. durch Aufhören der Zusammenziehung der Muskelelemente hervorgerufen werden kann.

v. Regéczy (224) kritisiert ausführlich die Resultate Worm-Müllers (229) und v. Lessers, denen er eine seiner Hypothese entsprechende, der der beiden Autoren zuwiderlaufende Erklärung gibt: Die absolute Höhe des Blutdruckes hängt von dem Durchlassungsvermögen der Wandungen der Blutkapillaren, von ihrer Porosität ab, weil die Filtration des Blutplasmas gegen die Gewebe durch die Poren geschieht. Nach durchschnittenem Rückenmark erweitern sich die Gefässwände durch Erschlaffen der Gefässmuskulatur, mit ihnen aber auch ihre Poren, die sich bei engen Gefässen verengern. Bei erweiterten Poren sind die Blutgefässe nicht imstande, einen so grossen Blutdruck stabil zu erhalten, wie bei engeren. An das Auftreten von Blutplasma bei seinen Einspritzungen dachte auch Worm-Müller (229), weist aber den Gedanken zurück, da er nie bedeutendere Flüssigkeitsanhäufungen, Oedem, Peritonealtranssudat fand, die der eingespritzten Blutmenge entsprochen hätte. Man muss aber bedenken, dass die Auspressung des Blutplasma gleichmässig im ganzen Körper geschieht, sodass allenfalls eine gleichmässige Schwellung aller Gewebe und Organe, die bei der Sektion schwer zu erkennen ist, zustande kommt. Die Lymphströmung ist in Worm-Müller's (229) Versuchen stark, etwa 18 mal beschleunigt: aber das ist nur ein kleiner Teil der in die Gewebe transsudierten Flüssigkeit, die ihrerseits unter erhöhter Spannung steht. Worm-Müller's (229) Versuche zeigen auch, dass das Blut in den Gefässen nicht vermehrt ist. Die Verminderung der Elastizität der Blutgefässe ist gleichfalls nicht erwiesen. — Bei seinen eigenen Versuchen sah v. Regéczy (224) ein Sinken des spezifischen Gewichts des Blutes bei Einspritzung von Wasser, doch nicht im Verhältnis zur eingespritzten Menge und nach Einspritzung von Blut ein Steigen des spezifischen Gewichts, doch nicht entsprechend der Konzentration der beiden Blutsorten. Ebenso wuchs nach Bluteinspritzung die Zahl der roten Blutkörperchen zum Zeichen, dass bei der Transfusion Plasma aus den Gefässen heraus transsudiert war. Aber auch die Blutkörperchen bleiben nicht in den Gefässen, jede Serumanhäufung im Körper ist dann rot. All das beweist, dass die Menge des Blutes in den Gefässen durch Transfusion nicht vermehrt ist, sondern, dass das Plus die Gefässe sofort verlässt. Die Akkomodationsfähigkeit der Gefässe ist durch nichts bewiesen. Die Vermehrung der Blutmenge nach Blutentziehungen kann man experimentell nachweisen: siehe die Versuche Vierordt's (271), bei denen in dem durch Verblutung ausgeflossenen Blut zuletzt nur 52—68 pCt. der roten Blutkörperchen zu finden waren, was auf eine bedeutende Verdünnung des Blutes schliessen lässt. Auch Regéczy's (224) Versuche führten zu gleichem Resultat. Regéczy's (224) Arbeit gipfelt in folgenden Schlusssätzen:

1. Dem Blutgefässsystem darf keine solche Akkommodationsfähigkeit zugeschrieben werden, wodurch dasselbe sich der Vermehrung oder Verminderung der Blutmenge entsprechend erweitern und verengern würde, damit der Blutdruck beständig auf dem am normalen Zustande gewöhnlich messbaren oder diesem nahestehenden Grade verbleibe. Bei Zuhülfenahme dieser Hypothese müssten ohne Weiteres alle Erscheinungen unerklärbar sein.

2. Jene anderweitigen physikalischen und physiologischen Vorgänge, wie die Filtration, Diffusion, Aufsaugung und Sekretion, deren bedeutende

Rolle im Lebensprocesse wir auch sonst zweifellos anerkennen und welche auf alle auftauchenden Erscheinungen ein klares Licht werfen, geben auch für die Stabilität des Blutdruckes eine vollständige Erklärung.

Cohnstein und Zuntz (213) halten die Versuche, durch welche v. Regéczy (224) seine Anschauung zu begründen sucht nicht für beweiskräftig, und zwar deshalb nicht, weil v. Regéczy (224) zwei scharf zu trennende Processe nicht genügend auseinander gehalten hat. Das ist einmal der endosmotische Ausgleich zwischen Blut und Gewebsflüssigkeit, wie er sich vollzieht, sobald die chemische Zusammensetzung eines der beiden sich geändert hat und andererseits die Filtration und Resorption, welche vom Druck abhängig ist. Der erstere Process erfolgt jedenfalls sehr rasch. Dafür liegen vollgiltige Beweise vor. Besonders frappante Beweise haben die Zuckereinspritzungen L. von Brasol's (211) gegeben. In wenigen Minuten waren viele Gramm des eingespritzten Zuckers in die Gewebe übergetreten und dafür noch viel grössere Mengen von Flüssigkeit in die Gewebe diffundiert.

Regéczy (224) hat nun in den Versuchen, die die Schnelligkeit der Filtrationsprocesse darthun sollen, diese endosmotischen Vorgänge nicht ausgeschlossen. So spritzte er in einer Versuchsreihe reines Wasser in grösseren Mengen ein und findet durch die specifische Gewichtsbestimmung, dass dieses in wenigen Minuten zum grössten Teile das Gefässsystem wieder verlassen hat. Demgegenüber erhielten Cohnstein und Zuntz (213) ganz andere Resultate bei Einführung von Salzlösungen, deren Concentration möglichst sorgfältig derjenigen der Blutflüssigkeit angepasst war, so dass der endosmotische Ausgleich durch die Kapillarwände auf ein Minimum reduciert wurde. Aus ihren Protokollen geht hervor, dass unmittelbar nach der Injektion ihre aus der Verdünnung des Blutes berechnete Blutkörperchenzahl mit der gefundenen befriedigend übereinstimmt. Die beiden Autoren hielten es nicht für nötig gegenüber den vollgültigen Beweisen, welche sich aus den Arbeiten von Brasol (211) und Regéczy (224) entnehmen lassen, eigene Versuche ad hoc anzustellen. Wenn sie mit ihren Versuchen die Ergebnisse zusammenhalten, die Regéczy (224) nach Injection von Aqua destillata und von Brasol (211) mit 30—40 proc. Zuckerlösungen erhielten, so bedarf solchen Daten gegenüber die Annahme von Regéczy (224), dass es für die rasche Wiederherstellung des ursprünglichen Blutserums durch Transsudationsprocesse gleichgültig sei, ob man das Blutvolumen durch Wasser- oder Bluteinspritzung vermehrt habe keiner weiteren Widerlegung. Die rasche Wiederherstellung des Blutdruckes nach Transfusionen lässt sich durch Austritt von Flüssigkeit allein, wie dies **Regéczy** will, nicht erklären. Man wird nach wie vor an der regulatorischen Thätigkeit der Gefässnerven festhalten müssen.

v. Limbeck (222) geht auf die Kontroverse zwischen Tappeiner (226), Worm-Müller (229), v. Lesser (220) und Cohnstein und

Zuntz (213) einerseits, v. Regéczy (224) andererseits ein. Er ist der Meinung, dass sich die Wertigkeit, die den einzelnen Momenten bei der Regeneration des Blutdruckes nach Blutverlusten zukommt, sehr bequem abschätzen lässt sobald man an einem an das Kymographion angespannten Tiere die Blutkörperchenzahl in den peripheren Gefässen kontrolliert und nach Setzung eines Blutverlustes die gleichzeitig gefundene Blutdruckhöhe und die Zahl der roten Blutkörperchen für die Raumeinheit des Blutes neben einander stellt.

Einem Hunde von 4180 g Körpergewicht wurde aus der Arteria femoralis eine Blutentziehung von 100 ccm, also etwa ein Drittel seiner wahrscheinlichen Blutmenge gemacht, während die Carotis desselben gleichzeitig mit dem Quecksilbermanometer eines Kymographion in Verbindung stand. Die Druckhöhe und Blutkörperchenzahl des Blutes kleiner Hautgefässe verhielten sich folgendermassen:

Zeit		Mittlerer Blutdruck	R. Blutkörperchen
10 Uhr 20 Min.		149 mm kg	7,04
10 „ 35 „	Aderlass	61 „ „	—
10 „ 36 „		134 „ „	7,40
10 „ 46 „		137 „ „	6,44
10 „ 53 „		140 „ „	4,82

Ein weiterer Versuch an einem Kaninchen, bei dem gleichfalls eine Blutentziehung an der Carotis gemacht wurde, der Blutdruck jedoch nicht registriert worden war und bei dem die Zahl der roten Blutkörperchen fortlaufend kontrolliert wurde, ergab betreffs des zeitlichen Entstehens der Oligocythämie ähnliche Verhältnisse:

Kaninchen von 1520 g:

Vor dem Aderlass:	6,07	Millionen Rote
3 Min. nach „ „	5,34	„ „
7 „ „ „ „	4,94	„ „
17 „ „ „ „	2,72	„ „

Aus diesen Versuchen lässt sich, wie von Limbeck (222) ausführt, ebenso wie aus den Arbeiten der Schüler C. Ludwig's und Cohnstein's und Zuntz (213) folgern, dass die Regulation des Blutdruckes ebensowenig allein auf Kosten der nachströmenden Gewebsflüssigkeit, wie auch auf Kosten der Vasomotoren allein zu setzen ist. Man vermag vielmehr besonders bei dem erstangeführten Versuch ziemlich deutlich die Zeitperiode zu umgrenzen, in der die Wiederherstellung des Blutdruckes vornehmlich auf Kosten der Vasomotoren zu setzen war, die nach und nach jedoch erschlafften, worauf die nachströmende Gewebsflüssigkeit die ursprüngliche Blutmenge wieder ersetzte, zur Verdünnung des Blutes führte und annähernd das alte Blutdrucksverhältnis wieder hergestellt hat. Es ergibt sich nunmehr weiter die Frage, ob thatsächlich nach einer bestimmten Zeit, in der die Vasomotoren bereits erschlafft sind, die alten Blutdrucksverhältnisse wieder hergestellt sind und das Blut scheinbar das Maximum seiner Verdünnung erreicht hat, die Kapacität des Gefässsystems wieder dieselbe geworden ist, wie vor dem Aderlasse, ob demnach der nunmehrige Blutdruck allein auf Kosten der rekonstruierten Blutmenge zu setzen sei. Bei einem in dieser Richtung angestellten Versuch an einem 31 kg schweren Hunde hat von Limbeck (222) bei 2 Blutmengenbestimmungen nach Buntzen (212) einmal 2121,4 und nach dem Aderlass 2178,8 ccm Blut gefunden. Sieht man von der relativ kleinen Differenz dieser beiden Werte, welche durch Ungenauigkeiten der Methode oder anderweitige Fehlerquellen hinlänglich begründet ist, ab, so wird es wahrscheinlich, dass thatsächlich nach durchschnittlich 35—40 Minuten bei einem Tiere, das sich unter normalen Verhältnissen befindet, d. h. bei dem kein Wassermangel der Gewebe besteht, die durch die Blutentziehung verlorene Flüssigkeitsmenge wieder annähernd ersetzt ist. — —

Die nächste Frage, die von Limbeck aufwirft, betrifft die Beschaffenheit der nach Blutverlusten augenscheinlich ins Gefässrohr strömenden Flüssigkeit. Bereits vor einer Reihe von Jahren wurde durch die klassischen Untersuchungen C. Schmidt's diese Frage dahin beantwortet, dass jedem Blutverlust eine Hypalbuminose des Blutes folge, dass das verlorene Eiweiss durch Salze aus dem Gewebe ersetzt wird. Diese treten nach Massgabe der sogenannten Hydrationsverdichtung für die Eiweissverluste ein, so zwar, dass für 100 Teile Eiweiss 6 Teile Natron oder 13 Teile phosphorsaures Natron oder 31 Teile Chlornatrium in die Blutbahn übergehen (Diffusionsäquivalent!). Es ergibt sich aus dieser Thatsache die Notwendigkeit eines relativen Salzreichthums oligocythämischen Blutes nach Eiweissverlusten.!!!

Cl. L. Hoche (219) findet, dass ein Aderlass eine momentane, rasch vorübergehende Vermehrung der aus dem Ductus thoracicus strömenden Lymphmenge bewirkt. Er erklärt diese Thatsache dadurch, dass durch das Sinken des Blutdruckes ein Kollabieren der Aorta und dadurch eine Entlastung des Ductus thoracicus oder der Cisterna chyli bewirkt wurde. Auch auf andere Weise, z. B. durch Vagusreizung erzeugte Blutdrucksenkung wirkt zunächst lymphtreibend. Möglicherweise handelt es sich bei dieser Lymphorrhoe um eine Wirkung der Vasomotoren der Lymphgefässe, die durch Blutdrucksenkung gereizt werden können. — —

In den Versuchen von Dogiel (215) überlebten Hunde den Verlust der Hälfte ihrer Blutmenge, auch Wiederholung solcher Entziehungen nach 3—4 Wochen. Verlust von $^2/_3$ der Blutmenge führt in der Regel den Tod herbei. Verluste von einem Drittel beschleunigen die Herzaktion fast stets, grössere verlangsamen oder beschleunigen sie. Die Kraft der Herzkontraktionen nimmt bei mässigen und bedeutenden Blutentziehungen ab. Das Herz an wiederholten Aderlässen zu Grunde gegangener Hunde war schlaff und mürbe, die Muskulatur blass gelblich oder grünlich gefärbt, körnig getrübt, mit undeutlicher Querstreifung. Der Blutdruck bleibt bei geringen Blutverlusten unverändert oder geht auf mehr oder weniger kurze Zeit herab. Blutentziehungen von den Venen setzen den Blutdruck anscheinend mehr herab als solche aus

Arterien (?). Werden die Jugularvenen komprimiert, so steigt der Druck in den Karotiden, entfernt man die Kompression, so steigt der Karotidendruck noch mehr. Das Anlegen von Blutegeln hat eher eine Steigerung als Verminderung des Blutdruckes zur Folge. Legt man Pincetten auf die Jugulares kurarisierter Hunde und nimmt von der Art. femoralis $^1/_7$ des Blutes, so folgt nach unbedeutender Erniedrigung starke Erhöhung des arteriellen Druckes. Bei wiederholten Aderlässen nimmt das Körpergewicht anfangs zu, dann aber ab. Die Reflexerregbarkeit wird nicht selten durch einen starken Blutverlust erhöht, besonders deutlich bei Fröschen. Zahl, Kraft und Rhythmus der Atemzüge wird unter dem Einflusse des Aderlasses je nach der Menge des entzogenen Blutes bedeutend verändert. Die Atemzüge werden bald schneller und oberflächlicher, bald langsam und tief, ebenso erfährt der Rhythmus Störungen. Bei der Sektion der Tiere fand sich ausser trüber Schwellung der Skelett- und Herzmuskulatur fettige Degeneration der Leber und Nieren. — —

J. Ronnsse (225) erwähnt, dass nach den Untersuchungen Worm-Müller's (229), Goltz' (218), Tappeiner's (226) und Nawrocki's allgemein angenommen wird, dass Blutentziehungen von 1,5—2,6 pCt. des Körpergewichts nur eine vorübergehende Blutdrucksenkung hervorrufen, die innerhalb einer halben Minute ausgeglichen sind. Nur Fredericq (217) hebt hervor, dass beim Kaninchen der Blutdruck lange erniedrigt bleiben kann, selbst nach einer Blutentziehung von nur 1 pCt. des Körpergewichtes.

Ronnsse (225) hat diese Frage beim Kaninchen, Hunde und Affen wieder aufgenommen, da seine ersten nach Blutenziehung aufgenommenen Kurven mit diesen klassischen Angaben nicht übereinstimmten. Ronnsse (225) begnügt sich damit, seine Schlüsse wiederzugeben und verweist auf seine ausführliche Arbeit:

1. Die kleinste Blutentziehung, die sichtbare Veränderungen im Kreislauf hervorruft, ist ungefähr $^1/_2$ pCt. des Körpergewichts beim Kaninchen und 1 pCt. beim Hunde.

2. Die Blutentziehung, die direkt zum Tode führt, beträgt durchschnittlich 3—3,5 pCt. des Körpergewichts beim Kaninchen, 4,5—5 pCt. beim Hund. Jedoch, wenn die zurückgebliebene Blutmenge beim Kaninchen 2,5 pCt., beim Hund 3—3,5 pCt. übersteigt, tritt oft der Tod nach einigen Stunden bis einigen Tagen ein.

3. Die Herzbeschleunigung ist, wie schon Fredericq (217) hervorgehoben hat, nicht konstant: a) beim Kaninchen, dem der Vagustonus fehlt, der nach Bernstein die Veränderungen des Herzrhythmus bedingt, tritt nur ausnahmsweise eine dauernde Beschleunigung ein, gewöhnlich Verlangsamung, die proportional der Grösse der Blutentziehung zunimmt und anhält. Auf diese Verlangsamung folgt eine normale oder selbst übernormale Frequenz. Nach einem tödlichen Aderlass nimmt die Herzfrequenz konstant und kontinuierlich ab.

b) Ganz anders verhält sich der Hund, bei dem der Vagus stets auf das Herz tonisch aber intermittierend mit den Atemzügen wirkt.

Die Blutentziehung hat denselben Effekt wie die Aufhebung des Vagustonus (Fredericq [217]), d. h. eine ausgesprochene Herzbeschleunigung, welche beim Ein- und Ausatmen dieselbe bleibt. Ronnsse (225) bestätigt diese Angabe: nur während der ersten 9—10 Minuten nach der Blutentziehung hat er ziemlich oft eine deutliche Verlangsamung gesehen. Nach grossen, der tödlichen Dosis nahe kommenden Aderlässen verlangsamt sich der Herzschlag merklich und andauernd. Nach tödlichen Blutentziehungen nimmt der Puls andauernd bis zum Tode ab.

4. Die Veränderungen der Amplitude des Pulses sind von Fredericq (217) und seinen Vorgängern nicht richtig beschrieben worden, obwohl sie konstant und verschieden sind beim Kaninchen und Hund. Sie fanden; a) Beim Kaninchen tritt nach Blutentziehung bis zu 2,5 pCt. des Körpergewichtes eine konstante und oft sehr deutliche Zunahme der Pulsschwankungen während und nach dem Blutverluste auf. Nach tötlichen Blutentziehungen dagegen nimmt der Puls stets und kontinuierlich ab, nur wenige Minuten nach dem Tode nimmt er ein wenig zu, ohne jedoch die normale Höhe zu erreichen.

b) Beim Hund rufen Aderlässe bis zu 3,5 pCt. des Körpergewichts während der Blutentziehungen und einige Sekunden darnach eine merkliche Pulserhöhung hervor, der bald eine konstante und anhaltende Erniedrigung folgt. Bei grösseren sowie tödlichen Blutentziehungen verschwindet die Pulserhöhung noch schneller; schon gegen Ende der Blutentnahme ist der Puls erniedrigt; nach einigen Minuten wird er dann unregelmässig, entweder seltener oder häufiger.

Diesen Angaben gegenüber hat Ronnsse (225) weder beim Kaninchen noch beim Hund beobachtet, dass der Blutdruck nach einer Blutentziehung von 1,5—2,5 pCt. des Körpergewichts, wie Worm-Müller (229) angiebt, schon nach einigen Sekunden seine frühere Höhe erreicht. Nach Ronnsse's Kurven, Messungen und Gewichtsbestimmungen tritt bei seinen Tieren eine dauernde Blutdruckerniedrigung schon nach einer Entziehung von $^1/_2$ pCt. beim Kaninchen und 1 pCt. beim Hund ein. Der minimale und maximale Blutdruck beim Kaninchen fällt plötzlich von Anfang des Aderlasses ab: beim Hund dagegen tritt diese Erniedrigung im wechselnden Tempo auf: die nicht narkotisierten Tiere werden oft schon unruhig mit Beginn des Blutausflusses; das Herz wird unregelmässig. Der Blutdruck kann selbst steigen und selbstredend fehlt dann die direkte Blutdruckerniedrigung. Wenn aber das Tier zur Ruhe kommt, erniedrigt sich der Druck allmählich. Diese Erniedrigung hält an und ist desto ausgesprochener, je grösser die Blutentnahme ist. In den Versuchen, wo das Tier während und nach dem Aderlass ruhig bleibt, zeigt sich die Erniedrigung fast ebenso plötzlich wie beim Kaninchen. Die initiale Höhe stellt sich darauf mehr oder weniger langsam, je nach der Intensität des Blutverlustes ein.

Beim Kaninchen sowie beim Hund erreicht der Blutdruck bei einer etwas grossen Blutentnahme (1 pCt. beim Kaninchen, 1,5 pCt. beim Hund) selbst nach 40—50 Minuten seine frühere Höhe noch nicht.

Die experimentellen Ergebnisse Ronnsse's (225), die an nicht narkotisierten oder kurarisierten Tieren gewonnen sind — was jedenfalls ihre Abweichung von den Resultaten der oben genannten Autoren erklärt — beweisen nach dieses Forschers Meinung, dass die Geíässverengerung allein nicht genügt, wie es viele Autoren annehmen, um den Blutdruck auf seine normale Höhe nach einem Blutverluste von weniger als 2,5 pCt. des Körpergewichts zurückzubringen. Die Vasokonstriktion sowie die Herzthätigkeit erhöhen den gesunkenen Blutverlust bis zu einem gewissen Niveau, aber die ursprüngliche Höhe wird erst nach längerer Zeit wieder erreicht, während deren durch Resorption und Absorption das frühere Blutvolum hergestellt wird.

In einem beim Affen angestellten Versuche trat ebenfalls nach einer Blutentziehung von 1,5 pCt. des Körpergewichtes eine deutliche und anhaltende Blutdruckerniedrigung ein, was vielleicht zu dem Schlusse berechtigt, dass beim Menschen der Blutdruck trotz widersprechender Angaben sich nach einem entsprechenden Aderlass erniedrigt. — —

F. Dauwe (214) fand, dass nach einem Aderlass von 2 % des Körpergwichtes beim Hund der Blutdruck innerhalb 10 Minuten zur Norm zurückkehrt, dagegen nicht vor einer Stunde, wenn das Gewicht des Aderlassblutes 2,5 pCt. des Körpergewichts erreicht hat. Die Geschwindigkeit der Herzschläge ist anfänglich vermehrt, dann vermindert. Diese Verminderung der Zahl der Herzschläge erfolgt nach Durchschneidung beider Vagi und nach Atropindarreichung und wird von Dauwe (214) auf eine Lähmung der excitomotorischen Ganglien im Herzen bezogen.

Einfluss des Aderlasses auf das Blut im Allgemeinen.

Ein Versuch Buntzen's (212) ergab folgende Zahlen: (cit. bei Jürgensen) (206): Hund von 10 800 g: Blutentziehung von 258 g aus der Jugularvene: Dauer im Ganzen 10 Minuten:

1. Blutentziehung: 46,5 g
2. „ 81,0 „
3. „ 89,0 „
4. „ 35,0 „

Verlust an Blut während der Operation 6,6 g

Erste Blutentziehung 10 Minuten vor der Vierten	Spezif. Gewicht des defibrinierten Blutes	Feste Bestandteile des defibrinierten Blutes	Färbekraft des Blutes nach Welcker-Panum	Rote Blutkörperchen
I	1064,6	23,0	100	8,86 Millionen
IV	1063,5	22,8	97—97,2	8,43 „

In einem Versuche fand Buntzen (212) beim Serum der zweiten Portion 1021,8 spezif. Gew. und 11,5 pCt. feste Bestandtl. und der dritten „ 1021,3 „ „ „ 10,1 „ „ „ „

Diese Abnahme der festen Bestandteile ist schon lange bekannt (Nasse) (263).

J. Davy (235) sah bei sich verblutenden Lämmern das spezifische Gewicht von 1027 auf 1021 sinken.

Die eine Tabelle Lesser's (220) zeigt die gleichen Verhältnisse:

Prozentischer Rückstand:

Im Serum des Normalbluts	Nach einem Blutverlust von pCt. Körpergewicht			
	2—3	3—4	4—5	5—6
7,39	7,55	—	7,00	6,79
7,40	—	7,23	7,00	6,89
7,75	—	—	—	6,31
7,79	7,51	6,69	—	—
8,18	8,09	7,52	7,08	6,78

Jürgensen (206) hat über die Zusammensetzung des Serums nach Blutverlusten eine grössere Zahl von Versuchen an Hunden gemacht, bei denen längere Zeit zwischen den einzelnen Blutentziehungen verging. Ihre Ergebnisse sind folgende:

Nummer des Versuchs	Hunger-Stunden	Grösse der Blutentziehung in pCt. des Körpergewichtes	Feste Bestandteile des Serums	Spezifisches Gewicht des Serums
3.	72	2,5	75,4	1028,4
	96		75,5	1027,0
4.	72	1,3	103,6	1031,6
	96		102,3	1030,8
5.	72	2,7	86,8	1025,7
	96		77,3	1024,4
6.	72	2,6	89,6	1026,1
	96		84,5	1025,4
7.	72	1,5	80,8	1025,4
	96		78,9	1020,3
9.	72	3,4	85,7	1026,1
	96		79,4	1023,8
15.	72	2,2	83,5	1034,5
	96		80,3	1031,2

Durch Lesser's (220) Versuchszahlen war belegt, dass bei den in einem Zuge mit kurzen Unterbrechungen durchgeführten Aderlässen rasch eine Verminderung des festen Rückstandes auftritt. In Jürgensen's (206) Versuchen lagen zwischen der ersten und zweiten Blutentziehung 24 Stunden. In den beiden folgenden Experimenten ist die Zeit der Blutentleerungen eine wechselnde, aber auch sie sind an hungernden Hunden angestellt.

Nummer des Versuchs	Hunger-Stunden	Grösse der Blutentziehung in pCt. des Körpergewichtes	Feste Bestandteile des Serums in p. M.	Spezifisches Gewicht des Serums
13.	69	2,6	80,7	1030,4
	143		77,2	1030,7
14.	28	1,8	87,5	1035,0
	100		81,5	1033,9

Bei einem anderen Versuch lagen die drei Blutentziehungen je 24 Stunden auseinander:

Körpergewicht	Grösse der Blutentziehung in pCt. des Körpergewichtes	Feste Bestandteile des Serums in p. M.	Spezifisches Gewicht des Serums
6980	2,6	81,6	1029,8
7000	2,1	76,1	1028,8
6950	—	71,3	1024,6

Dass wenigstens bei hungernden Hunden eine nahezu konstante, aber nur geringe Aenderung des Serums nach Blutentziehungen auftritt und zwar in dem Sinne, dass die Menge der festen Bestandteile sich vermindert, die des Wassers zunimmt, ist nach diesen Zahlen nicht zu bezweifeln. Im allgemeinen, meint Jürgensen (206), darf man wohl annehmen, dass nur innerhalb sehr enger Grenzen Schwankungen des Wassergehaltes in dem Serum auftreten. — Eine weitere Frage ist die, ob die Znsammensetzung des festen Rückstandes im Serum die gleiche nach Blutentziehungen bleibt oder ob Aenderungen eintreten, z. B. ob der Eiweissgehalt verringert ist. Die Angaben der älteren Literatur sind nach Jürgensen's (206) Meinung nicht verwendbar. Panum (206) will eine geringe Abnahme des Serumalbumins gesehen haben, aber nicht verbürgen. Jürgensen (206) hat 2 mal bei hungernden Hunden auch die Albuminate bestimmt und das eine Mal eine bedeutendere, das andere Mal geringere Zunahme gesehen. Dauernde Aenderungen scheinen nach ihm nicht aufzutreten. Becquerel und Rodier (300) fanden für 10 Personen, denen je dreimal zur Ader gelassen wurde, im Mittel Serumeiweiss p. M.

Nach dem I. Aderlass	nach dem II.	nach dem III.
65 p. M.	63,7	64,6.

Dunin (237) fand, dass bei Kaninchen, denen $1/3$ der Gesamtblutmenge entzogen wurde, das spezifische Gewicht des Blutes von 1058 binnen 5 Minuten auf 1047 und nach 20 Minuten auf 1040 sank. Diese Wässrigkeit des Blutes beweist, dass aus den Geweben eine gewisse Quantität Lymphe hinzugetreten war, die den durch die Blutentziehung entstandenen quantitativen Verlust gedeckt hatte. Ob der durch den Aderlass herbeigeführte Blutverlust vollständig dadurch gedeckt wurde, ist er nicht im Stande zu sagen. Zu diesem Behufe wären exakte Methoden zur Bestimmung der Gesamtblutmenge vor und nach dem Blutverluste erforderlich, die uns vollständig fehlen. Manches scheint Dunin (237) darauf hinzuweisen, dass die Gesamtblutmenge in der Tat eine gewisse Verminderung erfährt. Bei zahlreichen Blutentziehungen, die Dunin gemeinschaftlich mit Frl. Dr. Salberg an Kaninchen machte, konstatierte er, dass das Gewicht des Blutserums stets unverändert blieb. In einem Experiment war das spezifische Gewicht des Blutes von 1053 auf 1040 gesunken, während das des Blutserums unverändert 1022 betrug. Somit hängt die ganze Verarmung des Blutes an Eiweiss von der Verminderung der Eiweissmenge resp. des Hämoglobins der roten Blutkörperchen ab. Besagter Eiweissverlust steht hauptsächlich mit der verminderten Zahl der roten Blutkörperchen in Zusammenhang. Für die Anämie nach Blutverlusten ist, wie Dunin ausführt, die Hypothese Biernacki's (231) von der primären Hydrämie des Blutes nicht anwendbar: hier entsteht die Hydrämie wenigstens in den ersten Stadien direkt infolge des Verlustes an roten Blutkörperchen ohne jegliche Veränderung ihrer chemischen Zusammensetzung. Wenn hierauf die roten Blutkörperchen selbst hydrämisch werden, so weist diese Tatsache gerade darauf hin, dass sich hier ein sekundärer Prozess abspielt, der aller Wahrscheinlichkeit nach davon abhängt, dass das Knochenmark junge, unreife, wasserreichere und eiweissärmere Formen zur Entwickelung bringt.

Lazarus (209) betont, dass schon das Ausfliessen einer geringen Menge Blutes der Qualität des gesunden Blutes im Sinne einer Hydroämie verschlechtert. Auf die Ausbildung derselben ist natürlich auch die Schnelligkeit des Ausfliessens von Einfluss. Bei stürmischen unmittelbar zum Tode führenden Blutungen tritt natürlich trotz des Flüssigkeitsersatzes aus den Geweben eine starke Herabminderung der Blutmenge ein, während bei leichteren und mittelschweren Entzündungen der Ersatz durch die Lymphe und das Gewebswasser rasch erfolgt. Die Hydrämie ist an den Veränderungen des spezifischen Gewichtes der Trockensubstanz und der Volumprozente der roten Blutkörperchen nachweisbar: Nach Herz (252), v. Jaksch (254) und, wie schon oben erwähnt, Dunin (237) betrifft die Zunahme an Wasser besonders der roten Blutkörperchen, während das Serum in seiner Zusammensetzung nicht so erheblich verändert wird. E. Grawitz (242) und Hammerschlag beziehen die Hydrämie des Blutes gerade in posthämorrhagischen Zuständen vorwiegend auf die Wasserzunahme des Serum. Für die Wasseraufnahme seitens der roten Blutkörperchen sprechen die Untersuchungen von R. Herz (252), der gerade an Beispielen posthämorrhagischer

Anämie den von ihm aufgestellten Typus der akuten Schwellung nachgewiesen hat. — —

v. Limbeck (222) beschäftigt sich mit der Frage nach der Beschaffenheit der nach Blutverlusten augenscheinlich ins Gefässrohr strömenden Flüssigkeit. Bereits vor einer langen Reihe von Jahren wurde durch die chemischen Untersuchungen C. Schmidt's (269) diese Frage dahin beantwortet, dass jedem Blutverluste eine Hypalbuminose des Blutes folge, dass das verloren gegangene Eiweiss durch Salz aus den Geweben ersetzt wird. Diese treten nach Massgabe der sogenannten Hydrationsverdichtung für die Eiweissverluste ein, so zwar, dass für 100 Teile Eiweiss 6 Teile Natron oder 13 Teile phosphorsaures Natron oder 30 Teile Chlornatrium in die Blutbahn übergehen (Diffusionsäquivalent!). Es ergibt sich aus diesen Tatsachen die Notwendigkeit eines relativen Salzreichtums oligocythämischen Blutes nach Eiweissverlusten!!

Als Beispiel diene ein Versuch Runeberg's (268): Ein Kaninchen von 1370 g erfährt eine Blutentziehung von 30 g. Vorher hat es 4,95 Mill. rote, $^3/_4$ Stunde nachher 2,21 Mill.; in diesem Zeitpunkte wird das Tier entblutet und die Kochsalzmenge in der ersten wie in der zweiten Blutprobe bestimmt. In der ersten fanden sich 0,479 pCt. Chlornatrium, in der zweiten 0,522 pCt.; dieser relative Salzreichtum oligocythämischen Blutes könnte sich dadurch erklären, dass das Blut an in seinem Salzreichtum gleichgebliebenem Plasma reicher geworden ist, oder dass das letztere gleichfalls eine höhere Konzentration durch Zutritt von Lymphe erfahren hat. v. Limbeck's (222) eigene diesbezügliche Beobachtungen lieferten nicht in allen Fällen gleichartige Resultate: bei 3 Kaninchen wurde das Serum von 2 im Verlaufe von $^3/_4$ Stunden nacheinander vorgenommenen Aderlässen untersucht: es fanden sich folgende Zahlen:

	1. Serum.	2. Serum.
1. Versuch:	0,449 pCt. NaCl.	0,446 pCt. NaCl.
2. „	0,288 „ „	0,345 „ „
3. „	0,365 „ „	0,435 „ „

Während sich also im ersten Versuche die Differenz des Kochsalzgehaltes in sehr engen Grenzen bewegt, fielen bei den folgenden Versuchen zu Gunsten des Kochsalzgehaltes der 2. Serumprobe aus.

Nun hat auch Hamburger (245) gefunden, dass die osmotische Spannung des Blutserums während der einzelnen Phasen der Verblutung konstant bleibt, was dafür spricht, dass die aus den Geweben nachströmende Flüssigkeit etwas salzreicher sein dürfte, als das in der Blutbahn zurückgebliebene Plasma.

Frägt man nun weiter nach der Ursache, warum es nach Blutverlusten zur Verdünnung des vorhandenen Blutes durch den Eintritt zellenloser Gewebsflüssigkeit oder Lymphe in die Blutbahn kommt, so müssen nach v. Limbeck (222) folgende Momente erwogen werden. Ein räumlicher Wechsel zweier Flüssigkeiten, die durch eine Membrane getrennt werden, kann, sofern nur osmotische Momente in Betracht kommen, nur dann eintreten, wenn entweder die chemische Beschaffenheit derselben oder die sie trennende Membran sich verändert hat. Keines dieser physikalischen Momente scheint hier Geltung zu haben, indem sich während einer raschen Blutung die Konzentration des Blutes noch weniger die des Plasmas nennenswert ändert und eine Veränderung der Gefässkapillaren in dieser Frist gleichfalls mehr als unwahrscheinlich ist. Es müsste deshalb auf sogenannte vitale Momente zur Erklärung des Uebertritts von Gewebslymphe in das Gefässrohr nach Blutverlusten Rücksicht genommen werden, nachdem wir osmotisch diese Erscheinung, wie v. Limbeck (222) meint, nicht zu erklären vermögen. Eine derartige vitale Ursache konnte in der Druckdifferenz gelegen sein die sich mit beginnender Erschlaffung der Vasokonstriktoren zwischen Geweben und dem restierenden Inhalt der Blutbahn ausbilden muss. So lange sich während des Abfliessens des Blutes aus der Ader durch die Wirkung der Vasomotoren das Gefässterritorium verkleinert, steht die Gewebslymphe noch unter demselben Drucke, wie vor dem Aderlasse. Sobald jedoch die Kontraktion der Gefässe nachlässt, ändern sich die Druckverhältnisse derart, dass nunmehr das Blut unter einem relativ niedrigen, die Gewebslymphe jedoch noch unter dem alten hohen Drucke steht. Dieses Moment kann es mit sich führen, dass sofort Lymphe in die Blutbahn übertritt, analog wie neue Lymphe gebildet wird, sobald die Lymphgefässe entleert werden.

Hierfür sprechen auch die Beobachtungen von Colson (234) und Heidenhain (251), welche fanden, dass nach Blutdrucksenkung die Menge der aus dem Ductus thoracicus abfliessenden Lymphe abnimmt. Der relative Salzreichtum und die relative Eiweissarmut der Lymphe kann dann die chemische Differenz zwischen dem ersten und dem zweiten Aderlass hinlänglich erklären, umsomehr, als Runeburg (268) nachgewiesen hat, dass bei steigendem Druck Wasser und Salzlösungen rascher differenzieren als Eiweisslösungen. Es scheint demnach, dass für die Wiederherstelllung des alten Blutvolums nach einem Aderlass zum Teil die Druckdifferenz, die mit der Erschlaffung der Vasokonstriktoren sich zwischen Blut und Lymphe ausbilden muss, den Uebertritt von Lymphe erklären kann. Ob hierbei noch eine sekretorische Tätigkeit der lebenden Kapillarwand mit besteht, wie das Heidenhain (251) für physiologische Verhältnisse annimmt, scheint v. Limbeck nicht sicher zu sein.

Dass Blutverluste im allgemeinen erfahrungsgemäss von verschiedenen Individuen verschieden gut vertragen werden, z. B. von Erwachsenen mittleren Alters besser als von Kindern oder Greisen, scheint v. Limbeck (222) in drei Punkten begründet zu sein:

1. Im Wassergehalte der Gewebe und des Körpers überhaupt, welcher selbst von der Quellungsfähigkeit der ersteren abhängen mus.

2. In der Schnelligkeit, mit der dieselben ihr Wasser an die Blutbahn abzugeben vermögen.

3. In der Schnelligkeit, mit der der Blutverlust erfolgt. — — —

Ziegelroth (275) beschäftigte sich mit der Veränderung des spezifischen Gewichtes des Blutes nach dem Aderlass. Die Bestimmungen wurde mit der Hammerschlag'schen Methode ausgeführt. Ziegelroth (275) entnahm den Blutstropfen dem Ohrläppchen, weil dort (nach ihm) das Blut spezifisch am schwersten ist. Er fand am Fuss 1056—1057, an der Fingerkuppe 1058—1060, am Ohrläppchen 1060—1061, während das Aderlassblut mit dem Blute aus dem Ohrläppchen gleich schwer war. Das spezifische Gewicht des Blutes bei drei Aderlässen sank nach dem Aderlass um 7—11 °. Sechs Stunden später ist es höher als im Anfang und erreicht nach weiteren 12 Stunden die ursprüngliche Höhe. Ziegelroth (275) hat bei einem und demselben Patienten am 21. April: 230 ccm, am 2. Mai: 210 cmm und am 8. Mai: 180 ccm Blut entleert. Dies hat am 21. April ein spezifisches Gewicht von 1061, am 9. Mai 1060. Die starke Erniedrigung nach dem Aderlass erklärt sich aus dem Aufsaugen spezifisch leichterer Gewebsflüssigkeit (1003—1006 ?). Das Gewebe wird ordentlich entspannt, entlastet. Ziegelroth (275) ist geneigt, das Gefühl innerer Erleichterung, das die Patienten angeben, dadurch zu erklären. Sofort beginnt die Regeneration, sie ist in wenigen Stunden vollendet (? ?). —

Was den osmotischen Druck im Blute anlangt, so hat, wie schon erwähnt, Hamburger (245) denselben mit der Gefrierpunktsmethode in allen Phasen der Verblutung gemessen und denselben konstant gefunden. Viola und Jona (272) wollen bei direkter Messung denselben unmittelbar nach einem Aderlass etwas herabgesetzt gefunden haben und zwar 7 Stunden lang.

v. Limbeck (222) hat die Hypertonie des Blutserums während des Verblutungstodes bei einem Hunde an drei Blutportionen nach der Hamburger'schen Methode gemessen und fand sie in der ersten 0,904, in der zweiten 0,896, in der dritten = 0,908 $^0/_0$ Na Cl, also nahezu konstant.

Koeppe (256) stellte bei Kaninchen Versuche mit Blutentziehungen an und bestimmte vorher und nachher den osmotischen Druck des Plasmas bezogen auf Grammmoleküle Rohrzucker auf 1 Liter Wasser und die Volumprozente der roten Blutkörperchen mit den Hämatokriten. Er fand:

	Osmotischer Druck des Plasmas			Volumprozente der roten Blutkörperchen		
	I.	II.	III.	I.	II.	III.
Vor dem Aderlass:	0,2425	0,255	0,2525	36,8	44,4	40,9
Nach d. Aderlass:	0,2525	0,2625	0,2525	27.6	40.2	33,3

Die starke Abnahme der roten Blutkörperchen besonders bei den starken Blutentziehungen in I und III zeigt, dass eine erhebliche Verdünnung des Plasmas durch Gewebslymphe stattgefunden hat, gleichwohl ist der osmotische Druck des Blutplasmas nicht erheblich alteriert. Daraus geht nach Koeppe (256) hervor, dass die Gewebslymphe etwa den gleichen osmotischen Druck hat, wie das Blutplasma. Der geringe Unterschied in Untersuchung I und II würde nicht sonderlich ins Gewicht fallen, allein in der nächsten Zeit nimmt bei allen drei Tieren der osmotische Druck des Plasmas noch zu und dadurch erhalten wir einen Hinweis auf einen Faktor, der eventuell für diesen, wenn auch kleinen so doch nachweisbaren Unterschied verantwortlich gemacht werden könnte: Durch den grossen Verlust an roten Blutscheiben muss notwendigerweise die Kohlensäureausscheidung beeinträchtigt werden: es könnte dies ein Grund für das Ansteigen des osmotischen Druckes des Plasmas sowohl wie der Gewebslymphe sein. —

Diesen Ausführungen Koeppe's (256, 298) gegenüber hebt Hamburger (290) mit Nachdruck hervor, dass die in Rohrzucker ausgedrückte molekulare Konzentration nicht in aller Strenge die Zahl der Moleküle + Jonen im Liter Serumwasser ausdrückt, wie Koeppe es erscheinen lässt. Eine Rohrzucker- und eine Salzlösung, z. B. eine Kochsalzlösung, welche den Blutkörperchen dasselbe Volum erteilen und also, abgesehen von der durch Eindringen von Cl verursachten Komplikation miteinander isotonisch sind, enthalten nicht dieselbe Anzahl Teilchen in einem Liter Wasser. Es rührt dies davon her, dass die Rohrzuckermoleküle grösser sind als die Na Cl - Moleküle resp. Jonen. Dementsprechend ist es auch nicht gestattet, die Gefrierpunktserniedrigung des Serums einfach durch Multiplikation der von diesem Autor gefundenen molekularen Konzentration mit 1,85 ° zu berechnen. Will man dieselbe aus der gefundenen molekularen Rohrzuckerkonzentration ableiten, so hat hat man sie in einer Tabelle aufzusuchen. Wenn somit die von Koeppe (256, 298) für das Blutplasma angegebene osmotische Konzentration nach Hamburger (290) in absolutem Sinne als nicht richtig anzusehen ist, so scheinen doch seine Ergebnisse betreffs der Schwankungen, welchen diese Konzentration unter bestimmten physiologischen und pathologischen Bedingungen unterliegt, richtig zu sein. Hamburger (245) zweifelt übrigens die Richtigkeit der Hämatokritversuche mit der Kreiselcentrifuge bei Zuckerlösungen an. —

Nach Hamburger (290) veröffentlichten Fano und Botazzi (240) eine Reihe von Versuchen, die den Einfluss verschiedener Eingriffe auf den osmotischen Druck des Blutserums darlegen sollten. Bei ihren Blutentziehungen am Hund fanden sie gewöhnlich eine Abnahme des osmotischen Druckes, d. h. der Gefrierpunktserniedrigung, zuweilen jedoch eine Vermehrung. Nach den übereinstimmenden Resultaten, die Hamburger mittelst der Blutkörperchen-, Pflanzenzellen- und Gefrierpunktsmethode, die von Limbeck (222) mit der Gefrierpunktsmethode und Koeppe (256, 258) mit dem Hämatokriten gewonnen, führt also die Blutentziehung (unter physiologischen Verhältnissen) nur eine sehr unbedeutende Aenderung im osmotischen Drucke der Blutflüssigkeit herbei. — — —

Magnus beobachtete nach Aderlässen eine geringe Gefrierpunktserniedrigung, nach Richter ist die Blutentziehung ohne Einfluss auf den Gefrierpunkt.

v. Hösslin (303) fand bei seinen neuerlichen Untersuchungen nach dem ersten Aderlasse ein geringes Sinken des Gefrierpunktes, nur bei zwei Versuchen stieg derselbe etwas. Mit den weiteren direkt folgenden Blutentziehungen nimmt konstant die Gefrierpunktserniedrigung zu, so dass stets nach der dritten Blutentnahme, welche höchstens 45 Minuten nach der ersten stattfand, der Normalwert wieder erreicht oder sogar schon überschritten war. Von diesem Punkte an nahm, soweit die Blutentnahme am selben Tage stattfand, die Gefrierpunktserniedrigung stetig zu. Der Eiweissgehalt des Blutes sank unter gleichen Umständen langsam beinahe konstant.

Proben	Zeit	Menge	Δ	E-Gehalt	Hb-Gehalt	Zahl der roten Blutkörperchen
1.	4.XII. 4 U. 12 M. p. M.	20 ccm	—0,595	6,448 pCt.	60-65 pCt.	5,5 Millionen
2.	4.XII. 4 „ 15 „ „ „	20 „	—0,603	6,190 „	—	—
3.	4.XII. 4 „ 27 „ „ „	20 „	—0,680	5,894 „	55-60 pCt.	4,4 Millionen
4.	4.XII. 5 „ 09 „ „ „	20 „	—0,595	5.506 „	—	4.0 „
5.	6.XII. 3 „ 50 „ „ „	20 „	—0,595	5.312 „	55-60 pCt.	3,8 „
6.	6.XII. 4 „ 11 „ „ „	20 „	—0,630	4,568 „	40 pCt.	3,2 „
7.	6.XII. 4 „ 24 „ „ „	20 „	—0,635	4,666 „	—	—
8.	6.XII. 4 „ 39 „ „ „	20 „	—0,650	4,598 „	—	—

Es erhellt aus diesen Versuchen die Unabhängigkeit des Eiweissgehaltes des Blutserums von seinem Gefrierpunkt. — — —

Etwas ganz anderes ist es natürlich, wenn wir uns fragen, ob nicht unter pathologischen Verhältnissen der Aderlass auf den osmotischen des Blutes einwirken kann. Nach den Untersuchungen von A. von Korányi (295—297), Kossler (293), Hamburger (291), Dreser (286), Winter (338), Bugarski und Tangl (282) und Lindemann (308) entspricht die molekulare Konzentration des normalen Blutes einer Gefrierpunktserniedrigung von —0,56° C. Und zwar scheint der Organismus diese Konzentration sehr energisch festzustellen wie Hamburger's (290) bis zum Verblutungstode fortgesetzte Bestimmungen beweisen. Dagegen hat Korányi (295) und besonders Lindemann (308) bei Urämikern eine Vermehrung der molekularen Konzentration und der Gefrierpunktserniedrigung gesehen. Korányi (295) sah freilich die Werte bei Nephritikern zwischen —0,49° C. und —0,71° C. schwanken, einmal soll sogar einer seiner Nephritiker einen Gefrierpunkt von —1,04° C. besessen haben. Lindemann (308) zweifelt die Richtigkeit dieser Resultate an und schuldigt den Umstand, dass Korányi (295) Schröpfkopfblut und nicht solches von Aderlässen genommen hat, als die Ursache des hohen Wertes an. Durch die Schröpfköpfe kann ausser dem Blute noch Lymphe herausgezogen werden, deren Gefrierpunkt höher zu sein scheint. Lindemann (308) fand bei nicht urämischen Nephritikern normale, bei Urämikern stark vermehrte molekulare Konzentration bis zu —0,70° C. Gefrierpunktserniedrigung. Auch bei der experimentellen Urämie sah er starke Zunahme der letzteren von —0,62° C. auf —0,73° C. und bei einem mittleren Hunde —0,74° C. und —0,73° C. am 4. Tage nach Ureterenunterbindung. Die Steigerung der Gefrierpunktserniedrigung von —0,56° C. auf —0,70° C. bei den Urämikern bedeutet eine Erhöhung des osmotischen Druckes von 6,26 auf 8,45 Atmosphären, d. h. um mehr als 2 Atmosphären. Diese Vermehrung des osmotischen Druckes steht nicht im Widerspruch mit den Angaben der Autoren, die von Christison (285) angefangen bis auf Hammerschlag (246), Stintzing und Gumprecht (326), v. Jacksch (254) und Askanazy (276) annehmen, dass bei Nierenkranken der Wassergehalt des Blutes vermehrt ist. In der neuesten Zeit haben besonders Biernacki (231) und Brunner (280) den sehr hohen Wassergehalt des Blutes bei Urämikern betont. Das beweist aber, wie Lindemann (308) ausführt, nichts gegen die Erhöhung des osmotischen Druckes, sondern spricht nur für die Verminderung des Eiweissgehaltes, die aus den Bestimmungen des spezifischen Gewichtes und des Trockenrückstandes erhellt. Das zeigt sich deutlich an drei Fällen von Urämie, wo Lindemann (308) das spezifische Gewicht mit dem Gefrierpunkt gleichzeitig bestimmte. Er fand

bei Fall 1:	Gefrierpunktpunkt	—0,64° C.	Spezif. Gew.	1027,67
„ „ 2:	„	—0,68° C.	„ „	1023,78
„ „ 3:	„	—0,70° C.	„ „	1018,70

Strubell (335) fand bei einem und demselben Urämiker bei zwei Aderlässen im Serum

1:	Gefrierpunkt	—0,78 °C.,	Spez. Gew. 1,0295,	Brechungsexponent 1,35120
2:	„	—0,975 °C.,	„ „ —	„ 1,35135

Das spezifische Gewicht wurde das zweite Mal nicht bestimmt, aber da der Brechungsexponent des Blutserums nach Strubell (336) im wesentlichen vom Eiweissgehalt abhängt, so zeigt auch dieses Beispiel das Steigen des osmotischen Druckes bei nahezu konstantem Eiweissgehalt. Die Zahl —0,975° C. als Gefrierpunkt des Blutes nähert sich der von Lindemann (308) beanstandeten Zahl Korányi's, doch kann hier der Einwand bezüglich des Schröpfkopfblutes nicht geltend gemacht werden, da Strubell am Aderlassblute arbeitete. Allerdings wurde das Blut hierfür das zweite Mal ganz kurz vor dem exitus als therapeutisches ultimum refugium entzogen, was wohl die hohe Konzentration durch die zum Tode führende Ueberschwemmung des Blutes mit harnfähigen Substanzen bei völliger Anurie erklärt.

Aus diesen Untersuchungen erhellt die Verschiedenheit der Funktionen des spezifischen Gewichtes resp. des Brechungsexponenten und der Gefrierpunktserniedrigung (siehe besonders auch die grundlegenden Untersuchungen Alexander von Korányi's (295) und seiner Schüler): der Eiweissgehalt im Blute der Urämiker ist herabgesetzt, ohne dass das Steigen des osmotischen Druckes dadurch verhindert wurde, im Gegenteil die beiden Erscheinungen stehen theoretisch in bester Uebereinstimmung. —

Aus den Injektionsversuchen Lindemann's u. A. mit Salzlösungen in die Blutbahn erhellt, dass das Blut sich bedeutender Mengen von eingeführten Stoffen zu entledigen vermag, um seinen osmotischen Druck konstant zu erhalten, was ja in vollster Uebereinstimmung mit den oben erwähnten Versuchen Hamburger's steht. Erst wenn diese regulatorische Vorrichtung nicht mehr ausreicht, kommt es nach Lindemann (308) zu einer Anhäufung von Stoffen, zu einer Steigerung der Konzentration resp. des osmotischen Druckes und damit zu den Erscheinungen, wie sie bei der Urämie beobachtet werden. Aus diesen Untersuchungen, wie aus denen von v. Brasol (211), Klikowicz (294), Novi (310) und Hamburger (292), die sämtlich verschiedene Salzlösungen in die Blutbahn injizierten, erhellt, dass gewisse Mengen Salz eingeführt werden können, bevor die molekulare Konzentration des Blutes steigt. Wo die Ablagerung dieser Salzmengen erfolgt und welche Gewebe und Organe des Körpers dazu am meisten befähigt sind, ist noch so gut wie unbekannt. Mit diesen aus dem Blute verschwindenden Stoffen verlässt auch Eiweiss die Blutbahn, wie auch die Versuche von Klikowicz (294) und Hamburger (292) beweisen. Das Blut wird ärmer an Trockensubstanz, sodass Klikowicz (298), Brasol (211) und Münzer (309) von einem gegen das Blut hingerichteten Wasserstrom sprechen.

Diese Uebereinstimmung der Befunde bei Injektion koncentrierter Lösungen an sich unschädlicher Stoffe mit den Befunden bei der Urämie, wie sie experimentell auch Richter (314) und Róth ermittelten, ist so gross, dass Lindemann (308) die Erhöhung des osmotischen Druckes im Blute als die wahre Ursache der Urämie anspricht. Dass die Urämie doch relativ selten bei den verschiedenen Nierenentzündungen beobachtet wird, ist wohl verständlich, da das Blut sich in weitgehendem Masse der angehäuften Stoffe zu entledigen vermag, so dass es seine molekulare Koncentration mit grosser Zähigkeit festhalten kann. Wahrscheinlich ist, wie Lindemann (308) meint, die Elimination der sich anhäufenden Stoffe aus dem Blute in noch ausgiebigerer Weise möglich, wenn gleichzeitig Oedeme bestehen. Dass bei einzelnen Fällen von Urämie zu der Erhöhung des osmotischen Druckes auch noch specielle Wirkungen an sich giftiger Stoffe hinzutreten können, will Lindemann (308) nicht in Abrede stellen, wenn es ihm auch zweifelhaft erscheint, da die bisherigen Versuche, derartige Stoffe nachzuweisen, bisher wenig Erfolg hatten.

Wenn man diesen Anschauungen Lindemann's (308) beipflichten will, so ergibt sich für die Therapie der Urämie allerdings ein ganz neuer Gesichtspunkt. Die Wirkung des Aderlasses mit nachfolgender Injektion von einer physiologischen Kochsalzlösung, die bei einem Gehalte von 0,6 pCt. NaCl einen Gefrierpunkt von — 0,38° C., also einen bedeutend niedrigeren osmotischen Druck als das normale Blutserum besitzt, ist ohne Weiteres einleuchtend bei einer Erhöhung des osmotischen Druckes im Blute. Wahrscheinlich würde, wie Lindemann (308) meint, die Injektion einer Lösung von noch geringerem Procentsatz, etwa 0,3 pCt. NaCl, einen noch günstigeren Erfolg haben. Aus den Untersuchungen Hamburger's (292) ist bekannt, dass solche verdünnte Lösungen ohne jeden Nachteil injiciert werden können. Hamburger (292) injicierte einem Pferde von 300 kg 7 Liter einer hypotonischen Lösung vom Salpeterwerte 0,474 pCt., was einem Kochsalzgehalte von 0,271 pCt. und einem Gefrierpunkte von — 0,166° C. entspricht, ins Blut, ohne dass rötliche Färbung des Blutserums auftrat, also ohne dass Austritt von Hämoglobin stattfand und ohne dass der osmotische Druck des Serums in nachweisbarem Masse sich änderte.

Nun wendet sich freilich von Korányi (297) gegen diese Hypothese Lindemann's (308): Nach seinen, Korányi's, Erfahrungen gibt es Urämien mit normalem Gefrierpunkt und andererseits kann die Gefrierpunktserniedrigung des Blutes stark zunehmen, ohne dass Urämie entstehen würde. Wenn somit nach Korányi die Urämie durch die Kryoskopie nicht erklärt werden kann, lieferte diese ihm wichtige Thatsachen zu einer neuen Theorie der Wassersucht. Die Retention fester Moleküle bei der Niereninsufficienz bildet nach ihm die Ursache der Wasserretention. Er konnte beweisen, dass die Wasserausscheidung durch die Haut und die Lungen bei Zunahme des osmotischen Druckes des Blutes beschränkt wird. Dieser Wasserretention können die Nieren eine Zeit lang entgegen wirken. Nimmt jedoch die wassersecernierende Thätigkeit derselben ab und kommt durch die schwere Erkrankung des Parenchyms jener Zustand zur vollen Entwickelung, den Korányi mit seinen Schülern Kövesi und Róth-Schulz (300) studiert hat, indem bei Verlust der Akkommodationsfähigkeit der Nieren jedes feste Molekül nur mit einer kaum wechselnden Wassermenge entleert werden kann, dann wird das Plus an Wasser, welches aus der beschränkten Verdunstung oder aus einer der Ausscheidung nicht entsprechenden Wassereinnahme stammt, zurückgehalten und es muss zur Entwickelung einer hydrämischen Plethora kommen. Wie Kövesi (300) und Surányi bewiesen haben, ist die entsprechende Veränderung des Bruches $\frac{\delta}{\text{spec. Gew.}}$ des Serums ein ausserordentlich empfindliches Zeichen einer Niereninsufficienz.

Korányi fährt fort: „Aus dem Gesagten folgt für die Behandlung von Nierenkranken die Notwendigkeit einer genauen Regelung der Flüssigkeitsaufnahme. Trinkt der Nierenkranke so wenig, dass das seinen Nieren zur Verfügung stehende Wasserquantum bei der geringen Fähigkeit, den Harn zu koncentrieren, zur Ausfuhr der festen Moleküle nicht ausreicht, so kommt es zu einer Retention derselben, welche weiter geht, als sie der geringeren Permeabilität der Nieren für feste Stoffe zu Folge unbedingt gehen muss. Trinkt dagegen der Patient mehr als seine Nieren, der Abnahme ihrer diluierenden Kraft entsprechend und entsprechend ihrer beschränkten Permeabilität für feste Moleküle herausbefördern können, dann wird Wasser zurückgehalten. Bei der Regelung der Diät Nierenkranker müssen wir sorgfältig beide Fehler vermeiden und die richtige Wasserzufuhr aus ihrem Einfluss auf den Gefrierpunkt des Harns und auf die molekulare Diurese zu bestimmen suchen. Bei der Behandlung der Wassersucht muss die Beschränkung des Gehaltes des Blutes an festen Bestandteilen als unsere wichtigste Aufgabe gelten, da die Wasserretention nur eine Folge der Retention fester Moleküle ist. Der Zweck kann ausser durch geeignete Diuretika auch in beschränktem Masse durch eiweissarme Diät erreicht werden."

Dass Letzteres möglich sei, suchte v. Korányi (296) an nephrektomierten Kaninchen, denen er verschiedene Nahrung (Eiweiss, Kohlehydrate und Fett) gab, an der Hand der Gefrierpunktsbestimmung des Blutes zu erweisen. Strubell (333) wies Korányi's (296) diesbezügliche Versuche als nicht einwandsfrei zurück, kam aber auf Grund seiner Versuche an Hunden zu ähnlichen Schlüssen wie dieser. Strubell's (333) Hunde, die mit Kohlehydrate gefüttert waren, überlebten die doppelseitige Nephrektomie bedeutend länger als die mit Eiweiss oder Fett genährten Tiere oder als Hungertiere. Strubell (333) will daher den Nephritikern und beginnenden Urämikern leicht resorbierbare Kohlehydrate oder wenigstens vegetabilische Nahrung geben in der Hoffnung, der Vermehrung des osmotischen Druckes und der Vermehrung der Moleküle bei einer Nahrung von dem gleichen Kalorienwerte entgegenzuarbeiten. —

Es ist, wie mir scheint, für unsere therapeutische Frage ziemlich gleichgiltig, ob man den Ausführungen Lindemann's (308) oder denen Alexander v. Korányi's (297) beipflichten will. In einem Punkte sind sich beide Autoren einig: darin, dass bei der Urämie Moleküle retinirt werden, ob nun in den Geweben oder im Blute oder in beiden. Wenn nun auch Urämien bestehen mögen, bei denen der Gefrierpunkt des Blutes nicht stärker erniedrigt als normal, die retinierten Moleküle also nur in den Geweben liegen und dort ihre schädlichen Wirkungen durch ihre vermehrte Koncentration hervorrufen, so wird es unter allen Umständen auf der Basis aller der eben angeführten theoretischen Erörterungen und experimentellen Befunde rationell erscheinen einen Teil der retinierten Moleküle durch Aderlass zu entfernen und den im Körper verbleibenden Rest durch Injektion sehr diluierter Kochsalzlösungen zu verdünnen. Wir finden daher, dass sich unsere theoretischen Vorstellungen in erfreulicher Weise mit den klinischen Beobachtungen decken und es wird für ein zielbewusstes Vorgehen nur förderlich sein zu wissen, dass Theorie und Praxis in diesem Punkte zu gleichen Resultaten gelangt sind.

Diese Annahme erfährt noch eine weitere experimentelle Stütze durch Versuche von Starling (322—325). Es war, wie schon erwähnt, durch die Untersuchungen von Brasol (211) und Klikowicz (294) bekannt, dass die Injektion konzentrierter Zucker- und Salzlösungen zu einer starken Wasserwanderung aus den Geweben ins Blut Veranlassung gibt. Somit ist eine vorübergehende Ueberfüllung des Gefässsystems und eine Erhöhung des Kapillardrucks gegeben, welche Starling (322—325) durch gleichzeitige Messung des Druckes in der A. femoralis.

der Pfortader und der Vena cava inferior feststellen konnte. Das Zustandekommen der hydrämischen Plethora nach der Injektion kann dadurch verhindert werden, dass den betreffenden Tieren vorher durch einen Aderlass Blut entzogen wird. Die Injektion einer konzentrierten Lösung von 6 g Zucker hat etwa die gleiche Wirkung als ob 100 ccm physiologische Kochsalzlösung eingespritzt würden. Wenn nun einem Hunde erst 240 ccm Blut entzogen und dann 18 g Zucker in 20 ccm Wasser injiziert wurden, so blieb die Plethora und die damit verbundene Erhöhung des Kapillardrucks gegen die Norm aus und es trat auch keine Vermehrung der Lymphe auf. Starling folgert daraus, dass die durch die Injektion veranlasste Erhöhung des osmotischen Druckes im Blute und die dieser Veränderung proportionale Erhöhung des Kapillardruckes die wirksamen Faktoren sind.

Diese Resultate Starting's sind sehr interessant, einmal, weil sie ein helles Licht auf die klinisch so oft beobachtete Tatsache werfen, dass der Blutdruck bei Urämie nach einem Aderlass von etwa 250 ccm Blut durch eine Injektion von etwa 400 ccm physiologischer Kochsalzlösung, also einer grösseren Quantität als entleert wurde folgt, dennoch sinkt und dass der gespannte harte Puls weich wird. Weiterhin aber ist der Versuch Starling's deshalb so wichtig für die Frage des Aderlasses bei der Urämie, weil die Kapillarwände wie osmotische Membranen wirken, es also ganz gleichgiltig ist, ob die konzentrierte Lösung ins Gefässsystem gespritzt wird, wie in dem Versuche Starling's, oder ob sie in den Geweben angehäuft ist, wie bei der Urämie. Die Wirkung des Aderlasses in dem einen Falle gestattet einen bestimmten Rückschluss darauf, dass auch in dem anderen dieselbe Wirkung, entsprechend den Gesetzen der Diffusion, zu verwerten ist. Starling hat, wie auch Andere schon darauf hingewiesen, dass die schon lange konstatierte Wasserzunahme des Blutes nach Aderlass (Trockensubstanzabnahme von 7,77 pCt. auf 6,47 pCt.) sich nur auf eine Flüssigkeitsresorption durch die Blutkapillaren zurückführen lassen. Die Versuche und Auseinandersetzungen von Róth (450) haben gezeigt, dass, soweit das bisher bekannte Tatsachenmaterial zu einem solchen Schlusse ausreicht, die Diffusionsvorgänge dieselben sind, ob die Konzentrationsänderungen im Blut oder in der Peritonealhöhle gesetzt werden, und dass in beiden Fällen für die Permeabilität der Kapillarwand dieselben Schlüsse gezogen werden dürfen. Wie Ellinger (287) ausführt, bestehen aber gerade über die Permeabilität der Kapillarwand noch weitgehende Meinungsverschiedenheiten: z. B. ist noch gar nicht entschieden, ob dieselbe in den verschiedenen Körperteilen verschieden durchlässig ist oder nicht. Für die Verschiedenheit der Lymphsorten führt Starling (322—325) an, dass die Extremitätenlymphe arm, die Leberlymphe aber reich an Eiweissstoffen sei. Aber hier können Unterschiede im Filtrationsdruck (Runeberg 316), Unterschiede im Eiweissverlust der Zellen u. a. eine Rolle spielen. Ferner soll die Hemmung des Blutzuflusses nach der landläufigen Anschauung die Durchlässigkeit der Kapillaren vermehren. Trotzdem vollzieht sich z. B. die Lymphbildung an toten Tieren nach Zuckerinjektion nach den gleichen Gesetzen wie beim Lebenden (Asher). — — —

Mit einem Wort: ein Aderlass bewirkt bei der urämischen Retention harnfähiger Substanzen einen Strom molekular hochbeladener Flüssigkeit aus den Geweben durch die Kapillarwand ins Blut, wo nach einer an den Aderlass sich schliessenden Infusion schwacher Kochsalzlösung eine ausgiebige Verdünnung stattfindet, in deren Gefolge die Gewebe wieder von einer molekular weniger konzentrierten Blutflüssigkeit durchströmt werden. Diese momentane Verdünnung der Blutflüssigkeit genügt offenbar in vielen Fällen, um die im Zentralnervensystem angehäuften, giftig auf dasselbe wirkenden Substanzen fortzuspülen und so den ganzen bedrohlichen Symptomenkomplex zum Weichen zu bringen. Diese theoretisch gut fundierte Annahme scheint mir eine genügende Erklärung für die klinisch so oft beobachtete Wirkung des Aderlasses bei der Urämie zu geben auch ohne dass wir uns endgültig auf diese oder jene Hypothese über die Entstehung der Urämie festlegen. —

Von weiteren Untersuchungen erwähne ich die von H. Senator (318), der die tiefere Gefrierpunktserniedrigung bei der Urämie häufig aber nicht konstant fand. M. Senator (321) fand bei 6 Fällen von Urämie fünf, wo der Gefrierpunkt unter — 0,60 ° lag. Rumpel (315) fand die Werte für die Gefrierpunktserniedrigung meist mehr oder minder bei Urämie erhöht, konnte eine Erhöhung auch bei chronischen Nephritiden ohne Urämie beobachten. H. Strauss (330) sah unter 12 Fällen δ 8 mal grösser als — 0,60 °. Bei 3 Fällen chronischer Urämie fand er jedoch Werte von — 0,56 resp. — 0,57 °. Bei 15 Fällen von chronischer Nephritis ohne Urämie fand er nur zweimal den Wert von $\delta = -0{,}60°$, bei 15 serösen Ergüssen von Nephritikern ohne Urämie nur 3 mal Werte von $\delta = -0{,}59\ °C$. Bei zahlreichen weiteren Untersuchungen hat er diese Befunde bestätigen können. H. Strauss (188) bezeichnet daher die Erhöhung von δ bei der Urämie: als eine Begleiterscheinung aber nicht als die Ursache der Urämie, die aber praktisch insofern eine Rolle spielt, als sie ein Zeichen dafür darstellt, dass es in dem betreffenden Falle zu einer Retention von toxischen Substanzen gekommen ist. H. Strauss leugnet den ursächlichen Zusammenhang des δ mit dem Ausbruch der Urämie und beruft sich auf die Arbeiten von Ceconi u. Micheli (284), Pace (211), A. Landau (307) und von Engelmann (288, 289), welch Letzterer auf Grund der kryoskopischen Untersuchung von 36 Urämiefällen zu ähnlichen Ergebnissen gelangt ist. H. Strauss (332) will die für δ erhaltenen Werte nur im Zusammenhang mit den gleichzeitig vorhandenen klinischen Erscheinungen verwertet sehen.

Bei der Eklampsie fand Szilli (447) unter 5 Fällen nur einmal einen Wert für δ von — 0,60 °, Krönig bei einer gleichen Zahl von Fällen stets normale Werte, Bousquet (281) $\delta = -0{,}61°$, $-0{,}60°$ und $-0{,}62°$, ohne dass er angiebt, ob die CO_2 entfernt war. Kümmell (304—306) sah bei einigen Fällen erhöhte Blutkonzentration bis $\delta = -0{,}60°$

am defibrinierten Blute. Bei Epilepsie sah Kümmell (304—306) im Anfall einmal Erhöhung von δ, H. Strauss (328) fand einmal einen normalen Wert. —

H. Strauss (188) empfiehlt den Aderlass bei der Urämie trotz seines oben erwähnten theoretischen Standpunktes auf Grund der klinischen Erfahrungen, wünscht aber die früher gebrauchte physiologische Kochsalzlösung durch butisotonische Zuckerlösungen (ca. 5 pCt.), allenfalls nach Schücking (448) mit Zusatz von Natriumsaccharat ersetzt zu sehen (etwa 3,5 pCt. Fruktose mit 0,3 pCt. Natriumsaccharat). Er plädiert auch für rektale Wasserzufuhr am besten in der von Wernitz (449) geübten Einführungsart.

Dass auch die Viskosität, die innere Reibung des Blutes eine Veränderung und zwar eine Verminderung erfährt, konnte Russel Burton-Opitz (283) nachweisen, mittels des Hürthleschen Apparates. Das Ergebnis von drei Versuchen an Hunden ist das, dass jedesmal die Viskosität abnahm; diese Abnahme geht aber weder parallel der Grösse der Blutentziehung noch der Aenderung des spezifischen Gewichts, woraus zu schliessen ist, dass die die Viskosität bestimmenden Faktoren nicht ganz dieselben sind wie die, die das spezifische Gewicht beeinflussen. —

Hirsch und Beck (302) untersuchten am klinischen Material die Viskosität des Blutes bei Nephritikern und fassen die Ergebnisse ihrer Untersuchungen dahin zusammen, dass bei den meisten ihrer Fälle von Nephritis eine Erhöhung der Viskosität nicht zu konstatieren war. Die in mehreren Fällen festgestellte hochgradige Herabsetzung der Viskosität findet ihre Erklärung in der bestehenden Hydrämie. In drei Fällen fand sich eine gesteigerte innere Reibung des Blutes. In einem Falle von genuiner Schrumpfniere war die innere Reibung auf fast das Doppelte gestiegen. In keinem dieser Fälle bestand eine bemerkenswerte Hydrämie. In dem oben angeführten Falle von genuiner Schrumpfniere und in einem weiteren Falle beobachteten sie die Steigerung der Viskosität nach dem Ausbruche urämischer Erscheinungen. Dieses Verhalten bedarf weiterer klinischer und experimenteller Nachprüfung.

Schreiber und Hagenberg (329) fanden bei ihren Versuchen an nephrektomierten Hunden und an Urämikern, an denen sie die Wirkung des Aderlasses mit nachfolgender Kochsalzinfusion erprobten, dass der Gefrierpunkt des Blutes weder durch den Aderlass noch durch die Infusion verändert wurde, dass aber konstant die Viskosität des Blutes, die durch die Urämie an sich nicht irgendwie erheblich verändert wurde, abgenommen hatte. In gleicher Weise, wenn auch weniger konstant, verhielt sich die Viskosität des Serums allein. Diese Verminderung würde eine Erleichterung der Herzarbeit bedeuten, die bei der Urämie eben derartig geschwächt ist, dass es selbst Blut normaler Viskosität schwer durch die Blutbahn treiben und den Organismus so mangelhaft versorgen kann. Ein fünfter Versuch bot zwar das entgegengesetzte Verhalten, doch wurde der 2. Aderlass hier erst $1^1/_2$ Monate nach dem ersten gemacht, wo sich allerdings eine Steigerung der Gefrierpunktserniedrigung (von — 0,71 auf — 0,81) und erhebliche Steigerung der Viskosität des Gesamtblutes und Serums zeigte. — — —

Es scheint mir, als ob auf diesem Wege eine befriedigende Erklärung der Aderlasswirkung nicht zu erzielen ist: jedenfalls ist sie durch diese Untersuchungen über Viskosität noch nicht gegeben. — —

Während man aus dem Gefrierpunkte einer Lösung auf ihren Gehalt an gelösten Molekülen überhaupt schliessen kann, giebt uns der Wert der elektrischen Leitfähigkeit ein Urteil über den Gehalt an Elektrolyten, d. h. an dissoziationsfähigen Körpern, wie Salzen, Säuren, Basen an die Hand. Während nun bei der Nierenausschaltung die molekulare Konzentration dargestellt durch die Gefrierpunktserniedigung des Blutes beträchtlich steigt, verändert sich wie Bickel (277, 278) zeigen konnte, die Leitfähigkeit des Blutserums doppelseitig nephrektomierter Tiere fast garnicht, blieb vielmehr innerhalb der Grenzen, zwischen denen die Elektrolytenkonzentration bei ein- und demselben Tiere zu verschiedenen Zeiten schwankt. Es geht also aus Bickel's (277, 278) Versuchen hervor, dass die nach der Nierenausschaltung sich einstellende Erhöhung der molekularen Konzentration des Blutes vornehmlich auf Kosten der Nichtelektrolyten statt hat. Und das sind in erster Linie organische Substanzen, die Stoffwechselabbauprodukte und dergleichen mehr. Der Säure-, Basen- und Salzgehalt des Blutes sind durch Nierenausschaltung nur wenig alteriert.

Viola (272) hat die elektrische Leitfähigkeit des Blutserums bei Urämikern bestimmt und Fritz Engelmann (288, 289) hat nach Bickel (277) bei 40 Urämikern zwar stets eine beträchtliche Erniedridung des Gefrierpunktes aber kaum einmal eine die Norm überschreitende Zahl der Leitfähigkeit gefunden.

Es scheint nach diesen Untersuchungen also festzustehen, dass, wie Adolph Schmidt schreibt: das einzige, was wir von der Urämie positiv wissen, die Tatsache ist, dass bei ihr die molekulare Konzentration des Blutes eine Zunahme erfährt und dass daran weniger die gewöhnlichen Harnsalze als komplizierte organische Substanzen die Schuld tragen.

Diese gereiftere Erkenntnis von dem Wesen der Urämie kann uns natürlich in der Anwendung des Aderlasses bei derselben nur bestärken, in dem wir hier eine theoretisch vollauf befriedigende Begründung unseres therapeutischen Vorgehens aufweisen können.

Einfluss des Aderlasses auf die roten Blutkörperchen.

Vierordt (271) fand, dass die Zahl der Blutkörperchen in der Raumeinheit sich nach Aderlässen verminderte. Einem Hunde von 6161 g Körpergewicht wurde aus der Carotis Blut bis zum Verblutungstode entzogen und nach der von ihm vorgeschlagenen Methode der unmittelbaren Zählung die Blutkörperchen gezählt.

Ordnungs-nummer der Blutenziehung	Grösse derselben in Gramm	Zeit derselben	Zeit der Blut-untersuchung in Minuten nach der Entziehung	Millionen Blut-körperchen im ccm
1.	4,0	1 Uhr 47 Min.	0	4,6 Millionen
2.	55,7	1 „ 50 „	16	4,1 „
3.	68,4	2 „ 7 „	20	3,7 „
4.	72,5	2 „ 29 „	19	3,4 „
5.	96,1	2 „ 50 „	16	3,7 „
6.	20,0	3 „ 8 „	0	3,1 „
7.	27,3	3 „ 15 „	0	2,3 „

Während in den ersten 4 Proben bis zu einer Blutentziehung von 3,3 pCt. des Körpergewichtes = etwa 40 pCt. der Blutmenge — die Anzahl der Blutkörperchen mit jeder Entleerung abnimmt, tritt in dem Blute der 5. Entleerung wieder ein Mehr davon auf, obgleich die unmittelbar vorhergehende die grösste von allen war. Die Zunahme ist so beträchtlich, dass sie anscheinend ausserhalb der Fehlerquellen liegt. Das Gleiche hat Zimmermann (359) trotz seiner unvollkommenen Methode beobachtet. Vierordt (271) schliesst sich der Erklärung und Deutung der paradox erscheinenden Thatsache an, welche Zimmermann (359) gab: „infolge der Schwächung des Tieres stagniere das Blut in einzelnen Gefässbezirken und könne erst später wieder an dem allgemeinen Kreislauf teilnehmen". (??) — In den beiden letzten Proben ist die Verminderung der roten Blutkörperchen wieder deutlich. Als Schlussergebnis der bis zum Verblutungstode durchgeführten, im Ganzen 1 Std. 33 Min. dauernden Versuchsreihe, bei der 5,6 pCt. des Körpergewichts = etwa 75 pCt. der berechneten Blutmenge entzogen wurde, stellt sich eine Verminderung der roten Blutkörperchen von 4,6 auf 2,3 Millionen, also an 51 pCt. ein.

Vierordt (271) stellt seine Versuchsergebnisse an verschiedenen Individuen der gleichen Tierart zusammen und zeigt, dass die Grösse des Blutverlustes den entschiedensten Einfluss auf die Menge der Blutkörperchen hat. Die Grösse der Blutentziehung ist auf das Körpergewicht bezogen, die Zahl der Blutkörperchen nach Procenten der Normalen (für jedes Tier vorher bestimmt). Trotz der dem einfachen Vergleich wenig günstigen Bedingungen erkennt man, dass mit der Grösse des Blutverlustes die Menge der roten Blutkörperchen im Cubikcentimeter abnimmt. (Siehe folgende Tabelle.)

Manasseïn (260) sah bei verschiedenen Tieren (Igel, Maulwurf, Kaninchen, Hase, Huhn und Taube) die roten Blutkörperchen in der nächsten dem Blutverlust folgenden Zeit vergrössert, z. B. bei Kaninchen von 100 auf 114. Er erklärt das aus der Wasseraufnahme, welche von dem dünner gewordenen Plasma stattgefunden habe, also durch einfache

Versuchs-nummer	Grösse des Blutverlustes in pro Mille des Körpergewichtes	Zahl der roten Blutkörperchen nach dem Blutverlust in pCt. der Normalen
III.	2,3	99 pCt.
II.	2,4	98 „
II.	8,8	96 „
I.	9,1	84 „
V.	11,8	68 „
IV.	18,2	69 „
II.	23,3	52 „

Quellung. Buntzen (212) hat diese Thatsache an Hunden nicht konstatieren können. —

Während und unmittelbar nach der Blutentziehung sah Lyon (259) bei Hunden eine Abnahme der roten Blutkörperchen, die schon bei einem Blutverluste von 2 pCt. des Körpergewichts nachweisbar, bei einem Verlust von 4 pCt. des Körpergewichts deutlicher war. Ob aber die Verminderung der Blutkörperchenzahl bei einem Blutverluste von 2 pCt. plötzlich eintritt, wie dies v. Lesser betreffs des Hämoglobingehaltes behauptet, oder ob sie sich allmählich entwickelt, darüber bieten Lyon's (259) Hundeversuche keine Auskunft, da bei ihm meist gleich zu Anfang grössere Blutmengen entzogen wurden. Dagegen sind sie wohl geeignet als Ergänzung der Versuche Vierordt's (271) zu dienen über den Zellengehalt des Blutes bei Hunden und Kaninchen während der ersten $1\frac{1}{2}$ Stunden nach dem Blutverluste. Der Vergleich der Versuchsresultate Lyon's mit denen von Hühnerfauth (253) und Vierordt ergiebt einen bedeutenden Unterschied in den Folgen der Blutverluste bei Hunden und Kaninchen. Während bei Hunden selbst massenhafte Blutentziehungen den Körperchengehalt des Blutes nicht unter 86 pCt. der Norm herabsetzen, bewirken bei Kaninchen schon geringe Blutverluste eine rasche Abnahme des Zellgehaltes des Blutes. Es besteht hier offenbar eine tiefliegende Verschiedenheit beider Tierarten. Lyon (259) ist geneigt, die Erklärung Lesser's anzunehmen, welcher zeigte, dass bei Hunden der Hämoglobingehalt im wesentlichen den Schwankungen des Blutdruckes folgt. Bei geringeren Aderlässen bleibt er unverändert, sowie jedoch der Blutverlust einen bestimmten Betrag, der zwischen 2 pCt. und 4,41 pCt. des Körpergewichts schwankt, erreicht, sinkt der Blutdruck plötzlich und mit ihm der Hämoglobingehalt des Blutes. Letzterer geht jedoch während der Aderlässe ebenso wie bei den intensivsten Blutdruckherabsetzungen, die man durch Zerschneidung des Halsmarkes oder Verschluss der Pfortader erreichen kann, nicht wesentlich unter 90 oder 88 pCt. herunter. Lyon's (259) Versuche stimmen hiermit, wenn man den Zeitverlust beim Blutkörperchenzählen berücksichtigt, ungefähr überein. Bei den Kaninchen sah er bei relativ geringeren Blutverlusten viel bedeutendere Zellverarmungen. Lyon kann auch die von Hühnerfauth und Buntzen gefundenen Thatsachen bestätigen, dass der Zellgehalt des Blutes in den ersten Tagen nach dem Blutverluste noch weiter abnimmt um erst später wieder auf seine normale Höhe zu gelangen. Der Zeitpunkt bis zum Eintritte des Minimalgehaltes des Blutes schwankt zwischen $1^3/_4$ Stunden und 9 Tagen. Sie ist aber offenbar bei geringeren Blutverlusten kürzer und bei stärkeren länger, so dass sie bei letzteren nur ausnahmsweise geringer als 2 Tage ist. Die Wiederherstellung des normalen Zellgehaltes weist ähnliche Schwankungen auf. Bei Blutverlusten zwischen 3,5 und 4,5 pCt. des Körpergewichtes trifft derselbe zwischen dem 19. u. 34. Tage nach dem Blutverluste ein. Bei geringeren Graden der Anämie ev. schon früher, einmal bereits nach 7 Tagen. Die weissen Blutkörperchen zeigen während und unmittelbar nach der Blutentziehung geringe, in den nächsten Stunden und Tagen starke Vermehrung ihrer Zahl. Das Maximum wird nach ein paar Stunden erreicht und erst nach ein paar Tagen, im Mittel nach 4—5, sinkt die Zahl zur Norm herab. Dass die Leukocyten nach Blutverlusten im Verhältnis zu den roten Körperchen vermehrt sind, hat nach Lyon zuerst Remak (353) mit exakteren Methoden am Pferde und Kaninchen festgestellt.

Bei der traumatischen Anämie des Menschen fand Lyon im Bezug auf die Leukocyten dieselben Verhältnisse wie bei Hunden. Die Zahl der roten Blutkörperchen nimmt ähnlich wie bei Hunden mehrere Tage lang ab nach grossen Blutentziehungen, während bei geringeren Versuchen die Minimalzahl des Zellgehaltes entsprechend den vergleichbaren Tierversuchen Buntzens (212) früher auftritt. Nach sehr geringen Blutverlusten erreicht die Zahl der roten Blutkörperchen bereits nach 2—5 Tagen die Norm; bei mittelgrossen Verlusten (1—3 pCt. des Körpergewichts) schwankt die Regenerationszeit zwischen 24 und 30 Tagen, im Mittel 22 Tagen. — —

Jac. G. Otto (350) hat nur einmal das Verhalten des Menschenblutes nach einem Aderlasse studieren können. Die Grösse des Aderlasses betrug 425 g Blut = 0,5 pCt. des Körpergewichtes = 6,5 pCt. der Gesamtblutmenge, diese auf $^1/_{13}$ des Körpergewichts gesetzt. Er fand folgendes:

Tabelle 1.

	Vor dem Aderlass	nach dem Aderlass
Körpergewicht	84,46 kg	83,87 kg
Zahl der Roten	5,2 Millionen	4,7 Millionen
Hämoglobin in 100 ccm Blut	15,14 g	13,63 g

Nach dieser Tabelle beträgt also die Abnahme der roten Blutkörperchen 8,64 pCt., die des Hämoglobins 9,97 pCt.; die des Hämoglobins ist also grösser. Glücklicherweise hatte Otto die Gelegenheit, die Regenerationsperiode eines Individuums durch tägliche Untersuchungen zu verfolgen; die Resultate giebt die Tabelle 2:

	Körpergewicht	Rote Blutkörperchen	Hämoglobin
Unmittelbar vor dem Aderlass	84,46 kg	5,21 Millionen	15,14 g
1/2 Stunde nach „ „	83,87 „	4,76 „	13,63 „
1 Tag „ „ „	84,30 „	4,68 „	13,41 „
2 Tage „ „ „	84,35 „	4,83 „	13,82 „
3 „ „ „ „	84,40 „	4,98 „	14,26 „
4 „ „ „ „	84,42 „	5,22 „	14,42 „
5 „ „ „ „	84,52 „	5,22 „	14,56 „
6 „ „ „ „	84,66 „	5,21 „	14,84 „
7 „ „ „ „	84,78 „	5,22 „	15,10 „

Die Blutkörperchen wurden also schon am 4. Tage regeneriert, das Hämoglobin erst am 7. —

An 2 bis dahin gut genährten Hunden entnahm Otto (350) nach 24stündigem Hungern aus Arterie und Vene gleichzeitig gleich viel Blut, das eine Mal je 80 (Hund 2), das andere Mal je 70 g (Hund 8), also insgesamt 160 und 140 g = 1,36 resp. 1,41 pCt. des Körpergewichts und 17,90 resp. 19,8 pCt. des Gesamtblutes.

Aus seiner Tabelle 3 erhellt die Tatsache, dass der Unterschied des Gehaltes an Blutfarbstoff und Blutkörperchenzahl zwischen Arterien- und Venenblut nach dem Aderlass etwas ausgeglichen ist, sowie, dass die normale Differenz zwischen dem Sauerstoffgehalt im Arterien- und Venenblut nach dem Aderlass zugenommen hat: der Sauerstoff im Venenblut nimmt stark ab, bleibt im Arterienblut unverändert. Die Regenerationsperiode dieser beiden Tiere ist ersichtlich aus Otto's (350) Tabelle 4. — Aus einer weiteren Tabelle dieses Autors erhellt, dass auch der Sauerstoffgehalt des Blutes gleichzeitig mit den Blutkörperchen und dem Hämoglobin regeneriert ist.

Um die Wirkung wiederholter Aderlässe zu studieren, liess Otto (350) später bei Hund 2 dieselbe Menge heraus wie erst und beobachtete ein ganz ähnliches Verhalten der Blutkörperchen und des Hämoglobins auch nach dem 2. Aderlass, aber die Regeneration ging viel langsamer von statten, indem die Blutkörperchenzaht nun erst am 15. Tage, der Hämoglobingehalt am 21. Tage wiederhergestellt war, gegen 7 und 15 Tage beim ersten Aderlass.

Bei Kaninchen, die empfindlicher gegen Blutverluste sind als Hunde, stellt Otto auch Versuche an, die zu ähnlichen Resultaten führten.

Aus seinen Hunde- und Kaninchenexperimenten fällt aber ein Umstand besonders ins Auge, dass nämlich der normal bestehende Unterschied zwischen venösem nnd arteriellem Blute sowohl in Bezug anf den Farbstoffgehalt als auf die Zahl der Blutkörperchen sofort nach dem Aderlass in so bedeutendem Grade angefangen hat sich auszugleichen, dass die ganze Differenz bei einem stärkeren Aderlass vollkommen verschwinden dürfte. Dieses Verhältnis lässt sich nach Otto's Meinung rücksichtlich der Blutkörperchenzahl und des Hämoglobingehaltes leicht daraus erklären, dass die Blutmenge durch reichliches Aufsaugen von Flüssigkeit durch die Kapillargefässe ungemein rasch regeneriert wird, was selbstverständlich eine stärkere Verdünnung des Venenblutes als des Arterienblutes bedingt. Das Aufsaugen von Flüssigkeiten nach dem Aderlass wurde ausser von Buntzen (212), Vierordt (271) und Lesser schon von den frühesten Forschern beobachtet, so von Thackrah (357), Prévost und Dumas (351), Andral (339) und Gavanet, Nasse (263) und Zimmermann (359) beobachtet. Aber nirgends findet man den Umstand hervorgehoben, dass das Aufsaugen in den ersten Augenblicken dazu beiträgt, den normalen bestehenden Unterschied zwischen arteriellem und venösem Blute auszugleichen. Wahrscheinlich wird, sobald das Volum des Blutes regeneriert ist, das arterielle Blut bald wieder ärmer an festen Bestandteilen dem venösen gegenüber werden.

Aus Otto's (350) Hundeversuchen erhellt weiter, dass der Sauerstoffgehalt in der Vene nach einem Blutverluste in weit stärkerem Grade abgenommen hat als in der Arterie. Auch Finkler (241) fand, dass die normale Sauerstoffdifferenz zwischen Arterien- und Venenblut zunimmt, je nach dem die Blutbewegung abnimmt, was er durch successive Aderlässe hervorrief. Das arterielle Blut wird verhältnismässig sauerstoffreicher. Bezüglich der Regeneration bemerkt Otto, dass Blutkörperchen und Hämoglobin infolge der fortgesetzten Aufsaugung aus den Geweben in der ersten Zeit nach dem Aderlass noch etwas sinken und dann rasch zunehmen, sodass die Blutkörperchenzahl und der Hämoglobingehalt anfangs Schritt halten, dann aber die erste viel früher die Norm erreicht als dieser. — — —

Diesen Versuchen Otto's sind Cohnstein und Zuntz (213) teilweise entgegengetreten. Schon Nasse (263) hatte bei seinen Tierversuchen die Bemerkung gemacht, dass Stauung im Abflussgebiete des venösen Blutes das Blut schwer macht, diese Tatsache aber nachdrücklichst betont und durch zahlreiche, mannigfach variierte Tierversuche gestützt zu haben, ist das Verdienst der beiden genannten Autoren. Sie konnten in überzeugender Weise dartun, dass alle diese so bedeutenden Differenzen zwischen den beiden Blutarten durchaus nicht im kreisenden Blute vorhanden seien, sondern Kunstprodukte, bedingt durch fehlerhafte Blutentnahme indem meistens, so z. B. auch bei Otto (350), Arterie und Vene durch Ligaturen verschlossen und dann erst die Blutprobe entnommen wurde, da durch hochgradige Stauungs- und Transsudationsvorgänge künstlich erzeugt wurden, welche in dieser Ausdehnung weder im normalen noch im pathologischen Organismus vorkommen. Auch theoretisch sei eine namhafte Differenz zwischen den beiden Blutarten nicht zu erwarten, denn die Menge der in 24 Stunden beim Hunde gelieferten Lymphmenge beträgt ungefähr dieselbe Menge, wie das Gesamtblut (= $^1/_{12}$ des Körpergewichts), eine Menge, welche das Blut also in seinen 5760 Umläufen während der 24 Stunden abzugeben und durch die Lymphbahnen wieder aufzunehmen hat. Das Blut verliert also auf seinem Wege durch die Kapillaren bei jedem Umlauf $^{1}/_{5760}$ seines Gesamtvolums an Flüssigkeit: die hierdurch erfolgte Eindickung des venösen Blutes ist aber mit unseren jetzigen Methoden nicht nachweisbar. Vermeidet man also bei der Blutgewinnung jede auch noch so geringe und kurzdauernde Stauung, so besteht vollkommene Uebereinstimmung in den Zahlen der beiden Blutarten bezüglich Hämoglobingehalt, Zahl der roten Blutkörperchen und Trockensubstanz; jede Stauung jedoch, und dauerte sie auch nur 1 Minute, erhöht sofort die Menge der festen Bestandteile im venösen Blute gegenüber dem arteriellen.

Röhmann und Mühsam (354) weisen die Gleichheit der genannten Faktoren für das Blut der A. carotis und Vena femoralis nach; Middendorf, Krüger (345), M. u. L. Bleibtreu (343), Wendelstadt und Bleibtreu (358) sind alle einig, dass ein wesentlicher Unterschied zwischen den beiden Blutarten nicht bestehe, wobei den Arbeiten der letztgenannten Autoren umsomehr Bedeutung beizulegen ist, als sie dazu die von den Brüdern Bleibtreu (343) für die Blutuntersuchung angegebene Methode der Stickstoffbestimmung nach Kjeldahl beranzogen, wodurch nicht nur an Genauigkeit der Resultate wesentlich gewonnen wurde, sondern auch die Gleichartigkeit für den wichtigsten Faktor, den Stickstoffgehalt nachgewiesen wurde (Schnürer 355). Die Kohlensäure scheint sich an der Entstehung einer kleinen Differenz zwischen Arterien- und Venenblut, die aber nach Nasse (263) und Hamburger (290—292) verschwindend klein ist, zu beteiligen. Schnürer (355) fasst die Resultate aller dieser Untersuchungen in folgenden Sätzen zusammen:

1. Normale Zirkulationsverhältnisse vorausgesetzt enthält das Blut der A. carotis und femoralis gleichviel Blutscheiben, Hämoglobin, Trockensubstanz und Stickstoff wie das Blut der Vena jugularis und femoralis.

2. Jede auch die geringste Stauung in einem Gefässgebiet bewirkt Steigerung der gesamten Faktoren im venösen Blute gegenüber dem arteriellen.

3. Das Serum des venösen Blutes enthält eine grössere Anzahl fester Bestandteile als das des arteriellen. Die Differenz ist jedoch minimal.

— — — — —

— — [Zweifellos wird man auf Grund dieser Untersuchungen die Ansicht Otto's für physiologische Verhältnisse rektifizieren müssen, um so wertvoller erscheinen sie mir aber für pathologische Zwecke zu sein: also bereits durch kurze Stauung verändert sich das Blutbild in der genannten Weise, daher wird man sich um so eher eine Wirkung von der plötzlichen Aufhebung dieser Stauung, etwa durch einen lokalen Aderlass, versprechen dürfen.] — — —

Birch-Hirschfeld (342) glaubt, dass im allgemeinen Blutverluste nicht für das Entstehen progressiver Anämie verantwortlich gemacht werden können, wenn sie nicht sehr häufig wiederholt werden. Er will nicht die Möglichkeit bestreiten, dass bei wiederholten Blutverlusten eine erhöhte Hinfälligkeit der zurückgebliebenen morphologischen Blutelemente, vielleicht unter sekundären Veränderungen der Gewebszellen und der durch die wiederholten Blutverluste hervorgerufenen Aufnahme von Gewebslymphe in das Blut entstehen kann. Auch eine auf diese Weise entstandene Schädigung der für die Ersatzneubildung von Blutkörperchen wirksamen Elemente ist wohl denkbar. Jedenfalls ist aber ein klarer Einblick in den Zusammenhang zwischen wiederholten Blutverlusten und schwerer progressiver Anämie noch nicht möglich und auch die berührten hypothetischen Erklärungsversuche für das Zustandekommen des letzteren müssen besondere Mittelglieder in Anspruch nehmen.

Ehrlich (337) fand bei akuten posthämorrhagischen Anämieen schon im Laufe der ersten 24 Stunden, also zu einer Zeit, wo seiner Meinung nach von keiner Neubildung von Blutkörperchen die Rede sein kann, die von Gabritschewski (346) sogenannte polychromatische Degeneration, von Ehrlich (337) als eine Koagulationsnekrose angesehen und als anämische Degeneration bezeichnete Veränderung der roten Blutscheiben. Er stellt sich vor, dass unter dem Einfluss einer Aenderung der Blutbeschaffenheit ein Teil der Blutscheiben — und es werden hiervon an erster Stelle die ältesten, schon dekrepiden Elemente befallen werden — eine Degeneration erfährt, die durch Einlagerung einer abnormen Substanz das Stroma in seinen tinktoriellen Eigenschaften ändert und gleichzeitig den Hämoglobingehalt verringert. Bei den sekundären Anämieen hat Ehrlich ebenso wie andere Forscher kernhaltige rote Blutkörperchen gefunden, aber nur die von ihm sogenannten Normoblasten im Gegensatz zu den Megalo- oder Gigantoblasten, die er bei erwachsenen Tieren und Menschen niemals hat finden können und die einen Rückschlag in den Typus der embryonalen Blutbildung und ein Zeichen schwerster Formen der Anämie darstellen. Die Normoblasten werden oft in der Form einer Noorden'schen Krise in das Blut geschwemmt, ein Zeichen maximaler Leistung der blutbildenden Organe, stärkster Reizung des Knochenmarkes. —

Litten (347) spricht über seine Versuche an Tieren, denen er in wenigen Tagen die gesamte Blutmenge entzog, das heisst so, dass er in vielleicht 7 Tagen hintereinander jeden Tag den siebenten Teil des durch das Gewicht des Tieres zu berechnenden Blutes ablässt. Die Tiere geraten dann in einen Zustand hochgradigster Anämie, bei dem auch, wenn man ganz alte Hunde nimmt, das Knochenmark und Blut mit kernhaltigen roten Blutkörperchen ganz überladen ist. Niemals aber fand er ausser dem Ueberschuss an kernhaltigen roten Blutkörperchen Mikrocyten oder Poikilocyten. Er zieht daraus auch für die menschliche Pathologie den Schluss, dass es schwere Fälle von posthämorrhagischer Anämie giebt, ohne dass dieselben durch besondere morphologische Veränderungen nachweisbar wären. —

Dunin (237) wendet sich gegen die Bemerkung Ehrlich's (337), der sagt, dass er Polychromatophilie 24 Stunden nach einer intensiven

Blutentziehung, folglich zu einer Zeit gesehen hat, wo von der Bildung junger Blutkörperchen noch nicht die Rede sein kann. Dunin (237) lässt dieses Argument nicht gelten, da er 24 Stunden nach der Blutentziehung sehr zahlreiche kernhaltige Blutkörperchen gesehen hat, die zweifellos der Beweis einer Neubildung waren. Dunin (237) tritt dafür ein, dass die kernhaltigen roten Blutkörperchen (Normoblasten: Ehrlich, Müller) besonders nach Blutentziehungen im Knochenmark sich abnorm vermehren und auch im Blute erscheinen. Die Normoblasten sind eine Reparationserscheinung, sie liefern den Beweis, dass der Organismus bemüht ist, die Störungen auszugleichen. sie treten aus dem Knochenmark ins Blut nur bei solchen Anämieen, die Tendenz zur Reparation haben: die sogen. Noorden'sche Krise, dass diese Blutkörperchen sozusagen anfallsweise im Blute auftreten, wobei sich die Zahl der Blutkörperchen vermehrte und der Zustand der Kranken sich besserte, lässt manche Autoren auf eine günstige Prognose schliessen. Nach Blutverlusten zeigen sich die Normoblasten, obwohl das Knochenmark schon viel früher sich rötet, erst nachdem mehr als ein Drittel des Blutes entzogen ist und zwar schon nach 24 Stunden, sie bleiben 24—36 Stunden da und verschwinden dann, obgleich die Blutregeneration noch nicht abgeschlossen ist. Folglich ist die Anwesenheit der Normoblasten im Blute durchaus kein Beweis der normal fortschreitenden Regeneration des Blutes, sondern beweist vielmehr eine heftige Reizung des Knochenmarks. Auch Askanazy (276) beschreibt einen Fall geheilter Anämie, in dem jedoch die Zahl der Normoblasten in der Rekonvaleszenzperiode unbedeutend und von einer Noorden'schen Krise keine Spur da war.

Koeppe (398) stellte Blutuntersuchungen am Kaninchen an: vor und nach dem Aderlass mit dem Blutkörperchenzählapparat, Hämatometer, Hämatokrit und durch Anfertigungen von Deckglastrockenpräparaten. Bei 2 derartigen Versuchen sank die Körperchenzahl nach dem Aderlass, erreichte ein Minimum nach einer gewissen Zeit, die in ziemlich weiten Grenzen schwankt und kehrt dann langsam zur Norm zurück. Mit der Zahl sinkt der Hämoglobingehalt, erreicht ein Minimum, um dann langsam wieder zu steigen, jedoch erreicht er die Norm erst später als dies bei der Körperchenzahl der Fall. Ganz ähnlich verhalten sich die Resultate der Volumbestimmung. Mit dem niedrigsten Stande der Zahl der roten Blutscheiben fällt das Auftreten kernhaltiger roter Blutscheiben zusammen und damit beginnt die Regeneration. Die Zahl der Blutkörperchen unmittelbar nach dem Aderlass sinkt nicht deshalb so stark, weil die Blutkörperchen in so grosser Anzahl zu Grunde gehen, sondern weil aus den Geweben Flüssigkeit transsudierte. Die Herabsetzung des Hämoglobingehaltes ist stärker als die der Blutkörperchen, weil die letzteren durch Abschnürung sich vermehren. Die „Annahme aller Forscher", dass Hämoglobingehalt und Blutkörperchenzahl parallel gehen (Reinert, Die Zählung der Blutkörperchen. Preisschrift. Tübingen 1891. S. 128) ist nach Koeppe (298) nicht berechtigt, sobald eine Vermehrung der Blutscheiben durch Abschnürung in Frage kommt. Dies scheint der Fall zu sein bei den bedeutenden Tagesschwankungen, bei denen Zahl und Hämoglobingehalt sich durchaus nicht immer proportional verändern. Die Zahl der Blutkörperchen kann sich auf doppelte Art vermehren: einmal durch Zufuhr neuer Scheiben aus den Stätten der Blutneubildung und zweitens durch Abschnürung von den fertigen normalen. Nur bei der ersten Art wird gleichzeitige Vermehrung des Hämoglobins zu konstatieren sein. —

Ehrlich (337), Lyon (259), Bizzozero (394), Neumann (348), Rieder (267) u. A. haben beobachtet, dass nach einer starken Blutentziehung oder nach wiederholten Blutverlusten kernhaltige rote Blutkörperchen im Blute erscheinen. Das tritt aber meist erst nach einigen Tagen ein. Zenoni (274) suchte nun festzustellen, ob kernhaltige Erythrocyten nicht nach einem Aderlass schon in Folge der Verminderung der Blutmasse, also noch bevor hämatopoëtische Reaktion eintritt, im Blutstrom erscheinen. Er extrahierte Hunden, Kaninchen und Meerschweinchen $^1/_4$—$^1/_3$, selten die Hälfte des Gesamtblutes aus der Carotis. Bei allen Experimenten fand Zenoni (274) schon wenige Stunden nach dem Aderlass kernhaltige rote Blutkörperchen (frühstens nach 18 Stunden) von etwas Leukocytose begleitet, niemals Gigantoblasten. Also nach leichten Aderlässen können schon kurze Zeit nach dem Aderlass kernhaltige rote Körperchen auftreten. Der Reiz, den die Blutentziehung ausübt, kann demnach auf die Blutbildungsherde gewirkt haben. Doch ersetzen sich grössere Blutverluste erst nach 3—4 Tagen. Dass ein hydraulischer Einfluss hier wirkt, dafür spricht, dass bei Hunden, denen wiederholt Blut entzogen und danach defibriniertes Blut zugeführt wurde, kernhaltige rote Körperchen schon während der Operation oder 3 bis 4 Stunden nach derselben auftreten. Es kann sich hier nur um einen mechanischen Vorgang handeln. Nach Bizzozero geschieht die Entwickelung der roten Blutkörperchen im Knochenmark, sie können unentwickelt in den Blutstrom übergeführt werden, was auf eine Störung im blutbildenden Apparat oder auf eine hämatopoëtische Reaktion hindeutet: dies geschieht unter pathologischen Zuständen [Hayem (248—250), Ehrlich (337)], Injektion von Bakterienproteïnen [Rieder (267)] oder fauligen Flüssigkeiten (Timofejewski), Splenektomie (Rieder, Limbeck, Orlando), Chloroform- und Phosphorvergiftung (Ehrlich).

Bei Zenoni's (274) Experimenten scheint ihr Auftreten auf einen durch Modifikation in der Cirkulation hervorgerufenen, durch die Verminderung der Blutmasse bedingten mechanischen Vorgang zurückzuführen sein. In der posthämorrhagischen Periode tritt bald nach dem Aderlass dieses mechanische Moment ein, einige Tage später das rückwirkende, das dadurch charakterisiert wird, dass sich im Knochenmark eine grössere Anzahl junger, in Karyokinese befindlicher Elemente findet. Auch über die Rückkehr der Funktion der Milz zum embryonalen Zustande gestatten Zenoni's (274) Untersuchungen eine Rückfolgerung. —

M. Herz (252) fand bei einem Falle von Hämatemesis 7—10 Stunden nach der Blutung 900000 rote Blutkörperchen (gegen normal 4,5 Millionen), die Volumprocente mit dem Hämatokrit bestimmt 28 pCt. (statt normal 40—50 pCt.). Daraus berechnet Herz (252) das mittlere Volum der einzelnen Blutkörperchen, das normal 800—1000 (sc. 1 : 10 Tausend Millionstel Cubikmillimeter) beträgt, als auf 3069 angestiegen. Ohne Zweifel ist diese Erscheinung ungezwungen so zu erklären, dass der zurückgebliebene Rest der Blutzellen durch Wasseraufnahme stark gequollen ist. Im weiteren Verlaufe dieses Falles fand Herz (252) nach 9 Tagen 1,04 Millionen rote Blutkörperchen mit einem Gesamtvolum von 12 pCt.; daraus berechnet er das mittlere Volum des einzelnen Körperchens mit 1053. Hier nähern sich die Zahlen also schon sehr der Norm.

Nach Lazarus (209) steht die Herabsetzung der Blutkörperchenzahl in keinem mathematischen Verhältnis zur Herabsetzung der Hämoglobinprozente. Dies geht schon aus Vierordt's (271) Tierversuchen hervor.

F. A. Hoffmann (34) entzog einem kräftigen Mann von 84,46 kg, mit 5,2 Millionen roten Blutkörperchen und 15,14 g Hämoglobin auf 100 g Blut 425 g Blut. Nach einer halben Stunde war die Blutkörperchenzahl 4,7 Millionen, Hämoglobin 13,63 pCt. Am folgenden Tage fanden sich 4,68 Millionen rote Blutkörperchen und 13,41 pCt. Hämoglobin. Wenn man das Blut auf $^1/_{13}$ des Körpergewichts annimmt, so sind dem Manne 6 pCt. seiner Blutmenge entzogen worden. — Dass die beiden Werte: Hämoglobin und Blutkörperchenzahl ihren niedrigsten Stand nicht unmittelbar nach der Blutung, sondern erst geraume Zeit später erreichen, ist eine vielfach bestätigte Beobachtung und zwar schreitet, wie Lazarus (209) betont, die Abnahme um so längere Zeit fort und gelangt zu um so tieferen Werten, je grösser der Blutaustritt war. Das Wesen dieses Vorganges ist klar: Die Aufnahme blutkörperchen- und hämoglobinfreier Flüssigkeit aus den Geweben in die Blutbahn erfolgt allmählich, die Verdünnung des noch vorhandenen Blutes wird also auch lange nach der Blutung noch fortwährend erhöht, und damit sinken die relativen Zahlen noch mehr, Ferner erklärt sich die nachträgliche Verringerung der Blutkörperchenzahl nach Ehrlich dadurch, dass die gesetzte Hydrämie einen Teil der Erythrocyten, und zwar den empfindlichsten, zur schnelleren Abnutzung bringt.

Die Grenze, wann der Tod nach Blutentziehung eintritt, ist nach Lazarus (209) sehr verschieden. Während Vierordt (271) bei Herabsinken der Blutkörperchen auf 50 pCt. Exitus eintreten sah, hat man sowohl bei Tieren [Buntzen (212), Gürber (244)] als auch am Menschen viel niedrigere Zahlen beobachtet.

Laache (207) beschreibt Fälle, wo die Zahl der Blutkörperchen um mehr als 50 pCt. sank, einmal nur 32 pCt. des Normalen betrug. Béhier (341) sah nach einer Metrorrhagie eine Herabsetzung bis auf 19 pCt. der Norm und dennoch trat Heilung ein. Wohl der niedrigste beobachtete Wert ist bei Hayem (248—250) zu finden, der bei einer Frau innerhalb 6 Tagen zwei schwere puerperale Blutungen sah und dabei 15 Stunden nach der zweiten Blutung eine Herabsetzung der Blutkörperchenzahl auf 11 pCt. des Normalen. Die Frau genas dennoch [cit. nach Lazarus (209)].

Die Regeneration des Blutes nach dem Aderlass.

Die Frage, wie lange Zeit vergeht bis das Volumen des in dem Gefässsystem enthaltenen Blutes nach der Blutentziehung auf die frühere Grösse zurückkehrt ist, beantwortet Jürgensen (206) in Uebereinstimmung mit Panum (266) folgendermassen:

Bei Blutverlusten, die 1—2 pCt. des Körpergewichts betragen (also bis etwa $^1/_4$ der Blutmenge) ist das Blutvolumen im Ablauf einiger Stunden wiederhergestellt. Wurden mehr als 4 pCt. des Körpergewichts entzogen, dann vergingen mehr als 24 Stunden, ehe das Blutvolumen seinen früheren Stand erreicht hatte. Bei Buntzen (212) fand sich die niedrigste Zahl von Blutkörperchen — derselbe gibt den höchsten Grad von Verdünnung an, der nach Blutverlusten durch Wasseraufnahme in das geschlossene Gefässsystem statt hat —

Versuchsnummer	Grösse der Blutentnahme in pCt. des Körpergewichtes	Zeit der grössten Verdünnung nach dem Aderlasse
1.	1,14 pCt.	$1^3/_4$ Stunden
2.	1,98 „	3 „
3.	2,39 „	Im Laufe der ersten 24 Stunden
5.	4,42 „	48 Stunden

nach dem Aderlass.

Eine zweite Frage ist die: wie lange Zeit vergeht, bis die Zahl der roten Blutkörperchen in der Volumeneinheit des Blutes nach einer Blutentziehung die gleiche geworden ist, wie vor dem Aderlass.

Als allgemeines Versuchsergebnis bezeichnet Jürgensen (206), dass bei Blutentziehungen, die zwischen 1,1 und 4,4 pCt. des Körpergewichts schwanken = 14,8 bis 51,5 pCt. der Blutmenge — 7 bis 34 Tage von Nöten waren, um einen Ersatz der verlorenen roten Blutkörperchen herbeizuführen. Im ganzen scheint die Lunge der Zeit der Grösse des Blutverlustes proportional zu sein. Allein in den Einzelversuchen Buntzen's treten zweifellose Verschiedenheiten hervor, die möglicherweise indivueller Anlage, vielleicht auch der Art der Ernährung beizumessen sein dürften. Die Erneuerung der roten Blutkörperchen findet in den ersten Tagen nach dem Blutverlust rascher statt als später. (Siehe nächstfolgende Tabelle.)

Die Zeit der Wiederherstellung wird sehr hübsch durch die von Jürgensen (206) abgebildeten, Buntzen (212) entlehnten graphischen

Tabelle Buntzen's (212) (cit. nach Jürgensen) (206).

Versuchsnummer	Blutverlust in pCt. des Körpergewichtes	Blutverlust in pCt. der Blutmenge	Rote Blutkörperchen vor der Blutentziehung	Die kleinste Zahl der roten Blutkörperchen die nach der Entziehung gefunden wurde	Wiederherstellung in Tagen	Nahrung zu der Zeit
1.	1,14	14,8	6,71 Millionen	5,61	14	400 g Brot
2.	1,98	25,7	7,62 ,,	5,91	7	500 „ Fleisch 70 „ Brot
3.	2,39	31,0	9,02 ,,	6,61	15	500 „ Fleisch 70 „ Brot
4.	2,86	37,2	4,63 ,,	3,22	9—10	Milch, Fleisch und Brot
5.	4,42	57,5	8,85 ,,	3,64	34	500 g Fleisch 70 „ Brot

Darstellungen illustriert. — Ueber die Beobachtungen von Lyon (259) diesem Gebiete haben wir schon oben berichtet. —

Die Tabelle 4, die Otto (350) bringt, illustriert die Regenerationsperiode zweier Tiere, denen 1,36 resp. 1,41 pCt. des Körpergewichts = 17,90 resp. 19,8 pCt. der Blutmenge entzogen wurden.

Tabelle 4 Otto's.

	Hund 2			Hund 8		
	Körpergewicht	Rote Blutk.	Hbg in 100 ccm	Körpergewicht	Rote Blutk.	Hbg in 100 ccm
Unmittelbar vor dem Aderlass	11650 g	7,86 Mill.	15,63 g	9210 g	5,73 Mill.	13,81 g
½ Stunde nach ,, ,,	11480 g	7,08 ,,	13,73 g	9060 g	5,04 ,,	11,91 g
1 Tag ,, ,, ,,	11530 g	7,01 ,,	13,62 g	9110 g	4,98 ,,	11,86 g
3 Tage ,, ,, ,,	11600 g	7,61 ,,	14,40 g	9250 g	5,38 ,,	12,56 g
5 ,, ,, ,, ,,	11720 g	7,82 ,,	14,81 g	9230 g	5,51 ,,	12,91 g
7 ,, ,, ,, ,,	11710 g	8,08 ,,	15,00 g	9230 g	5,60 ,,	13,06 g
9 ,, ,, ,, ,,	11730 g	7,98 ,,	15,06 g	9240 g	5,73 ,,	13,38 g
11 ,, ,, ,, ,,	11720 g	8,09 ,,	15,28 g	9260 g	5,80 ,,	13,46 g
13 ,, ,, ,, ,,	11740 g	8,01 ,,	15,42 g	9250 g	5,79 ,,	13,56 g
15 ,, ,, ,, ,,	—	—	—	9240 g	5,81 ,,	13,61 g
17 ,, ,, ,, ,,	—	—	—	9250 g	5,80 ,,	13,70 g
19 ,, ,, ,, ,,	—	—	—	9260 g	5,81 ,,	13,91 g

Nach v. Hösslin (365, 366) werden die verschiedenen Bestandteile des Blutes verschieden rasch ersetzt. Eine vermehrte Neubildung der Zahl der roten Blutkörperchen tritt erst ein, wenn der Blutverlust eine gewisse Höhe erreicht hat, die Tätigkeit der blutbildenden Organe setzt aber dann sofort voll ein und es scheint nicht, dass durch stärkere Blutentziehungen die Höhe der täglichen Blutkörperchenneubildung wesentlich vermehrt werden könnte. Aus dem Vergleich der

Ergebnisse Hösslin's (365) mit denen von Lyon (259), Buntzen (212) und Hühnerfauth (253) ergibt sich, dass die Grösse der Blutkörperchenneubildung bei verschiedenen Tieren nicht proportional K (K = 1 Kilo) sondern proportional K $^{2}/_{3}$ vor sich geht. Die tägliche Neubildung ist bK $^{2}/_{3}$, wobei b = 4—4,5 ccm Blut bedeutet. Von hohem Einflusse ist die Grösse und der Ernährungszustand der Tiere. Die Hämoglobinbildung hängt ausserdem von dem Eisengehalte der Nahrung ab. Bei niedrigem Eisengehalte der letzteren enthalten die neuen Blutkörperchen weniger Hämoglobin bis zu 50 pCt. herab, zeigen also chlorotische Beschaffenheit. Die Serumtrockenmenge sinkt nach Blutentziehungen rasch und es dauert lange, bis sie ausgeglichen ist. Selbst wenn der Verlust an Serumeiweiss nur etwa 12—15 g betrug und der Hund täglich 100 g Eisen und mehr erhielt, dauert die Restitution der Serumtrockenmenge 6—7 Tage. Dieses Verhalten spricht direkt gegen die Annahme, dass das Nahrungseiweiss nach der Resorption direkt in den allgemeinen Kreislauf gelangt und hier als Serumeiweiss oder Serumglobulin zirkuliert und als solches von den Organen zersetzt wird. Es kann das Verhalten wohl nur erklärt werden durch die Annahme, dass die Eiweissstoffe des Serum ebenso wie das Hämoglobin nur entstehen durch die Tätigkeit bestimmter Zellen. Ob das nun Gefässendothelien sind oder weisse Blutkörperchen, das muss dahingestellt bleiben.

v. Hösslin (365) hat besonders letztgenannte Zellen im Verdacht. Auf die Periode der Abnahme der Serumtrockenmenge folgt eine langdauernde Periode, während der Serumtrockenmenge unter der frühen Norm erhöht ist. Diese Erhöhung wächst mit der Stärke und Dauer der künstlich erzielten Anämie, ist also grösser uud rascher bei häufiger wiederholten Blutentziehungeu. Die gleiche Erhöhung der Serumtrockenmenge hatte Hösslin (365) schon früher beobachtet bei seinen Versuchen über den Einfluss eisenarmer Nahrung auf die Beschaffenheit des Blutes.

Gräber (364) hat bei 2 Fällen von Magenblutung dasselbe Missverhältnis zwischen Blutkörperchen und Färbekraft des Blutes im Beginn der Rekonvalescenz konstatieren können, gleichzeitig aber fand er die Grösse der einzelnen Blutkörperchen vielfach verringert, sodass zahlreiche Zwergblutkörperchen beobachtet werden konnten. Durch diesen Gehalt des Blutes an sehr vielen abnorm kleinen Blutkörperchen findet er die Tatsache erklärlich, dass die Färbekraft des Blutes gegenüber der Anzahl der Blutkörperchen relativ herabgesetzt war.

Schiff (371) berichtet über einen Fall, wo ein Neugeborener durch Kephalhämatom an beiden Scheitelbeinen etwa 200 ccm seines Blutes verloren haben muss. Die folgende Tabelle ergibt die Befunde an dem Kinde, das 3020 g bei der Geburt wog und erst am 12. Tage in Beobachtung kam. (Siehe Tabelle von Schiff.)

Die Restitution ist in diesem Falle sehr langsam und auch unvollkommen vor sich gegangen. Hier war der etwa 4 pCt. des Körpergewichts betragende Verlust nach 30 Tagen nicht ersetzt. Dass nach

Tabelle von Schiff.

Datum	Gewicht	Rote Blutkörperchen	Weisse Blutkörperchen	Verhältniszahl	Hämoglobin pCt.
24. IV.	2650	1,47 Millionen	26 750	1 : 55	26 pCt.
25. IV.	2730	1,79 "	23 250	1 : 77	30 "
26. IV.	2800	1,34 "	18 200	1 : 74	22 "
27. IV.	2800	1,69 "	23 700	1 : 71	26 "
29. IV.	2870	2,95 "	12 700	1 : 233	35 "
30. IV.	2970	2,08 "	13 700	1 : 152	35 "
1. V.	3050	2,50 "	15 200	1 : 164	—
2. V.	3100	2,45 "	14 000	1 : 175	—
3. V.	3150	2,14 "	10 200	1 : 210	29 pCt.
4. V.	3180	2,47 "	11 200	1 : 221	33 "
5. V.	3220	2,15 "	14 000	1 : 154	38 "
7. V.	3200	2,95 "	13 800	1 : 214	45 "
9. V.	3250	2,96 "	11 600	1 : 255	35 "
11. V.	3270	3,17 "	15 600	1 : 203	35 "
14. V.	3350	2,78 "	11 200	1 : 248	43 "
17. V.	3420	2,83 "	9 000	1 : 314	44 "
21. V.	3600	3,59 "	10 400	1 : 345	49 "

so bedeutenden Blutverlusten die Regeneration der Blutkörperchen langsam vor sich geht, schreibt Schiff dem Umstande zu, dass in solchen Fällen die Ernährung der blutbildenden Organe beeinträchtigt wird.

Der weitere Verlauf der Regeneration charakterisiert sich nach Lazarus (209) am schärfsten durch die Zahlen des Hämoglobingehaltes und der roten Blutkörperchen. In der Regel erreichen dieselben 2 Tage nach der Blutung ihren niedrigsten Stand, zuweilen etwas später bis zum 7. Tage: Siegl und Maydl sahen das Minimum bei schweren Blutverlusten sogar erst zwischen dem 5. und 11. Tage sich ausbilden. Dabei erleiden die Zahlen des Hämoglobinwertes einen steileren und definitiv grösseren Abfall als die der roten Blutkörperchen. Desgleichen geht mit der Wiedererhöhung der Blutkörperchenzahl durchaus nicht die des Hämoglobingehaltes parallel, sondern der letztere bleibt beträchtlich hinter der ersteren zurück. Diese auffällige Erscheinung, für die wir ein Analogon schon bei der Besprechung des Einflusses der Höhenluft auf die Blutbildung in der Literatur haben, ist mit andern Worten so auszudrücken, dass von den im Stadium der Restitution entstandenen Blutkörperchen jedes einzelne nicht den vollen Hämoglobinwert des normalen Blutkörperchen hat. Zum Teil kann das seine Erklärung darin finden, dass eine grosse Zahl der Blutkörperchen nicht die volle Grösse des normalen hat, dass sogar fast regelmässig viel kleinere Formen bis zu Mikrocyten vorkommen. Völlig ausreichend ist diese Erklärung aber nicht, weil zuweilen die Mikrocytenbildung auch vermisst wird [(Laache) (207).] Man muss dann mit diesem Autor annehmen, dass die von den blutbildenden Organen in die Bahn geworfenen Scheiben hämoglobinärmer sind als die normalen.

Laache (207) hat diesen Vorgang in einer sehr instructiven Kurve veranschaulicht. Dieselbe bezieht sich auf eine schwere Anämie, die bei einem vorher gesunden 16jährigen Mädchen durch eine komplizierte Unterschenkelfraktur herbeigeführt wurde. Die dünne Linie zeigt das allmähliche Anwachsen der Zahl der roten Blutkörperchen von 1,4 Millionen zur Norm innerhalb zweier Monate zur Norm an; die dicke Linie zeigt den Wert dieser Blutkörperchen ausgedrückt in Zahlen normaler Blutkörperchen. Es sind also z. B. am 16. Dezember zwar 5,2 Millionen roter Blutkörperchen gefunden, dieselben sind jedoch so hämoglobinarm, dass sie in ihrem Gesamtwerte nur 3,6 Millionen normaler Blutscheiben entsprechen. Es bleibt also die Hämoglobinbildung beträchtlich hinter der Erneuerung der Blutkörperchenzahl zurück.

v. Willebrand (360) entleerte bei seinen Versuchen Blutmengen von 1,45—2,23 pCt. des Körpergewichts für Kaninchen und 2,95—4,50 pCt. für Hunde. Nach der Blutentziehung nahm die Zahl der roten Blutkörperchen bei Kaninchen um 33,8—44,2 pCt., bei Hunden 30,8 bis 54,8 pCt. ab. Das Minimum wurde nach 5 Tagen erreicht. Der Hämoglobingehalt sank gleichzeitig, nahm aber mehr ab als die Blutkörperchenzahl (um 36,4—50,8 und 35,7—63,6 pCt.). Nach Erreichung des Minimums begann die Regeneration, die bei Kaninchen 14—25 Tage, bei Hunden 22—34 Tage dauerte. Die Regeneration des Hämoglobins ging langsamer vor sich, bei Kaninchen binnen 14—33, bei Hunden 26—40 Tagen. Die Länge der Regenerationsperiode stand nicht immer im Verhältnis zur entleerten Blutmenge. Demgemäss sind die neugebildeten Blutkörperchen ärmer an Hämoglobin (vergl. auch Schaumann und Willebrand). Willebrand (360) hält gerade die neugebildeten roten Blutkörperchen für die grösseren, die alten für die kleineren. Kernhaltige rote Blutkörperchen sah er in allen Fällen, besonders in den nächsten Tagen nach dem Aderlass, wenn auch nicht allzu reichlich. Während der Regeneration zeigten die roten Blutkörperchen bei Kaninchen eine leichte Polychromatophilie, bei Hunden aber nicht.

Einfluss der Blutentziehung auf die Leukocyten.

In der Mehrzahl der Fälle kann man bei der akuten posthämorrhagischen Anämie eine Vermehrung der weissen Blutkörperchen beobachten und zwar, wie Lazarus ausführt, eine anfänglich relative, dann auch absolute Vermehrung der polynukleären neutrophilen Leukocyten. Aus den zahlreichen klinischen und experimentellen Beobachtungen von Lyon (259), Malassez (261), Buntzen (212), Vierordt (271), Hühnerfauth (253), Kronecker (257), Erb (239) und Rieder (267) lässt sich aber noch keine Gesetzmässigkeit in diesem Verhalten erkennen. Die Hyperleukocytose bei der akuten Anämie ist nach Lazarus (299) von verhältnismässig kurzer Dauer; mit der Herstellung der Normalzahlen der roten Blutkörperchen und des Hämoglobingehaltes ist sie in der Regel beendigt. In einer kleinen Zahl von Fällen waren die Lymphocyten vermehrt. Einen sehr merkwürdigen Fall beschreibt Lazarus (209), wo nach einem mittelschweren Blutverlust durch Lebertrauma neben ziemlich starker Poikilocytose und vereinzelten Normoblasten eine grosse

Zahl von Myelocyten auftraten, was bei einem Verhältnis der weissen zu den roten von 1 : 650 einen Prozentsatz von 13,7 pCt. Myelocyten ausmachte. In einem schweren Falle von posthämorrhagischer Anämie sah Ehrlich (337) die polynukleären Leukocyten völlig frei von Granulis. Ehrlich (337) erklärt diese Erscheinung damit, dass hier der Organismus seine Fähigkeit, die neutrophile Substanz zu produzieren, unter dem Einfluss des schweren Blutverlustes verloren habe. v. Limbeck (222) citiert die Arbeiten von Virchow (411), Nasse (264), Moleschott (408), Samuel (409) und die Experimentaluntersuchungen von Samson-Himmelstjerna (410), Hofmann (382) und v. Lesser (221), durch die die Thatsache der posthämorrhagischen Leukocytose gesichert erscheint. Erfolgt bei einem Individuum ein grösserer Blutverlust, so lässt sich meist kurze Zeit nachher (10—15 Minuten) eine leichte Zunahme der Leukocyten im Blute wahrnehmen.

v. Limbeck (222) machte einem Hunde von 1520 g Körpergewicht einen Aderlass von 32 ccm = etwa ein Drittel seiner Blutmenge. Er fand:

	Rote		Weisse
Vor dem Aderlass	4,48	Millionen	9 900
sofort nach „ „	4,90	„	9 660
35 Minuten „ „ „	4,41	„	15 416
50 „ „ „ „	3,20	„	16 560

Diese Leukocytose klingt nicht rasch ab, vielmehr liegen Beobachtungen vor, dass sie auch durch einige Tage anhalten kann. Bei einem Versuche Rieder's erlitt ein Hund von 8150 g einen Blutverlust von 420 g, der ihm durch die gleiche Menge physiologischer Kochsalzlösung ersetzt wurde.

27. III.	8 Uhr	früh	8 600	weisse
27. III.	9 „	nachm.	13 300	„
28. III.	8 „	früh	10 200	„
30. III.	3 „	nachm.	14 600	„
31. III.	3 „	„	17 000	„
3. IV.	9 „	früh	18 200	„
1. V.	9 „	„	7 100	„

Bei einem Versuche Rieder's (267) war die Aderlassleukocytose erst nach 12 Tagen wieder abgeklungen.

Eine Deutung des weiteren Verlaufes einer derartigen akuten traumatischen Leukocytose, dass dieselbe auch späterhin nur durch den Blutverlust für sich bedingt wird, stösst nach v. Limbeck schon deshalb auf gewisse Bedenken, weil die durch das Trauma als solches, nicht durch den Blutverlust gesetzten Bedingungen für sich auch bei völlig aseptischem Wundverlauf eine wenn auch nur geringfügige Zunahme der weissen Blutkörperchen hervorrufen können. Thatsächlich sprechen nach v. Limbeck (222) auch einige klinische Beobachtungen, wo nach Blutverlusten, die nicht durch Setzung einer neuen Wunde zu stande gekommen sind, z. B. bei Magenblutungen aus einem Ulcus rotundum, die posthämorrhagische Leukocytose meist viel rascher abklingt, dafür, dass die nach artefiziellen Blutungen sich einstellende Leukocytose späterhin nicht mehr nur auf den Blutverlust als solchen bezogen werden darf.

Betreffs der Entstehung der posthämorrhagischen Leukocytose sind, wie v. Limbeck ausführt, die Meinungen wohl einig, dass die Quelle derselben in der durch den Blutverlust verursachten Verdünnung des Blutes zu suchen ist. Die Momente, die für die letztere Erscheinung massgebend sind, wurden oben erörtert und dadurch, dass Leukocyten enthaltende Lymphe und Gewebssäfte in gesteigerter Menge in die Blutbahn einströmen, ist eine genügende Erklärung der posthämorrhagischen Leukocytose gegeben. Die früher acceptierte Anschauung, dass die relativ grosse Klebrigkeit der Leukocyten eine Retention derselben in der Blutbahn zur Folge haben soll und dieser Umstand allein die Ursache der posthämorrhagischen Leukocytose sei, wird schon durch den Verlauf der Leukocytose als unrichtig gekennzeichnet, indem zu erwarten wäre, dass unmittelbar nach Schluss der Blutung die höchsten Leukocytenwerte zu finden sein müssten, klinische Beobachtungen und Tierexperimente jedoch das Gegenteil lehren.

v. Willebrand (360) fasst die Resultate seiner Versuche folgendermassen zusammen: Er fand:

1. absolute und bisweilen auch relative Vermehrung der Lymphocyten;
2. keine absolute Veränderung, wohl aber häufig relative Verminderung der grossen mononukleären Elemente und Uebergangsformen;
3. eine absolute und relative Vermehrung der polynukleären neurophilen resp. pseudoeosinophilen Leukocyten;
4. eine relative und absolute Verminderung der oxyphilen Zellen;
5. eine Verminderung der Mastzellen.

Nach einem bedeutenderen Blutverluste wird also nach v. Willebrand (360) die Anzahl der weissen Blutkörperchen in hohem Grade vermehrt und wir haben es mit einer polynukleären Leukocytose im Verein mit einer Lymphocytose zu thun. Die letztere wird erklärt durch den vermehrten Zustrom von Lymphe, während die Vermehrung der polynukleären Zellen auf einer durch die Blutung verursachten Reizung des Knochenmarks beruht (siehe auch Ehrlich).

Einfluss der Therapie speziell des Eisens auf die Regeneration des Blutes nach Blutentziehungen.

Die Frage in welcher Weise der Organismus Blutverluste zu ersetzen imstande ist, verknüpft sich, wie Eger ausführt, eng mit der weiteren, wiefern es möglich ist, den Vorgang durch Arzneimittel günstig zu beeinflusssen. Wie sehr man auch früher bestrebt war, deren Wirkung zu studieren und ihre Zahl auszudehnen, so konnte es sich bei der Feststellung der Resultate immer nur um etwas Ungewisses handeln, so lange der subjektive Eindruck des Arztes die Stelle exakter Methoden vertrat. Nun kann aber die äussere Besichtigung und die Prüfung funktioneller Störungen sowie deren Ausgleichung nicht die exackten physikalischen Methoden der Blutuntersuchung ersetzen. Diese objektiven Untersuchungsmethoden haben den alten Lehrsatz von der Einwirkung des anorganischen Eisens nicht ins Wanken bringen können. Erst in der neuesten Zeit werden Zweifel erhoben und nur dem organisch gebundenen Eisen ein therapeutischer Effekt auf die Blutbildung zugeschrieben. Die Folge dieser von Hamburger, Bunge (373), Marfori (389), Schmiedeberg (391), Kobert (383) u. A. getragenen Lehre war die Anwendung der zahlreichen neuen Eisenpräparate, die die Industrie fortwährend in den Handel bringt.

Es ist das Verdienst Bunge's (373), der der medikamentösen Eisentherapie jeden Wert bestritt und alle Erfolge der Kliniker als auf Suggestion beruhend bezeichnete, die umfangreiche Forschung der letzten 10 Jahre, die wir hier nur auszugsweise bringen können, angeregt zu haben.

Quincke (390) geht in seiner ausführlichen Arbeit über Eisentherapie auf die Details des normalen inneren Eisenstoffwechsels ein und weist darauf hin, dass schon die täglich erfolgende Bildung einer gewissen Menge von Bilirubin zeigt, dass täglich eine gewisse Menge von Hämoglobin und damit von roten Blutkörperchen zerstört und wieder ersetzt werden muss. Als Uebergangsstätte der roten Blutkörperchen kennen wir die Milz, das Knochenmark, die Lymphdrüsen und wahrscheinlich auch die Leber. Eine Unterstützung findet diese Ansicht in Quincke's (390) Versuchen experimenteller Plethora bei Hunden. Bei einmaliger Einspritzung von 30—60 pCt. der eigenen Blutmasse steigerte sich die Menge der Blutkörperchentrümmer in den genannten Organen. Ihre Verteilung zeigt sich analog mit der Verteilung anderer in die Zirkulation gebrachter feinkörniger Substanzen, z. B. des Zinnobers, der sich ja auch wesentlich in Milz, Knochenmark und Leber anhäuft. Bei häufiger wiederholten Transfusionen kommt es auch zu Eisenanhäufung in den Leberzellen selbst (Siderosis der Organe). Wurden im Gegenteil durch häufiger wiederholte Blutentziehungen weitergehende Ansprüche an die Blutumbildung gestellt, so verschwanden die normal mikrochemisch nachweisbaren Fe-haltigen Gebilde aus Milz, Knochenmark und Lymphdrüsen, sowie die normale Fe-Reaction der Leber (Asiderie). Der Fe-Gehalt der Leber ging bei einem Hunde auf 50 mg (in 100 Teilen Trockensubstanz) gegenüber 69,9 im Durchschnitt der Norm (Zaleski 393) nnd 116—198 mehr bei Eisendarreichung (Quincke 390). Neben dem durch die Nahrung zugeführten Ersatz war hier augenscheinlich das von früher her aufgespeicherte Reservematerial an Fe vollständig aufgebraucht worden. Diese experimentellen Ergebnisse finden ihre Bestätigung in pathologischen Befunden beim Menschen, so bei der pathologischen Siderosis der Leber bei perniciöser Anämie. Auch die durch wiederholte Blutverluste herbeigeführten Zustände von Asiderie der blutbildenden Organe finden, wie die Mitteilung von Stühlen aus der Kieler Klinik zeigt ihre Analogie in gewissen Fällen von schweren Anämien beim Menschen. Quincke unterscheidet drei Zustände des Fe im Körper: 1. Organ-Fe., 2. zirkulierendes gelöstes, 3. Reserve- oder Vorrats-Fe.

Während normaler Weise das Verhältnis zwischen circulierendem und Organ-Fe ein konstantes ist, ist das cirkulierende wahrscheinlich vermehrt in gewissen Stadien des Fiebers, bei der perniciösen Anämie, beim Brechdurchfall, vielleicht auch während des Entwicklungsstadiums der Chlorose, dagegen ist es wahrscheinlich vermindert bei der traumatischen Anämie, bei vielen Rekonvalescenten und bei der ausgebildeten Chlorose. Die geringen Effekte von Eisendarreichung bei normalen Tieren beweisen nach Quincke nichts gegen seine Wirksamkeit an Anämischen, denn der normale Eisenstoffwechsel ist sehr gering. Will man die Wirkungen des Fe studieren, so muss man, wie das Hösslin (365) und Coppola (374) thaten, an Tieren arbeiten, die durch eisenarme Nahrung oder an solchen, die durch Blutentziehungen eisenarm wurden. Hier aber ist der Erfolg der Nahrung konstant. Wir verdanken den Forschungen von Macallum (387), Woltering (392), Kunkel (367, 385), W. S. Hall (379), Gaule (876), Hochhaus und Quincke (381) und Hofmann (382) den sicheren Nachweis der von Bunge heftig bestrittenen Thatsache, dass Eisen, sowohl in organischen, wie in anorganischen Präparaten vom Darm resorbiert wird.

Kunkel (367, 384, 385) entzog wachsenden Hündchen durch regelmässige Aderlässe einen wesentlichen Teil der gesamten Blutmenge. Beide Tiere erhielten Milch als eisenarme Nahrung: dem einen Tiere wurde dazu noch eine kleine Menge Eisenoxychlorid regelmässig gegeben. Das letztere Tier konnte damit den Blutersatz bestreiten, das andere wurde sehr anämisch: auch auf Liquor ferri albuminati reagierten andere Tiere gut.

Woltering (392) fütterte Kaninchen mit anorganischem Eisen, Kontrolltiere mit Mangansalzen, entzog den Tieren Blut und studierte den Ersatz. Bei den Eisenkaninchen sanken Hämoglobin- und Blutkörperchenziffer öfters nicht so stark herab, wie bei den normal ernährten oder den Mangankaninchen. Ferner kehrte bei den mit Eisen gefütterten Tieren die normale Zusammensetzung des Blutes schneller zurück als bei den gewöhnlich gefütterten oder es wurden, wenn auch der frühere Hämoglobingehalt oder die Zahl der Blutkörperchen nicht wieder erreicht wurden, die Zahlen bei den Eisentieren immer doch viel höher gefunden. Ueber Hösslin's (365) Versuche siehe oben.

Eger (362) kommt auf Grund seiner Versuche an Hunden zu folgenden Schlüssen: Der tierische Organismus vermag nach einer Entziehung von $^1/_3$ seines auf $^1/_{13}$ des Körpergewichtes berechneten Blutes dasselbe bei verhältnismässig eisenarmer Nahrung nur langsam, unvollständig, mitunter gar nicht zu ersetzen. Der Zusatz von anorganischem

Eisen beschleunigt den Blutersatz, ist aber nicht so wirksam, als eine Nahrung, die genügende Mengen organisch gebundenen Eisens enthält, z. B. Fleisch. Auch bei dieser Nahrung scheint Zusatz anorganischen Eisens (natürlich auch pharmaceutischer organischer Eisenpräparate) noch eine Beschleunigung der Wiederherstellung bewirken zu können. Bei den durch Blutverluste anämischen Menschen ist ausschliessliche Milchnahrung kontraindiciert, bei unserer üblichen gemischten Nahrung genügen Eisensalze zum prompten Ersatz des Blutes. Bei schweren traumatischen Anämien sinkt das specifische Gewicht (also auch der Eiweissgehalt) des Serums in einer dem Herabgehen der Werte von Blutkörperchen, Hämoglobin, Trockenrückstand und Blutgewicht vollkommen entsprechenden Weise. —

Wir wissen, dass sowohl beim Menschen [Hofmann (382)] als bei den geprüften Versuchstieren, Ratten, Mäusen, Kaninchen, Meerschweinchen, vornehmlich das Duodenum, aber auch das Jejunum und der Magen (Hari) befähigt ist, das Eisen zu resorbieren. Wir wissen ferner, dass das resorbierte Eisen auf dem Wege der Lymphbahn in den Kreislauf gelangt und sehr schnell zum grössten Teile in der Milz aufgespeichert wird, ein kleiner Teil wird auch von den Leberzellen und dem Knochenmark aufgenommen. Die Ausscheidung des Eisens geschieht im Colon, in geringerem Masse im Rektum, dagegen zu einem ganz geringen Teil durch die Nieren, weshalb man auch so lange die Resorption des Metalles geleugnet hat [siehe Lazarus (209)]. Wie das resorbierte Eisen verwertet wird, darüber wissen wir freilich noch nicht viel. v. Noorden nimmt an, dass das Eisen direkt einen Reiz auf die Funktion der blutbildenden Organe ausübt.

Bunge-Häusermann (378) machten Tiere durch Darreichung eisenarmer Nahrung anämisch und gaben ihnen dann Eisen, ohne die Anämie dadurch zu bessern. Mit einer gemischten Kost wurden die Tiere dagegen bald gesund. Das gleiche Resultat erhielt Bunge (373) bei Tieren, die durch wiederholte Blutentziehungen anämisiert worden waren. — Die akute posthämorrhagische Anämie gehört, wie auch Lazarus zugibt, zu den Zuständen, die am besten auf eine gemischte Kost, eventuell unter Bevorzugung eisenreicher Vegetabilien, Eiern und Fleisch, reagieren, wie ja auch die oben citierten Versuche Eger's (362) beweisen. Lazarus (209) kommt daher auch zu dem Schluss, dass man die Eisenmedikation, die bei rationeller Darreichung keinesfalls schädlich sein kann, bei der posthämorrhagischen Anämie anwenden soll, besonders dann, wenn die Heilung verzögert erscheint. Trotz aller Anpreisungen der teuern organischen Eisenpräparate behalten die alten Mittel der Pharmakopoe ihre Bedeutung. Nach Quincke (391) und v. Noorden (388) ist die wünschenswerte Tagesdosis Fe : 0,1 g Eisen. Diese Menge ist enthalten z. B.: in 0,33 g Carniferrin, 1,54 g Ferratin, 5 Pilul. Blaudii, 3—4 Pilul. aloëticae ferratae. —

Einfluss auf das Knochenmark.

Nachdem Rudolf Wagner an Fledermausembryonen, E. K. Weber an einem 12 Wochen alten menschlichen Fötus die kernhaltigen Blutzellen beschrieben hatte, widmete Kölliker (396—398) diesem Gegenstande eine längere Untersuchung; es gelang ihm in der embryonalen Leber eine Bildungsstätte dieser Elemente aufzufinden, welche er auch nach der Geburt nachwies. E. Neumann (348) fand bei seinen Untersuchungen über ein bis dahin wenig beachtetes Organ, das rote Knochenmark der Rippen, Wirbel etc., dass hier mit grosser Konstanz in jedem Lebensalter gefärbte Zellen zu finden sind, die in jeder Beziehung den embryonalen Blutzellen gleichen. Neumann (348) legte sich bei seinen Untersuchungen über die blutbildende Funktion des Knochenmarkes die Frage vor, welchen Einfluss Blutentziehungen auf dieses Organ ausüben. Obwohl seine Tierexperimente kein zweifelloses Resultat ergaben, sprach doch dafür, dass das Knochenmark der hauptsächlichste Sitz der Blutregeneration ist, die Beobachtung, dass bei chronischen Krankheiten, die zu allgemeinem Marasmus führen, das rote Knochenmark besonders verbreitet und besonders reich an jungen sich entwickelnden Blutzellen ist.

Litten und Orth (368) fanden, dass Abweichungen vom normalen Verhalten (gelbe Farbe des Marks der Röhrenknochen bei Erwachsenen) bei allen chronischen Krankheiten vorkommen kann. Sie fanden kernhaltige rote Blutkörperchen in grosser Menge im Mark, in geringerer manchmal im Blute. Litten und Orth (368) versuchten auf experimentellem Wege die Wirkung von Blutentziehungen an Hunden und Katzen auf das Knochenmark festzustellen: Sie schlugen denselben Weg ein wie Perl, der Herzverfettung durch Blutentziehung bei Hunden erzeugte, indem sie in Zwischenräumen von 5—7 Tagen grosse Blutentziehungen von 3—4 pCt. des Körpergewichts, d. h. bei ihren Hunden von 800 bis 1000 g ausführten. Sie konnte über 4 Versuche an grossen, möglichst alten Hunden berichten, wo das übereinstimmende Resultat war, dass ein Teil der Röhrenknochen rotes Mark enthielt und dass in diesen sowohl, wie in dem Marke der Rippen, Wirbel etc. eine enorme Menge kernhaltiger Blutkörperchen vorhanden war, die auch im Blute gefunden wurden. Als Faktum führen wir noch an, dass bei einem Hunde, der nach der 5. Blutenziehung getötet wurde, die Menge der Markzellen und kernhaltigen roten Blutkörperchen ungemein gross, diejenige der gewöhnlichen kernlosen dagegen auffallend klein war und dass die kernhaltigen sämtliche eine auffällig blasse Färbung darboten. Herzverfettung war in keinem Falle eingetreten.

Auch Bizzozero und Salvioli (394) haben über ähnliche Versuchsresultate berichtet. Diesen Tierexperimenten schliesst sich ein von Neumann (348) publizierter Fall von chronischer Verblutungsanämie mit letalem Ausgange an, der gleichsam wie ein von der Natur bis zu den äussersten Konsequenzen fortgesetztes Experiment über die Wirkungen wiederholter grosser Blutverluste auf den menschlichen Körper gelten kann, wo das dunkelhimbeerrote Knochenmark der Röhrenknochen kernhaltige rote Blutkörperchen in geradezu erstaunlicher Menge enthielt, die sogar stellenweise über die Markzellen und reinen Blutkörperchen vorherrschten. Im Blute der Aorta fanden sich auf 100—200 kernlose, 8—10 kernhaltige rote Körperchen, in dem der Vena azygos waren viel mehr enthalten. Im Safte der Milz waren die letzteren nur spärlich vorhanden, ebenso in den Lymphdrüsen. Neumann (348) kommt zu dem Schluss, dass der Organismus der durch die Blutungen herbeigeführten Anämie entgegenzuwirken gesucht hat, indem er vom Knochenmarke aus eine gegenüber den normalen Verhältnissen bedeutend vermehrte Zahl von kernhaltigen Blutzellen der Cirkulation zugeführt hat (Blut der Vena azygos).

Dass auch der allgemeine Blutstrom eine grosse Zahl solcher embryonaler Zellen enthält, steht mit anderen Erfahrungen von Ehrlich (337 und 375) im Einklang. Neumann (348) polemisiert gegen die Autoren, welche wie Funke (395) und Mallassez die Milz als die Bildungsstätte der roten Blutkörperchen ansehen wollen. Wenn Rindfleisch (402) mit apodiktischer Bestimmtheit die Milz als das weitaus wichtigste Organ der Hämatogenese bei den Vögeln bezeichnet hat, so hat Pouchet (369) und Theodor Korn (399) nachgewiesen, dass die Vögel Milzextirpationen gut vertragen und ihre Widerstandsfähigkeit gegen grosse Blutverluste nicht herabgesetzt ist, ein Ergebnis, das mit dem mikroskopisch nachweisbaren Mangel von Entwicklungsformen oder Blutzellen in der Milz gesunder sowohl als anämisierter Tauben (Bizzozero (394), Korn (399)) im Einklang steht. Wenn Bizzozero (394) und Salvioli bei Säugetieren beobachtet zu haben glauben, dass nach Milzexstirpationen bei folgenden Blutentziehungen die Restitution des Blutes nur in unvollkommener Weisse erfolgt, so steht dieser Angabe die Behauptung Pouchet's (369) gegenüber, der bei entmilzten Hunden nach starken Aderlässen den Wiederersatz des Blutes in gleicher Weise, wie an nicht operierten Tieren zustande kommen sah. Wenn Bizzozero und Salvioli (394) die Zeichen einer lebhaften Blutbildung in der Milz nach starken Blutentziehungen an Hunden und Meerschweinchen gesehen haben wollen, so ist, wie Neumann (348) ausführt, zu bemerken, dass dieser Erfolg bei diesen Tieren nur manchmal eintrat, bei Kaninchen stets ausblieb. Die Versuche E. Neumanns (348) mit Blutuntersuchungen an Hunden ergaben keinerlei Beteiligung der Milz, dagegen starke Reaktion des Knochenmarkes. Er hält daher gegenüber Rollet (403), Rindfleisch (402), Erb (239), Schmidt-Semmer (405), sowie Hayem (248) und Pouchet (369) und Schaefer, Ranvier (401), die alle eine andere Darstellung der Hämatogenese gegeben haben, daran fest, dass die im roten Knochenmark gebildeten kernhaltigen roten Blutkörperchen Entwicklungstadien der endgiltigen Erythrocyten sind, die während der ganzen Dauer des Lebens eine den Bedürfnissen des Organismus entsprechende Vermehrung erfahren. — —

Ehrlich (337 u. 375) publiziert einen Fall von Blutungsanämie, wo die kernhaltigen roten Blutkörperchen im Blute fehlten: er schloss aus diesem Befunde, dass die Reaktion des Knochenmarkes auf die Blutung in diesem Falle ausgeblieben sein müsse, was auch in der That zutraf: das Mark der Röhrenknochen war gelb geblieben. Ehrlich hatte schon früher gezeigt, dass man bei allen schweren Fällen von Anämie kernhaltige rote Blutkörperchen finden kann, die den Ausdruck lebhafter Regeneration darstellen. Es ergab sich ihm damals die interessante Thatsache, dass man aus der Art der kernhaltigen roten Körperchen sicherer als auf andere Weise die Form der Anämie bestimmen kann, insofern man bei sekundärer Anämie Normoblasten, bei perniciöser: Gigantoblasten vorfindet. Nach Ehrlich's Ansicht erklärt der in einem Falle geschilderte Befund den perniciösen Charakter dieses Falles: Bei allen Blutverlusten leidet, wie er hervorhebt, an erster Stelle das Blut selbst. Wenige Tage nach einem grösseren Blutverluste findet man im Blute neben zahlreichen Poikilocyten Degenerationsvorgänge im Stroma der Blutscheiben, die auch in diesem Falle nachgewiesen wurden. Es bildet somit der anämische Zustand an und für sich eine kontinuierliche Quelle für weitere Verarmung des Blutes an geformten Elementen und diese wird, falls die Regeneration neuer Blutscheiben eine unzureichende ist, an und für sich dem Krankheitsverlauf einen perniciösen Charakter verleihen. Degeneration und Regeneration laufen auch bei unkomplizierten Anämieen konstant nebeneinander her: von dem Ueberwiegen des einen oder des anderen Vorganges wird es abhängen ob diese einfache Anämie in Heilung oder in eine perniciöse umschlage.

Einfluss des Aderlasses auf den Stoffwechsel.

Aus den Versuchen von Bauer (416, 417) und von Jürgensen (206) geht hervor, dass bei Hunden, denen gute Zufuhr von Nahrung, Wasser einbegriffen, versagt ist, nach Entziehung von Blut eine bedeutende Vermehrung von Harn und Harnstoff auftritt. Es zeigte sich, dass nach Blutentziehungen, die zwischen 1,2 und 3,4 pCt. des Körpergewichtes = etwa 15 bis 45 pCt. der Blutmenge schwankten, der in den der Blutentziehung folgenden 24 Stunden ausgeschiedene Harnstoff bis um mehr als das Dreifache zugenommen hatte. Im allgemeinen zeigte sich die Abhängigkeit, dass mit der zunehmenden Grösse der Blutentziehung auch die Menge des ausgeschiedenen Harnstoffs wächst; ein einfaches Parallelverhältnis besteht indessen nicht. Ebenso ist die Menge des Harns nach Blutentziehungen vermehrt, im Maximum sogar um nahezu das Dreieinhalbfache der Norm. Es ist ein ähnliches Verhältnis wie bei der Ausscheidung des Harnstoffes zu erkennen; beide verlaufen im grossen und ganzen gleich. Aus der Versuchen Bauer's ist noch zu erwähnen, dass die Vermehrung der Ausscheidung des Harns und des Harnstoffs nach Blutentziehungen länger als 24 Stunden dauert, wie es scheint, mehrere Tage lang. Eine zweite Blutentziehung vermag, wie aus einer Tabelle Bauer's erhellt, nicht ohne weiteres den Erfolg der vorhergehenden in dieser Beziehung zu steigern. Jürgensen's Versuche zeigten das gleiche Resultat. Folgen zwei kleinere Blutentnahmen durch einen Zwischenraum von 24 Stunden getrennt aufeinander, dann ist wohl dem Ausgangspunkt gegenüber die Ausscheidung des Harnstoffs vermehrt, nicht aber die der Phosphorsäure, die des Wassers ist sogar vermindert. Jedenfalls findet keine einfache Summation statt. Bauer verfolgte auch die Fettzersetzung (den Umsatz stickstofffreier Substanz) nach Blutentziehungen.

Er fand, dass unmittelbar, d. h. innerhalb der ersten 4 Stunden nach einer Verminderung der Blutmenge um 20 pCt. bei hungernden Hunden die Kohlensäureausscheidung nicht beeinflusst wurde, dagegen war die Ausscheidung des Wassers durch Haut und Lunge ebenso wie die Aufnahme von Sauerstoff um etwa ein Sechstel vermindert. Etwa 20 Stunden nach der Blutentziehung findet man aber die Menge der ausscheidenden Kohlensäure um 23 pCt., die Sauerstoffaufnahme 30 pCt. gesunken.

Bei genährten Hunden war unmittelbar nach einer Blutentziehung von etwa 28 pCt. eine Vermehrung der Kohlensäureausscheidung von 4 pCt., der Sauerstoffaufnahme von 22 pCt. vorhanden: für die ersten 3 Stunden sind das direkte Versuchsergebnisse. Nach 24 Stunden ist eine deutliche Abnahme bemerkbar: für die Kohlensäure 9 pCt., für den Sauerstoff 2 pCt.; drei Tage später ist diese sehr erheblich: für die Kohlensäure 22 pCt., für den Sauerstoff 36 pCt. Bauer schliesst aus seinen Versuchen überhaupt: „Es ist erwiesen, dass infolge der Blutentziehung die Eiweisszersetzung zunimmt, die Kohlensäureausscheidung dagegen abnimmt, es ist daher klar, dass die Zerstörung des Fettes eine geringere werden muss und zwar des von der Nahrung herrührenden oder des aus dem Zerfall des Eiweisses entstandenen Fettes.“ Jürgensen bemerkt hierzu, dass auch für den, der die nicht bedeutende Zahl der Bauer'schen Respirationsversuche beanstandet, dieser Schluss anderweitig gestützt ist. Bauer selbst verweist auf die Angaben aus früherer Zeit und fügt das an Anämischen und Chlorotischen Wahrzunehmende: stärkerer Ansatz von Fett als ferneren Beweis hinzu.

Jürgensen (206) erklärt mit Bauer diese Erscheinungen damit, dass durch die Blutentziehung unmittelbar eine Verminderung des in den Körpersäften enthaltenen Gesamtvorrates an cirkulierendem Eiweiss herbeigeführt wird. Es muss daher ein entsprechender Teil des Organeiweisses aufhören als solches zu bestehen; es muss cirkulierendes Eiweiss werden. Das ausgetretene Organeiweis unterliegt aber der Zersetzung und zwar in einem im Verhältnis zu der geringen Zersetzung cirkulierenden Eiweisses beim Hungertier hohem Masse, und so wird die hohe relative Stickstoffausscheidung des hungernden Hundes nach der Blutentziehung verständlich. Bei gut genährten Tieren ist cirkulierendes Eiweiss vorhanden, verhältnismässig reichlicher vorhanden, daher ist das von zersetztem Organeiweis herrührende Plus an Stickstoff auch verhältnismässig geringer, wenn auch absolut grösser. —

A. Fränkel (414) hat diese Ausführungen Bauer's (416) angegriffen und, gestützt auf eine Bemerkung Traube's, dieser Erscheinung eine andere Erklärung gegeben. Er ist der Meinung, dass bei der Blutentziehung durch verminderte Sauerstoffzufuhr ein Absterben von lebendem Eiweiss zu Stande kommt, wofür die gesteigerte Stickstoffausscheidung ein direktes Mass liefert. —

Gürber (244) konstatierte, dass bei Kaninchen, denen so grosse Quantitäten Blut entzogen worden waren und bei denen die Zahl der roten Blutkörperchen sich um die Hälfte verringert hatte, der Gaswechsel normal von Statten ging. Der Hämoglobinverlust unterliegt hier keinem Zweifel; wenn also trotzdem die Sauerstoffresorption und gewissermassen der ganze Vegetationsprozess normal verläuft, so hängt das von ganz anderen Gründen ab. Vorerst erklärt es sich dadurch, dass das Gewebe eine staunenswerte Tätigkeit, Sauerstoff anzuziehen hat, und zwar ohne Rücksicht darauf, in welcher Quantität derselbe im Blute enthalten ist. Im Blute eines gesunden Menschen ist, im Verhältnis zum Verbrauche, so viel Sauerstoff vorhanden (gegen 20 pCt. des Blutvolumens), dass eine einfache Berechnung uns zeigt, dass die Hämoglobinmenge auf $^1/_3$ der Norm sinken kann, ohne dass es aus diesem Grunde an dem für die Gewebe erforderlichen Sauerstoffe fehlen würde.

Mach einer Berechnung von Kraus (419) führt ein gesunder Mensch mit 76 Pulsschlägen in der Minute, bei dem jede Kontraktion des Herzens 50 ccm Blut in das Gefässsystem hineintreibt, den Geweben in der Minute 3800 ccm Blut zu, das ein Volumen von 20—21 pCt. angenommen, gegen 800 ccm Sauerstoff enthält; da aber, wie die chemischen Analysen der ausgeatmeten Luft zeigen, der Mensch nur 340 ccm O in sich aufnimmt, so verbraucht er demnach die gleiche Menge in den Geweben, d. h. nur 20 pCt. des ganzen im Blute enthaltenen Sauerstoffes. — Bei einer an perniziöser Anämie leidenden Kranken stellt sich die Berechnung folgendermassen: Bei 96 Pulsschlägen in der Minute bringt sie 4800 ccm Blut in Umlauf, das 336 ccm Sauerstoff enthält (7 pCt. des Volumens). In den Geweben werden 275 ccm verbraucht, folglich gehen trotz des intensiven Hämoglobinverlustes nur 75 pCt. der ganzen Sauerstoffmenge auf. Es gibt jedoch Fälle, wo die Gewebe fast die ganze im Blute enthaltene Sauerstoffmenge verbrauchen. —

Kolisch (418) berichtet über einen Fall von schwerer posthämorrhagischer Anämie bei Ulcus ventriculi, in welchem eine sehr starke Vermehrung der Stickstoffausscheidung, etwa um das dreifache des Hungerwerts nachweisbar war; nach Kolisch hat auch Neusser in einem ähnlichen Fall sogar das fünf- bis sechsfache des Harnstickstoffes gefunden. v. Noorden (338) erwähnt dagegen zwei Fälle schwerer, lebensgefährlicher Magenblutungen, die weder am Tage der Blutung noch in der nachfolgenden Zeit wesentlich mehr Stickstoff ausscheiden, als dem Hungerzustande der Kranken entsprach. —

Ascoli und Draghi (412) versuchen die Kontroverse von Jürgensen (280) und Bauer (417) einerseits und Fränkel (414) andererseits zu schlichten, um so mehr, da ja von anderer Seite die Tatsache der posthämorrhagischen Hyperazoturie in Frage gezogen wurde. Ascoli und Draghi (432) haben durch genaue Urinuntersuchungen an fünf Menschen und durch zwei Experimente an Hunden weder quantitativ noch qualitativ die Angaben von Jürgensen und Bauer bestätigen können.

Blutentleerungen, wie sie therapeutisch beim Aderlass gemacht werden, sind ohne Einfluss auf die N-Ausscheidung im Urin, was auch Maragliano bestätigt.

Cl. Bernard (413), v. Mering (420) und F. Schenk (423) fanden, dass durch Blutentziehungen eine vermehrte Zuckerbildung aus dem Leberglykogen angeregt wird.

Nach Foderà bewirkt der Aderlass Beschleunigung der Resorption, sowohl bei epidermatischer als bei hypodermatischer oder interner Applikation. —

Ladislaus Popiel (421) liess Kaninchen fasten, bis die Stickstoffmenge 2—3 Tage unverändert blieb. Dann wurde $^1/_4$ der Blutmenge entzogen. Er fand stets Zunahme der Stickstoffausscheidung; der Phosphor war unbeständig: die Gewebe wurden ärmer an Flüssigkeit.

Die Versuche von Schenk hat Lewandowsky (426) fortgeführt, indem er den Zuckergehalt ein bis anderthalb Stunden nach Entziehung von 20—27 ccm Blut bestimmte. Er fand auffallend starke Erhöhungen, nämlich:

von 0,114 auf 260 pCt.
„ 0,079 „ 315 „
„ 0,093 „ 232 „

Trotzdem sah er keine Glykosurie auftreten.

Ulrich Rose (422) hat an einigen Zucker- und Rübentieren über den Einfluss des Aderlasses auf den Blutzuckergehalt experimentiert. Drei Stunden nach einem reichlichen Aderlass war die Steigerung des Blutzuckergehaltes noch nicht ganz abgelaufen. Doch ist zu bemerken, dass die Steigerung eine geringfügige ist und der Zuckergehalt doch immer noch diesseits der oberen Grenze der Normalwerte bleibt. Im Gegensatz zu Schenk (423), welcher fand, dass die Blutzuckersteigerung meist um so kleiner war, je grösser der Zuckergehalt des Blutes von vornherein war und sie bei Hungertieren wieder sehr gering fand, war die Zuckerzunahme bei den glykogenreichen Tieren von Rose (422) nicht stärker als bei den normal genährten.

III. Teil.

Meine eigenen Experimente über den Aderlass bei Kreislaufstörungen und über die Art der Wirkung von Venaesektion und Arteriotomie auf dieselben.

Nachdem wir die physiologischen und experimentellen Erfahrungen über den Aderlass in extenso zusammengestellt haben, möchte ich auf eine Frage eingehen, der ich selbst experimentell nachgegangen bin, auf die Frage nach der Wirkung des Aderlasses bei Kreislaufstörungen. Wie die Kliniker darüber denken, habe ich im ersten Teile dieser Arbeit dargestellt. Es frägt sich aber, wie soll man diese Beobachtungen mit den Resultaten der Tierversuche in Einklang bringen. Die Kliniker fanden, dass auch verhältnismässig geringe Blutentziehungen bei sogenannten unkompensierten Herzfehlern, besonders aber bei der Pneumonie mit beginnendem Lungenödem, die ich folgerichtig zu den Kreislaufstörungen rechne, genügen können, um eine beträchtliche Erleichterung des Patienten, Aufhören der Cyanose, Sistieren des beginnenden Lungenödems und völlige Erholung der insuffizienten Herzthätigkeit eintreten zu lassen. Diese Erholung tritt oft so plötzlich ein und hält so glücklich bis zur völligen Genesung an, dass eine Reihe von Autoren sich nicht enthalten können, von einer zauberhaften Wirkung zu sprechen. Diese Beobachtungen stehen nun in einem offenbaren Widerspruche mit den Untersuchungen der Experimentatoren, welche am Tier fanden, dass die Entziehung geringer Quantitäten Blut den Blutdruck nur ganz vorübergehend herabsetzt, indem 1. die Vasomotoren sofort in Aktion treten und die Gefässe entsprechend dem geringeren in ihnen enthaltenen Blutvolumen ihre Kapazität durch Kontraktion ändern, 2. aber ziemlich rasch durch Filtration oder Diffusion oder durch beides ein Flüssigkeitsstrom aus den Geweben in die Blutbahn erfolgt, der das Blut verdünnt und zwar so lange, bis der Unterschied zwischen Gewebsdruck und Blutdruck wieder ausgeglichen und das Blutvolumen bei geringen Entziehungen wieder völlig ausglichen ist. Dass die Entziehung von giftigen oder harnfähigen Substanzen, wie bei Vergiftungen oder der Urämie aus dem Blute und somit auch aus den Geweben hier eine Rolle spielt, ist wohl kaum anzunehmen. Es fällt auch niemandem ein, eine Kochsalzinfusion dem Aderlasse bei der Pneumonie etwa zur Verdünnung kreisender toxischer Substanzen anzuschliessen. Die Erleichterung ist eine klinische Thatsache, die man bisher wohl nur auf die Blutentziehung als solche beziehen kann, das Experiment bietet aber bisher keine genügende Stütze dafür, warum diese in manchen Fällen so eklatant erfolgt und warum sie von Dauer ist: Das Blutvolum wird ja, wie die Physiologen lehren, so rasch und vollständig ersetzt.

Es erschien mir nicht unwichtig, diesem Widerspruche nachzugehen, umsomehr, als ich in der Literatur keine Aufklärung dafür gefunden habe. Sicher ist nur, dass die Herabsetzung des arteriellen Blutdruckes bei geringen Blutentziehungen wie wir sie therapeutisch beim Menschen anwenden, eine so minimale und flüchtige Erscheinung darstellt, dass sie als ursächliche Bedingung nicht in Betracht kommen kann, es handelt sich also darum, wo wir dann die Bedingung zu suchen haben, die geeignet wäre, dem Kliniker genügende Aufklärung zu geben.

Die unmittelbarste Folge einer Venaesektion ist jedenfalls eine Verminderung des Blutquantums und des Druckes an einer Stelle, wo schon normaliter ein geringer Druck herrscht. Es wird also die Spannung im

Venensystem abnehmen, was ja in einem gewissen, im Verhältnis zur Menge des entleerten Blutes stehenden Grade das Gefälle in der linken Hälfte des Kreislaufs vermehrt. Der Abfluss aus den Arterien kann demnach beschleunigt werden, während der Zufluss zu dem rechten Vorhof wegen der Blutentziehung langsamer wird. Der raschere Abfluss aus den Kapillaren kann, wie man sich vorstellen darf, eine rasch vorübergehende Verminderung der Spannung im arteriellen System bewirken, das Herz resp. der linke Ventrikel arbeitet in dem Moment jedenfalls gegen einen geringeren Druck und kann, gleiche Weite der Gefässe vorausgesetzt leichter, d. h. ohne Anstrengung arbeiten und deshalb gleichzeitig, aber auch relativ leichter, aus den Lungenvenen herauspumpen. Es kann somit der Abfluss aus den Lungengefässen beschleunigt und der Druck in letzteren herabgesetzt werden; da entsprechend der Blutentnahme auch weniger Blut vom rechten Herzen den Lungen zufliesst, so erscheint von vornherein aus theoretischen Erwägungen die Vorstellung möglich, dass in erster Linie die normale, besonders aber die kongestionierte Lunge durch diese therapeutische Massnahme erleichtert wird. Diese Erwägungen erscheinen mir so einfach und klar, dass man mit denselben die Frage eigentlich für den Fall abschliessen könnte, wenn diese Vorstellungen, die mir einfach erscheinen, Allgemeingut aller Mediziner wären.

Doch gibt es noch ein Bedenken, es taucht nämlich die weitere Frage auf, ob es wirklich einzig und allein zweckmässig ist, die Blutentnahme aus einer Vene vorzunehmen oder ob es nicht besser wäre, sie an einer anderen Stelle des Kreislaufs auszuführen. Was den ersten Punkt anbetrifft, so ist darauf hinzuweisen, dass die medizinischen Praktiker, ja selbst die Kliniker durchaus noch nicht genügenden Wert auf die Bedeutung der Ueberfüllungszustände der Lungengefässe legen, dass sie die Wichtigkeit der Lungenschwellung und Lungenstarrheit von Basch's im Gefolge venöser Stauungen im kleinen Kreislauf für Lunge und Kreislauf unterschätzen. Bezüglich der Frage, ob nur die Venaesektion zur Blutentnahme sich eigne, muss zunächst zugegeben werden, dass sie sich wohl diskutieren lasse, wenn man nicht bei der Meinung verharrt, dass man den Aderlass ausschliesslich an der Vene ausführe, weil es Tradition und Bequemlichkeit erheischt. Dem gegenüber ergibt die Ueberlegung, dass es in der Tat bei allen kongestiven Zuständen der Lunge am praktischsten wäre, wenn wir die Lunge selbst zum Angriffspunkte unserer therapeutischen Massnahmen machen könnten. Leider wird selbst in unserem Zeitalter, wo die Lungenchirurgie so schöne Fortschritte aufweist, die Punktion der Lungengefässe oder gar des linken Vorhofes nicht den Beifall der Praktiker finden. Wenn also derartige Massnahmen auf das physiologische Experiment beschränkt bleiben müssen, darf man hingegen sehr wohl sich fragen, ob es nicht besser sei, statt an der Stelle des niedrigsten Druckes an der des höchsten Druckes im Bereiche des Arteriensystemes jene Blutentnahme vorzunehmen, von der wir uns den geschilderten momentanen Erfolg versprechen. Man kann sich ganz gut vorstellen, dass bei dypnoischen

Zuständen, wo ausser der Lungenhyperämie noch eine Kontraktion der kleinen Arterien besteht, trotz der Blutentleerung aus einer Vene einerseits der Abfluss aus den Arterien im Venensystem sich nicht so rasch vollzieht, als man hofft, während andererseits die gleichzeitige Verminderung des Zuflusses zum rechten Vorhof nicht genügt, um die durch Stauung vom linken Vorhof her bedrückte Lunge frei, die Zustände der Lungenschwellung und Starrheit sistieren zu machen. Man kann da sehr wohl dem Gedanken Raum geben, dass hier eine schnelle Entleerung eines genügenden Quantums aus einer Arterie diesem Zustande viel rascher und sicherer abzuhelfen geneigt sein könnte. Man kann sich sehr gut vorstellen, dass diese plötzliche Entleerung mit einem Schlage der Lunge wieder ihr normales Volum und damit die normale Weite ihrer Atmungsexkursionen geben wird, wobei nach ein paar ausgiebigen Inspirationen die Kohlensäureüberladung des Blutes und damit der Krampf in den kleinen Körper-Arterien aufhören könnte. Es braucht bei dem heutigen Stande unseres Wissens ja kaum mehr darauf hingewiesen zu werden, dass die Steigerung des Druckes, die auch in den arteriellen Lungengefässen bei der Dyspnoe eintritt, nicht wie Lichtheim bewiesen zu haben glaubte, durch Kontraktion der Lungenvasomotoren entsteht, sondern wie Openchowski und Wagner zeigten, wirklich durch Rückstauungen vom linken Vorhofe her entsteht. Die Existenz der, wie Openchowskis und Wagners Versuche ergaben, von Lichtheim fälschlich bewiesenen Lungenvasomotoren habe ich vor zwei Jahren im Laboratorium von Basch experimentell dartun können. Die Pneumovasomotoren treten aber wahrscheinlich auf ganz andere Weise in Aktion, und ob sie bei der Cyanose eine Rolle spielen, ist sehr fraglich. —

Es ist wohl klar, dass eine solche Frage von hervorragend praktischer Bedeutung: Arteriotomie oder Venaesektion nicht auf theoretischem Wege allein gelöst werden kann und ich musste, da die klinische Beobachtung viel zu oberflächlich in des Wortes eigentlichster Bedeutung ist, indem wir uns am Krankenbette nicht genauer über die Druckverhältnisse im Lungenkreislaufe orientieren können, das Tierexperiment zu Hilfe nehmen. Ich habe zu diesem Zwecke im Laboratorium meines hochverehrten Lehrers, des Herrn Professor von Basch eine Reihe von Experimenten vorgenommen, die mitzuteilen mir von Wert erscheint, da nach diesen Experimenten, soweit mir bekannt ist, der erste Versuch gegeben ist in die Frage des Aderlasses bei Kreislaufstörungen an der Hand einer exakten Methode Klarheit zu bringen. Ich bemühte mich in diesen Versuchen an vier Hunden, die Druckverhältnisse im grossen und besonders im kleinen Kreislauf festzustellen vor, während und nach der Ausführung der Venaesektion oder Arteriotomie und der zur Wiederherstellung des vorherigen Blutvolums nötigen Infusionen. Es sind diese Versuche daher gleichzeitig eine Studie über die momentanen Wirkungen der Infusion oder noch allgemeiner ausgedrückt: diese Versuche zeigen, den Einfluss wechselnder Butfülle auf den grossen und besonders auf den kleinen Kreislauf und zwar sowohl am normal geatmeten wie am dyspnoischen Tier.

Die Geringfügigkeit der Eingriffe erlaubte es mir, da das gleiche oder ungefähr das gleiche Quantum Flüssigkeit immer wieder durch Infusion ersetzt wurde, die Venaesektion resp. Arteriotomie an demselben Tiere unter verschiedenen Umständen beliebig oft in beliebigen Zwischenräumen vorzunehmen, so dass jeder Versuch eigentlich eine lange Reihe von Versuchen darstellt. Für die prinzipielle Erörterung der Frage genügt es völlig, wenn ich die rechnerischen Resultate der Kurven von dreien der Tiere hier in Tabellenform bringe. Die vierte Kurve konnte leider rechnerisch nicht verwertet werden, obwohl sie sonst in jeder Beziehung die Ergebnisse der andern zu stützen geeignet ist.

Kurve I und II zeigen die Veränderungen des Arteriendruckes und des intrathorakalen Druckes gemessen vom Oesophagus aus bei den verschiedenen in Rede stehenden Eingriffen am normal geatmeten und am dyspnoischen Tiere, während die Kurve III ausser diesen Drücken noch die Veränderungen des Druckes im linken Vorhof gemessen nach der Methode von Basch's illustriert. An dem IV. Versuche suchte ich mich über das Verhalten des Druckes in der Pulmonalarterie im Vergleich zu dem im linken Vorhofe zu orientieren.

Versuch No. I. vom 5. V. 1902.

Ein Hund von 5100 g Körpergewicht wird morphinisiert, dann kurarisiert, mittelst der Trachealkanüle nach von Basch von einem mit Dampfmotor getriebenen Blasebalge aus künstlich geatmet. Die Grösse der Atmungsexkursionen wird durch Auflegen von Gewichten auf den Blasebalg reguliert: Stärkere Belastung desselben bedingt kräftigere Inspirationen, Wegnahme von Gewichten das Gegenteil und macht das durch Kurare gelähmte Tier dyspnoisch. In die beiden Art. Carotis des Tieres wird je eine Kanüle eingebunden, die eine führt zum Quecksilbermanometer, von dem aus der Druck auf eine Rolle ohne Ende geschrieben wird. Die andere Kanüle wird mit einem Schlauch verbunden, an dessen Ende sich eine im stumpfen Winkel abgebogene Glaskanüle befindet: Der Schlauch wird abgeklemmt: Diese Vorrichtung dient zur jedesmaligen Ausführung der Arteriotomie. Während in die linke Vena jugularis externa die Kanüle zum Kurarisieren eingebunden und durch einen Hahn verschlossen ist, wird die rechte Jugularis in weitem Umfange freigelegt und in das dem Herzen zugekehrte Ende derselben wird eine Kanüle für die Infusion, in den peripheren Teil derselben die für die Blutentnahme, eingebunden. Da es bei diesen Versuchen mehr auf das Flüssigkeitsquantum und weniger auf die physiologischen Qualitäten der Flüssigkeiten ankam, so habe ich nur in einem Teile der einzelnen Eingriffe das entnommene Blut, nachdem es defibriniert war, wieder in die Vene eingebracht, sondern vielfach das Blut durch 0,6 pCt. Kochsalzlösung ersetzt. Bei der bekannten Toleranz der Hunde erschien mir das nicht bedenklich und es wurden auf diese Weise Gerinnungen umso sicherer verhütet. Die Infusion geschah von einem grösseren graduierten Gefässe aus, von dem ein Schlauch zur Kanüle in der Vene führte, der nach Belieben abgeklemmt wurde. Die Blutentnahme aus der Arterie erfolgte dem in derselben herrschenden Drucke entsprechend sehr stürmisch, die aus der Vene langsam, ebenso die Infusion. Gelegentlich wurde auch einmal, um den Effekt der Venaesektion zu beschleunigen, mittelst einer Spritze eine Aspiration von Blut ausgeführt. — Des weiteren wurde in den Oesophagus ein von Professor von Basch konstruiertes, mit Kautschukblasen überzogenes Instrument eingeführt und eingebunden, wie es im Laboratorium von Basch zur Messung des intrathorakalen Druckes verwendet wird. Da bei diesen Versuchen zeitweise starke Schwankungen der Pulsfrequenz auftreten, habe ich von Zeit zu Zeit die Zahl der Pulse in der Tabelle mit vermerkt, die Zeit wurde mittelst der elektrischen Uhr des Laboratoriums gemessen, die alle zwei Sekunden auf dem Papier der Kurve ein Zeichen machte. Die Abszisse wurde unten durch einen Schreiber gezeichnet, der durch einen Tasterhebel zu Beginn und am Ende jedes Eingriffes in Bewegung gesetzt wurde, sodass durch diese Zeichen der genaue Zeitpunkt jeder einzelnen Phase des Versuches feststeht.

Tabelle I von Versuch I am 5. V. 1902.

Hund von 5100 g Körpergewicht. Geschrieben: 1. A. Carotis, 2. intrathorakaler Druck vom Oesophagus aus. (0 - Linie steht auf 138.) Arteriotomie und Venaesektion abwechselnd mit Infusion.

	A. Dr. mm Hg.	Pulszahl	Mittlerer intrathorakaler Druck	Maxima und Minima desselben	Atmungsexkursionen
Anfang: Atmung ausgiebig, Puls regelmässig	156	100	142 = +4	153 131	22
Einige Minuten später: unmittelbar vor einer Arteriotomie	152	100	144 = +6	157 130	27
32 Sekunden später nach Schluss der Arteriotomie von 35 ccm	128	110	140 = +2	152 130	22
120 Sekunden später: unmittelbar vor Beginn einer Infusion	124	110	141 = +3	155 130	25
54 Sekunden später: am Schluss einer Infusion von 70 ccm	184	94	145 = +7	158 132	26
94 Sekunden später: unmittelbar vor einer Venaesektion von 25 ccm . .	156	94	144 = +6	155 132	23
14 Sekunden später: nach der Venaesektion von 25 ccm	148	94	141 = +3	153 129	24
54 Sekunden später: vor einer Arteriotomie	154	—	143 = +5	154 131	23

	A. Dr. mm Hg.	Pulszahl	Mittlerer intrathorakaler Druck	Maxima und Minima desselben	Atmungsexkursionen
20 Sekunden später: direkt nach der Arteriotomie von 25 ccm	126	—	141 = +3	152 130	22
60 Sekunden später: unmittelbar vor einer Infusion	144	120—130	142 = +4	154 130	24
60 Sekunden später: auf der Höhe einer Infusion von 50 ccm	146	103	144 = +6	154 133	21
20 Sekunden später: Schluss der Infusion.	154	—	141 = +3	153 129	24
66 Sekunden später: Schluss einer Venaesektion von 25 ccm	116	—	139 = +1	149 128	21
64 Sekunden später: unmittelbar vor einer Arteriotomie	136	105	141 = +3	152 130	22
42 Sekunden später später: Schluss der Arteriotomie von 25 ccm . .	164	—	139 = +1	149 128	21
124 Sekunden später: auf der Höhe einer Infusion von 50 ccm . . .	140	100	146 = +8	156 133	23
Nach einer bald darauf folgenden Arteriotomie von 40 ccm	128	—	137 = —1	148 127	21
Neue Infusion von 50 ccm	134	—	143 = +5	155 132	23
Venaesektion kurz darnach: 50 ccm .	92	—	137 = —1	147 128	19
Neue Infusion von 50 ccm	126	gr. Pulse verlangs.	143 = +5	155 130	25
Eine Zeit später: kurz vor einer weiteren Infusion	156	—	141 = +3	153 129	24
Infusion von 70 ccm	92!	gr. Pulse	151 = +13	162 138	24
2 Minuten darnach: Venaesektion von 20 ccm	142!	Puls sehr langsam	139 = +1	151 128	23
Bis jetzt: Atmung normal . . .	112	—	138 = ±0	150 127	23
Gewichte weg! Atmung schlecht .	108	—	133 = —5	137 129	8
86 Sekunden darnach: Dyspnoe: unmittelbar vor Arteriotomie. . . .	104	38	141 = +3	146 135	11
16 Sekunden darnach: Arteriotomie von 25 ccm	108	—	138 = +0	142 133	9
90 Sekunden darnach: Venaesektion von 25 ccm	90	24	138 = ±0	144 133	11
Neue Infusion von 50 ccm	96	24	149 = +11	155 147	8!!

	A. Dr. mm Hg.	Pulszahl	Mittlerer intrathorakaler Druck	Maxima und Minima desselben	Atmungsexkursionen
Aspiration aus der Vene kurz darnach: 30 ccm	84	24	143 = + 5	149 138	11!
Schlusss der Aspiration	76	—	140 = + 2	146 135	11!
Neue Infusion von 40 ccm	86	18	151 = +13	154 147	7
Arteriotomie von 25 ccm	72	18	139 = + 1	144 134	10
Infusion von 40 ccm	72	19	150 = +12	152 146	6!!
Venaesektion von 25 ccm	70	—	140 = + 2	145 134	11
Neue Infusion: 25 ccm	78	—	148 = +10	152 144	8
Arteriotomie: 30 ccm	72	—	137!	142 133	9
Darnach: Venaesektion: 25 cm . . .	74	19	136!	142 132	10
Versuch abgebrochen. —					

Der Versuch beginnt mit normaler Atmung einer Pulsfrequenz von 100 Schlägen pro Minute und einem Anfangsdrucke von 156 mm Hg. Der intrathorakale Druck beträgt im Mittel 142 mm über der Abscisse: in Ruhelage steht der Schreiber auf 138; also 142 = + 4. Einige Minuten später betrug der arterielle Druck 152 mm Hg, während der intrathorakale 144 mm über der Abscisse = + 6 war. Die Schwankungen des intrathorakalen Druckes bezeichnen nur Niveaudifferenzen, nicht Millimeter Wasser oder Quecksilberdruck. 28 Sekunden danach, am Ende einer Arteriotomie von 35 ccm, ist der Arteriendruck auf 152 mm, der intrathorakale Druck auf 140 = + 2 gesunken; 116 Sekunden später Arteriendruck 124 mm Hg, intrathorakaler Druck 141 = + 3. Eine 60 Sekunden später beendigte Infusion von 70 ccm steigert den Arteriendruck auf 184 mm, den intrathorakalen Druck auf 145 = + 7, diese Drücke sinken aber im Verlaufe von 96 Sekunden auf 156 mm Hg und intrathorakalen Druck 144 über der Abscisse = + 6 ab. Es fällt ohne weiteres auf, wie der Arteriendruck 28 mm Hg ohne Eingriff absinkt, während der intrathorakale Druck nur wenig abfällt. Nach einer 14 Sekunden später beendeten Venaesektion von 25 ccm sinkt der Arteriendruck auf 148 mm Hg, der intrathorakale Druck auf 141 = + 3; 56 Sekunden später 154 mm Hg und 143 = + 5. Eine gleich darauf erfolgende Arteriotomie lässt in 20 Sekunden die Drücke auf

126 mm Hg und 141 = + 3 sinken; 60 Sekunden später hat sich der Arteriendruck erholt; 144 mm Hg, der intrathorakale Druck ist 142 = + 4. Eine Infusion von 50 ccm, die 60 Sekunden später erfolgt, steigert den arteriellen Druck sehr wenig: um 2 mm auf 146 mm Hg, den intrathorakalen Druck auf 146 = + 6. Am Schluss der Infusion steigt der Arteriendruck auf 154 mm Hg, der intrathorakale Druck sinkt dagegen auf 141 = + 3. Eine 60 Sekunden später abgeschlossene Venaesektion von 25 ccm bewirkt Sinken des Arteriendruckes auf 116 mm Hg, des intrathorakalen Druckes auf 139 = + 1. 64 Sekunden später erfolgt der Ausgleich auf 136 mm Hg und 141 = + 3. Nach einer gleich danach angeschlossenen Arteriotomie von 25 ccm steigt der Arteriendruck auf 164 mm Hg, also um 28 mm, während der intrathorakale Druck auf 139 = + 1 sinkt! 124 Sekunden später, auf der Höhe einer Infusion von 50 ccm, ist der Arteriendruck auf 140 mm Hg gesunken, der intrathorakale Druck auf 146 = + 8 gestiegen!! Eine bald darauf erfolgende Arteriotomie von 40 ccm macht: Sinken des Arteriendruckes auf 128 mm Hg, des intrathorakalen Druckes auf 137 = — 1. Nach einer neuen Infusion steigt der Arteriendruck nur auf 134 mm Hg, der intrathorakale Druck auf 143 = + 5. Eine Venaesektion von 50 ccm kurz darnach macht Sinken des Arteriendruckes auf 92 mm Hg, des intrathorakalen Druckes auf 137 = — 1. Eine weitere Infusion von 50 ccm bewirkt Steigen des Arteriendruckes auf 126 mm Hg — starke Bradykardie —, des intrathorakalen Druckes auf 143 = + 5. Einige Zeit später steigt im Gefolge dieses Eingriffes der Arteriendruck langsam auf 156 mm Hg, der intrathorakale Druck sinkt auf 141 = + 3.

Nun folgt eine neue Infusion von 70 ccm, durch die der Arteriendruck statt zu steigen, fällt: von 156 auf 92 mm Hg, d. h. um 62 mm Hg, während der intrathorakale Druck von 141 = + 3 auf 151 = + 13 steigt (starke Pulsverlangsamung, grosse Pulse). Der arterielle Druck ist also in weiten Grenzen unabhängig von der Füllung der Gefässe, d. h. er steigt durchaus nicht immer beim Eingiessen von Flüssigkeit in die Venen und sinkt nicht immer beim Entleeren von Blut (sei es aus der Vene oder aus der Arterie), sondern er zeigt darin ein wechselndes Verhalten, das also offenbar von anderen Faktoren bedingt wird, als die im Gefässsystem cirkulierende Menge Flüssigkeit ist. Der intrathorakale Druck dagegen steigt mit der Gefässfüllung von den Venen aus an und sinkt mit der Entleerung: Dies bestätigt sich auch besonders bei der nach etwa 2 Minuten folgenden Venaesektion von 20 ccm, in deren Gefolge der Arteriendruck von 92 auf 142, d. h. um 50 mm Hg steigt, der intrathorakale Druck von 151 = + 13 auf 139 = + 1 sinkt. Man gewinnt hier den Eindruck, dass durch einen im Verhältnis zu der vorher gemachten Infusion von 70 ccm geringfügigen Aderlass von 20 ccm die Cirkulation frei gemacht worden und das Herz in Stand gesetzt worden ist, den Lungenkreislauf durch Auswerfen grösserer Mengen Blut in die Aorta unter Steigen des arteriellen, Sinken des intrathorakalen Druckes zu entlasten, obwohl die vorher bestehende Pulsverlangsamung anhält, ja sich steigert. Diese Eingriffe wurden sämtlich am gutgeatmeten Tiere ausgeführt; nun wird die normale Atmung, unter der sich nach der letzten Venaesektion von 20 ccm der Arteriendruck schliesslich auf 112 mm Hg, der intrathorakale Druck auf 138 = ± 0 eingestellt hat, durch Wegnahme eines Teiles der Gewichte, die den Blasebalg belasten, verschlechtert, worauf die Atmungsexkursionen viel weniger ausgiebig werden, und der intrathorakale Druck durch die starke Verminderung des intrapulmonalen zunächst beträchtlich sinkt: Arteriendruck 108 mm Hg, intrathorakaler Druck 133 = — 5. Nach 86 Sekunden ist der Arteriendruck 104 mm Hg (Puls 38 Schläge in der Minute), der intrathorakale Druck wieder 141 = + 3 und zwar ohne jeden weiteren Eingriff, was auf eine starke Ueberfüllung der Lungengefässe im Verlaufe der Dyspnoe schliessen lässt: 16 Sekunden darnach erfolgt eine Arteriotomie von 25 ccm: Der Arteriendruck ist 108 mm Hg, der intrathorakale Druck sinkt auf 138 = ± 0, 90 Sekunden darauf Venaesektion von 25 ccm; Arteriendruck 90 mm Hg, intrathorakaler Druck 138 = 0. Eine weitere Infusion von 50 ccm lässt den Arteriendruck unbedeutend von 90 auf 96 mm, den intrathorakalen Druck bedeutend auf 149 = + 11 steigen. Die Steigerung des letzteren Druckes entspricht etwa der Menge der infundierten Flüssigkeit, die des Arteriendruckes keineswegs. Eine Aspiration aus der Vene von etwa 30 ccm lässt den Arteriendruck auf 84, später auf 76 mm Hg, den intrathorakalen Druck auf 143 = + 5, später auf 140 = + 2 fallen. Nun folgt eine Infusion von 40 ccm, mit mässigem Ansteigen des Arteriendruckes auf 86 (um nur 10 mm Hg), des intrathorakalen Druckes auf 151 = 13, während eine Arteriotomie von 25 ccm Sinken des Arteriendruckes auf 72 mm Hg, des intrathorakalen Druckes auf 139 = 1 bewirkt.

Eine weitere Infusion von 40 ccm lässt abermals den intrathorakalen Druck hoch ansteigen auf 150 = +12, während der Arteriendruck auf 72 mm Hg stehen bleibt. Auch hier nehmen also die Lungengefässe das vermehrte Flüssigkeitsquantum auf, ohne dass ein vermehrtes Einströmen in die Körperarterien sich in Gestalt vermehrten Druckes bemerkbar machte. Eine Venaesektion von 25 ccm macht den intrathorakalen Druck auf 140 = +·2 sinken, der Arteriendruck verändert sich fast garnicht (von 72 auf 70 mm Hg gesunken). Der Arteriendruck steigt bei einer weiteren Infusion von 25 ccm auf 78 mm Hg, der der intrathorakale Druck auf 148 = +10, um bei der folgenden Arteriotomie auf 72 mm Hg und 137 = —1 zu sinken. Bei der sich daran schliessenden Venaesektion steigt sogar der Arteriendruck auf 74 mm Hg, um 2 mm, der intrathorakale Druck sinkt auf 136 = —2. Die Pulsfrequenz betrug dabei 19 Schläge in der Minute.

Der Versuch wurde dann abgebrochen.

Aus dieser langen Reihe von einzelnen Eingriffen an dem Versuchstiere erhellt zur Genüge der bedeutende Einfluss, den plötzliche Veränderungen des Blutquantums, sei es, dass eine Entnahme auf arteriellem oder venösem Gebiet, oder eine Zufuhr auf venösem Gebiete erfolgt, auf den Lungenkreislauf ausüben. Dieser Einfluss, äussert sich am kurarisierten Tiere, das mit uneröffneten Thorax künstlich vollständig gleichmässig geatmet wird, immer deutlich durch das Steigen und Sinken des intrathorakalen Druckes. Nur in einem Teile der einzelnen Eingriffe und auch da nur allmählich und nicht im selben Verhältnis, wie bei der viel stärker betroffenen Lunge, treten im arteriellen Drucke, der Blutentziehung und Infusion entsprechende Aenderungen ein. Besonders bei den letzten Eingriffen am dyspnoischen künstlich schlecht geatmeten Tiere, aber auch bei ausgiebiger Atmung erkennt man, wie die vermehrte Blutfülle zumeist durch Füllung der Lungengefässe sich geltend macht und hierdurch den Zustand der Lungenschwellung erzeugt, ohne dass diese Veränderung die Tendenz zeigte, sich auf den Arteriendruck auszudehnen. Die Ergebnisse der Versuche führen des weiteren zur Anschauung, dass in der Tat bei bestehender starker Ueberfüllung des kleinen Kreislaufs, wie dieses bei Dyspnoe der Fall ist. eine verhältnismässig geringfügige Blutentnahme von 20 ccm die Herzaktion und die Lunge sehr zu erleichtern imstande ist und zwar so sehr, dass der intrathorakale Druck von 151 = +13 auf 139 = +1 sank, während der Arteriendruck von 92 auf 142 mm Hg stieg. Diese Wirkung ist vollkommen eindeutig: Durch zwei aufeinanderfolgende Infusionen von 50 ccm und 70 ccm war die Lunge des Tieres geschwellt (intrathorakaler Druck von 137 = —1 auf 151 = +13, also um 14 mm gestiegen) und starr geworden. Die hierdurch verschlechterte Herzaktion zeigt sich im Sinken des Arteriendrucks von 126 resp. 156 mm Hg auf 92 mm Hg. an und erst die Entlastung des kleinen Kreislaufs vom überflüssigen Ballast gibt der Lunge einen genügenden Teil ihrer Elastizität dem linken Ventrikel seine Leistungsfähigkeit wieder, sodass nach dieser geringfügigen Entleerung der Arteriendruck sehr beträchtlich steigt von 92 auf 142 mm Hg, während der intrathorakale Druck ebenso beträchtlich sinkt (von 151 = +13 auf 139 = +1).

Wenn man es genau überlegt, ist es auch nicht so sehr verwunderlich, wenn die Lungengefässe, mit ihrem geringen Tonus früher und ausgiebiger gedehnt werden als die mit starker gut innervierter Gefässmuskulatur umgebenen Körperarterien, vor denen noch der mit so starker Muskulatur begabte so vielfachen Nerveneinflüssen unterliegende Ventrikel eingeschaltet ist. Man sieht es klar, bevor der linke Ventrikel ausgedehnt wird und bevor die von Worm-Müller bei seinen reichlichen Infusionen angenommene Reckung der Körperarterien erfolgt, tritt viel eher die Dehnung, vielleicht sogar eine Reckung der Lungengefässe in Gestalt der von von Basch sogenannten Lungenschwellung und bei höheren Graden Lungenstarrheit ein. Es ist vollkommen begreiflich, dass auch Worm-Müller bei mässigen Infusionen, wie bei mässigen Blutentziehungen keine sonderlichen Veränderungen des Arteriendruckes nachweisen konnte: solche Veränderungen des Blutquantums erkennt man aber deutlich an der Vermehrung des Lungenvolums und zwar im allgemeinen deutlicher an der durch Dyspnoe kongestionierten als an der normalen Lunge. Es scheint mir auch ganz sicher, dass die bei diesen Versuchen gesehenen Erscheinungen lediglich auf mechanische Ursachen zu beziehen sind, da die ziemlich vollkommene Isotonie der verwendeten Infusionsflüssigkeiten (defibriniertes Blut resp. 0,6 pCt. in NaCl-Lösung) einen stürmischen osmotischen Ausgleich, wie ihn die Vertreter der physikalisch-chemischen Richtung vermuten würden, in der kurzen Zeit unwahrscheinlich macht. Wenn stürmische Transsudationsprozesse zwecks osmotischen Ausgleichs in den Körperarterien das Ansteigen des Arteriendruckes verhindert hätten, so müsste auch in der Lunge etwas davon zu merken sein: Davon war aber bei dem freilich hierfür auch wenig disponierten Versuchstiere (Hund) nichts zu bemerken.

Es unterliegt also keinem Zweifel, dass ein in die Venen eingeführtes Plus an Flüssigkeit in erster Linie von der Lunge, soweit deren elastische Kräfte reichen (streng physikalisch müsste ich hier von Dehnbarkeit und nicht von Elastizität sprechen) aufgenommen wird und diese Aufnahme mag zum Teile wenigstens das Fehlen der arteriellen Drucksteigerung erklären.

Je mehr ich überlege, desto klarer wird mir, wie viel dieses Verhalten der Lunge zur Stabilität des gesamten Kreislaufes beiträgt. In der gleichmässigen, unter niedrigem Druck erfolgenden Fortführung gleicher Blutmengen erschöpft sich die physiologische Leistung des rechten Ventrikels, nicht in der Aufgabe, eventuelle Minderleistungen des muskulär so viel kräftigeren linken Herzens zu kompensieren. Die Lunge ist den wechselnden Anforderungen des Kreislaufs gegenüber das grösste passive Blutreservoir, ebenso wie das Splanchnikusgebiet das grösste aktive Blutreservoir ist.

Es ist des weiteren klar, dass die Lunge, die, wie Bach das gelehrt hat, durch vermehrte Flüssigkeitsaufnahme von Seiten ihrer Gefässe eines Teiles ihrer Elastizität (richtiger gesagt Dehnbarkeit), sowie eines Teiles vom Umfange ihrer Atmungsexkursionen beraubt wird, diese Elastizität und den Atmungsumfang ebenso wieder gewinnt, wie das Herz seine Leistungsfähigkeit, wenn ein im Verhältnis zu der gestauten Menge geringfügiges Quantum Blut, sei es aus dem venösen, sei es aus dem arteriellen Gefässgebiet des grossen Kreislaufes entleert wird. Es lässt sich aus meinem ersten Versuch ein prinzipieller Unterschied zwischen der Wirkung der Venaesektion und der Arteriotomie nicht ohne weiteres erkennen: es scheint vielmehr, dass es hier wirklich in erster Linie auf die Entleerung des verhältnismässig geringen Quantums ankommt. Wahrscheinlich wird die Arteriotomie durch Schnelligkeit der Entleerung besonders wirken, im übrigen scheint mir aber viel auf begleitende Umstände anzukommen, die ich, wie die ganze Frage, weiter unten noch erörtern werde. — —

Die Wirkung einer so geringfügigen Blutentziehung, wie die obenerwähnten, durch Venaesektion entleerten 20 ccm auf den kleinen und damit auf den ganzen Kreislauf wird aber noch besser verständlich durch einige Erwägungen, die, wie mir scheint, dem Kliniker wie dem Physiologen einleuchten werden.

Es sind zahlreiche Versuche über die Gesamtmenge des Blutes im Verhältnis zum Körpergewicht angestellt worden. Beim Menschen hat man das Gesammtblut auf $^1/_{13}$ des Körpergewichts ausgerechnet, bei jeder Tierspezies fand man verschiedene Werte, die auch Dank der Unzuverlässigkeit der Methoden bei der einzelnen Spezies starke Differenzen aufwiesen.

Dem gegenüber gibt es ganz wenige Untersuchungen, die über das Verhältnis der Gesamtblutmenge zur Menge des Blutes in den einzelnen Organen Aufschluss geben. Es ist bekannt, dass die Baucheingeweide im Stande sind, den grössten Teil des Gesamtblutes in sich aufzunehmen. (Splanchnikuslähmung, Verdauung!) Gscheidlen lässt beim Kaninchen 31—61 pCt. des Gesamtblutes in der Bauch- und Brusthöhle angehäuft sein. Ranke rechnet auf die Eingeweide $^2/_3$, auf die Muskeln, Knochen, Haut etc. $^1/_3$ des Gesamtblutes. Tigerstedt und Landergreen stellten nur die Blutmenge in den Nieren und im linken Herzen fest. Dagegen hat bereits Abegg (De capacitate art. et ven. pulmon. Diss. inaug. Vratislawiae 1848) das Blut in den Lungengefässen auf den dreihundertsten Teil des Körpergewichtes ausgerechnet, bei einer Gesamtblutmenge von 7 pCt. des Körpergewichtes. Darnach würde das Lungenblut 5 pCt. des Körperblutgewichtes betragen. Ferner hat Spehl über die Blutmenge an der Lunge des Kaninchens bei der In- und Expiration Versuche angestellt. Er fand im Mittel:

Tabelle von Spehl:

	Körpergewicht ohne Kot	Gesamt-Blut	Blut in der Lunge	Lunge ohne Blut	Gesamtblut pCt. des Körpergewichtes	Lungenblut pCt. des Gesamtblutes	Lunge enthält pCt. Blut
Inspiration .	1594 g	82,5 ccm	6,67 ccm	9,50 g	5,2	8,1	41
Exspiration .	1884 g	99,3 „	5,92 „	10,13 g	5,3	6,0	37
Mittel . . .	1739 g	90,9 „	6,29 „	9,81 g	5,3	7,1	39

Während Spehl hauptsächlich das in der Lunge enthaltene Quantum Blut bei der In- und Exspiration beim Kaninchen festzustellen suchte, machte G. Menicanti Versuche an Hunden, Katzen, Kaninchen und Fröschen. Er fand bei Hund und Katzen das Lungenblut = 9,32 pCt., beim Kaninchen 6,84 pCt., beim Frosch 7,78 pCt. des Gesamtblutes. (Schon vorher hatte Thiersch eine persönliche Mitteilung an Voit gelangen lassen, demzufolge bei Injektionen der Blutgefässe mit Leimmasse die Lungengefässe von Kaninchen weniger Masse fassten als die von Katzen.) Menicantis Zahl 6,85 pCt. stimmt ganz gut mit der von Spehl erhaltenen überein, der bei Kaninchen 7,1 pCt. des Körperblutes in den Lungen fand. Menicanti hebt die Thatsache hervor, dass nur

7—9 pCt. des Gesamtblutes jeweilig sich in der Lunge befinden und dass dieser kleine Teil genügt, um den Organismus ausreichend zu ventilieren.

Diese Resultate können aber noch eine andere Nutzanwendung finden. Nehmen wir bei unserem Hunde von 5100 g das Gesamtblut zu 7 pCt. des Körpergewichtes und das Lungenblut zu 7 pCt. der Gesamtblutmenge an, so hat das Tier 357 ccm Blut im ganzen und 25 ccm Blut in den Lungengefässen. Würde demnach in der Nähe der Lunge entweder am Beginn der Arterienbahn oder am Ende der venösen ein Quantum Blut von 20 ccm entleert, so ist das beinahe soviel, als die Lunge des Tieres normaliter überhaupt enthalten soll. Auf den Menschen übertragen würde bei einem Manne von 65 kg die Gesamtblutmenge 5 kg und das Lungenblut zu 7 pCt berechnet, 350 ccm betragen. Ein gewöhnlicher Aderlass von 250 g würde also ein für die Lungencirkulation sehr beträchtliches Quantum kurz vor dem Zufluss zum rechten Herzen entleeren.

Diese Ueberlegungen therapeutischer Natur werden aber noch übertroffen an Wichtigkeit durch pathologisch-physiologische Erwägungen, die sich an diese Thatsache knüpfen lassen. Wenn wir den intrathorakalen Druck unseres Hundes bei normaler Blutfüllung von 7 pCt. und beim Gleichgewicht zwischen Inspiration und Expiration auf 138 = 0 setzen, so befinden sich also während dieser Zeit etwa 25 ccm Blut in der Lunge. Wenn nun zwei Infusionen von insgesamt 120 ccm den intrathorakalen Druck von 137 = —1 auf 151 = +13, im ganzen also um 14 mm gesteigert haben, so muss man sich vergegenwärtigen, dass während dieser Infusionen, während deren der arterielle Druck beträchtlich sank, der Lunge ausser dem normalen Quantum von 25 ccm noch 120 ccm darüber, im ganzen also die sechsfache Menge des normalen, zugeführt und gleiche Zuflüsse aus den Venen vorausgesetzt zum grossen Teil dort retiniert oder wenigstens sehr langsam abgegeben worden ist. Diese in den Lungen momentan angehäufte Menge von 145 ccm entspricht nicht viel weniger als zwei Fünfteln der angenommenen Gesamtblutmenge. Die Lunge dieses Tieres ist also im stande, ohne weiteres 40 pCt. der Gesamtblutmenge in ihren Gefässen aufzunehmen. Diese hohe Zahl ist äusserst frappierend und erinnert an die Behauptung Bollingers, dass bei der krupösen Pneumonie, wo es freilich die Alveolen der Lunge sind, die bei der Exsudation so viele rote Blutkörperchen aufnehmen, sich die Menschen in ihre eigene Lunge verbluten. Die pneumonische Lunge ist in der That ausserordentlich vergrössert: es scheint als ob die Lungengefässe den Alveolen an Aufnahmefähigkeit nicht nachstehen.

Die Thatsache, dass das Gefässsystem sehr grosse Blutmengen ohne nennenswerte Aenderungen des Arteriendruckes aufnehmen kann, wird von Worm-Müller durch eine Ueberdehnung der Kapillaren und der kleinen Venen erklärt. Worm-Müller hat bei den Sektionen seiner Versuchstiere, die Lungen und die Leber ausgenommen, keine vorwiegende Blutanhäufung an einem Orte gefunden, nach ihm muss also das Blut im wesentlichen gleichmässig verteilt sein. Auch sah er nach seinen starken Infusionen keine beträchtliche blutige Transsudation. Er fügt hinzu, dass die Leber stärker kongestioniert war als die Lunge. Aber schon die mässige Blutüberfüllung der Lunge gestattet einem ziemlich grossen Teile des Gesamtquantums, sich in diesem Organe anzusammeln. Dafür sprechen ja indirekt auch die Versuche Lichtheim's, der Steigerung des Pulmonalarteriendruckes erst nach Unterbindung fast aller grossen Aeste der Pulmonalarterie auftreten sah. Die Gefässe des restierenden Lungengewebes nehmen eben das vermehrte Quantum auf, ohne dass es bei ihrer grossen Dehnbarkeit zu arteriellen Drucksteigerungen in der Pulmonalis kommt. Hiermit würde im Einklang stehen auch die Angabe Grossmann's, dass man bereits grössere Mengen physiologischer Kochsalzlösung in die Vena jugularis einfliessen lassen kann, ohne dass die Atmungsexkursionen an Umfang einbüssten. (Dies gilt, wie wir weiter unten sehen werden, nur so lange, als die Abflüsse frei sind,) Es müsste dann Lungenschwellung auftreten ohne dass der höhere Grad, die Lungenstarrheit, bereits deutlich nachweisbar wäre.

Etwas anderes ist es, wenn der Abfluss aus den Lungenvenen gehemmt ist, wie zum Beispiel bei der Erstickung (siehe die Versuche Openchowskis). Dann kommt es bei etwa gleichen Zuflüssen aus den Körpervenen zu einer Stauung in den Lungenvenen, die sich durch Vermittlung des Lungengewebes rückläufig auf die Lungenarterie überträgt und nun steht das Lungenparenchym unter einem erhöhten Drucke, der nicht nur zur Lungenschwellung, sondern auch zur Verminderung der Atmungsexkursionen, zur Lungenstarrheit führt. Welche Bedeutung die Gefässfüllung der Lunge für ihren Elastizitätsgrad hat, das beweisen die Zahlen von Donders einerseits, Jacobson und Adamkiewicz andererseits. Donders berechnet den Elastizitätswert für die Alveolen der Lunge an der menschlichen (also nicht vom blutdurchströmten) Leichenlunge auf $7\frac{1}{2}$ mm Hg, während Jacobson und Adamkiewicz am lebenden Tiere 3—5 mm Hg. gemessen hat. Am Lebenden muss wie aus den Auseinandersetzungen von von Basch hervorgeht, der elastische Zug, der von der Alveolarwand ausgeübt wird, geringer sein, weil die gefüllten Kapillaren denselben zum Teil paralysieren. Dass dem so ist, das beweisen andere Versuche Grossmanns, der durch künstliche Blutleere des rechten Ventrikels das Lungenvolum sich verkleinern, die Atmungsexkursionen sich vergrössern und den Zustand der Lungenschlaffheit auftreten sah. Der Nutzeffekt der Atmung nahm hierbei zu. Ebenso sah C. von Stejskal bei seinen Versuchen am verblutenden Tiere unmittelbar beim Beginn der Verblutung den intrathorakalen Druck und zwar sowohl im Mittelwert als auch die die Atmungsgrösse verzeichnenden Schwankungen vom Maximum bis zum Minimum absinken. Da beim kurarisierten Tiere jeder muskuläre Einfluss desselben auf die Atmung fehlt, so müssten Differenzen in der Exkursionsbreite, die mit der verschiedenen Blutfüllung schwankende Elastizität des Lungengewebes darstellen. Stejskal sah je nach der Grösse der ursprünglichen Atmung die Atembewegungen der anämischer werdenden Lunge in verschiedenem Grade zunehmen und zwar umsomehr, je stärker die künstliche Atmung von vornherein ausgeführt wurde. Umgekehrt sah er beim Einströmenlassen von Flüssigkeit in die Pulmonal-Arterie eine Abnahme der Luftmenge, die bei gleichem Drucke den Lungen zugeführt wurde, sobald der Abfluss aus den Lungenvenen gehindert wurde, sobald also Stauung eintrat. Der intrapulmonale Druck, der bei der Einfuhr der gleichen Luftmenge im Stauungs- wie im Normalzustande erzielt wurde, stieg bei der Stauung beträchtlich.

Aus alledem geht hervor: die Lunge ist imstande bedeutend grössere Mengen Blut aufzunehmen als sie in der Norm enthält. Und zwar geschieht das anscheinend ohne besondere grosse Drucksteigerung in der Pulmonalis — wenn auch unter Schwellung des ganzen Organs — solange die Abflüsse frei sind. Tritt eine Stauung ein, so bilden sich aus dem vorübergehenden Zustande der Lungenschwellung der bereits mehr stationäre der Lungenschwellung und Lungenstarrheit aus, der wie von Basch ausführt, bei noch gesteigerten Zuflüssen oder gänzlich gehindertem Abfluss nicht in arithmetischer, sondern in geometrischer Progression zunimmt. Da nun, wie die Versuche Grossmanns, Stejskals und Anderer zeigen, die Verblutung resp. Blutleere die Elastizität der Lunge steigert, so erscheint der Aderlass entschieden als eine rationelle Methode, die im richtigen Momente verwendet, dann auch in geometrischer Progression wirken kann. (Zauberhafte Wirkung der Kliniker). Freilich darf man nicht zu viel erwarten, denn einem ausgesprochenem Lungenödem (Muskarinlungenödem Grossmann) gegenüber hat wenigstens die Venaesektion nach Grossmann, ja sogar die Behinderung fast sämtlicher venöser Zuflüsse keinen Effekt. Erst die Unterbindung der Vena cava inferior, vena azygos und hemiazygos bewirkte Unterbleiben des Lungenödems nach Muskarinvergiftung, dagegen konnte Grossmann durch eine 12 Sekunden dauernde arterielle Blutung (die herausgelassene Menge Blutes ist leider nicht angegeben) ein Muskarinlungenödem beseitigen!!! Er leitete, sobald die Wirkung des Muskarins auf den Puls und die Atmungsexkursionen in Gestalt des Herzstillstandes, der Pulsverlangsamung und des Kleinwerdens der Atmung bei erweiterter Lunge deutlich wurde, die Blutung ein: es machte sich sofort ein Sinken des Arteriendruckes und der Atmungskurve im ganzen bemerkbar, wobei jedoch die einzelnen Atmungsexkursionen rasch an Grösse zunahmen. Das Sinken der Atmungskurve bedeutet Verkleinerung der Lunge, die zunehmenden Atmungsexkursionen ihre wachsende Ausdehnungsfähigkeit. Beides kann nur darauf bezogen werden, dass die Blutfülle der Lunge sich infolge der arteriellen Blutung vermindert hat.

Ich gebe hier die anschauliche Kurve Grossmann's wieder und bemerke hierzu, dass ich solchen fundamentalen Unterschied zwischen Venaesektion und Arteriotomie nicht habe konstatieren können. Freilich habe ich nicht so schwere Zustände wie die des Muskarinlungenödems bei meinen Tieren hervorgerufen und jedenfalls auch nicht so beträchtliche Mengen Blut entzogen wie Grossmann und Stejskal. Dagegen scheint nach meinem oben ausführlich besprochenen Versuch festzustehen, dass die Erscheinung der Lungenstarrheit erst dann eintritt, wenn die Abflüsse gestaut werden. Ich habe nämlich noch nachträglich die Atmungsexkursionen gemessen und die Differenz der Maxima und Minima des intrathorakalen Druckes ausgerechnet und gefunden, dass wesentliche Unterschiede der Exkursionsbreite zwischen der durch Infusionen vorübergehend geschwellten und der durch Venaesektion oder Arteriotomie verkleinerten Lunge erst dann auftraten, sobald die Atmung schlecht, die

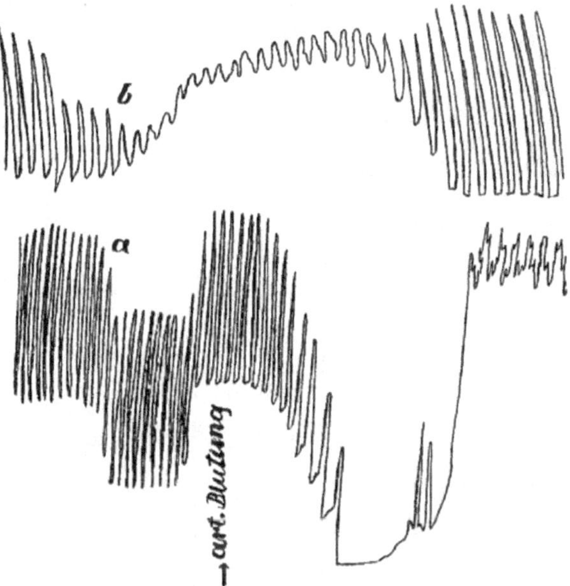

Beseitigung des Muscarin-Lungenödems durch arterielle Blutung.
a Carotisdruck. b Atmungsexcursion.

Abflüsse somit gehindert waren. Dann trat allerdings zu der Schwellung auch die Starrheit hinzu, die durch Entleerung von Blut aufgehoben, durch erneute Infusionen in vermehrtem Masse wieder hervorgerufen wurden. — —

Ich unterbreche nun den Gang dieser Betrachtungen und teile den nächsten Versuch mit.

Tabelle II von Versuch II am 6. V. 1902.

Hund von 6700 g Körpergewicht: Geschrieben: 1. Arteriendruck aus der Karotis. 2. Intrathorakaler Druck aus dem Oesophagus. (0 - Linie steht auf 138.) Arteriotomie und Venaesektion abwechselnd mit Infusion.

	A. Dr. mm Hg.	Puls-zahl	Mittlerer intrathorakaler Druck	Maxima und Minima derselben	Atmungs-exkursionen
Anfang: Normale Atmung	150	—	139 = +1	148 130	18
Schluss einer Venaesektion von 25 ccm	128	95	134 = −4	142 127	15
44 Sekunden später nach einer Arteriotomie von 29 ccm	104	—	133 = −5	140 127	13
Längere Zeit darnach: unmittelbar vor einer Infusion	98	—	134 = −4	144 124	20
14 Sekunden nachher: Schluss der Infusion von 60 ccm	110	—	141 = +3	149 132	17
32 Sekunden darauf, kurz vor einer Venaesektion	106	140	135 = −3	144 127	17
10 Sekunden später: Schluss einer Venaesektion von 25 ccm	122	—	133 = −5	143 123	20
30 Sekunden später: unmittelbar vor einer Arteriotomie	124	—	134 = −4	144 124	20
16 Sekunden später: Schluss der Arteriotomie von 29 ccm	90	—	133 = −5	142 123	19
24 Sekunden darauf: kurz vor einer Infusion	98	—	133 = −5	142 124	18
14 Sekunden später: Am Schluss einer Infusion von 60 ccm.	126	—	139 = +1	147 131	16
Atmung bisher gut!					
Gewichte weg! Atmung schlecht . .	134	100	130 = −8	135 126	9
100 Sekunden später: Dyspnoe: kurz vor einer Venaesektion	124	—	134 = −4	139 130	9
14 Sekunden später: Schluss der Venaesektion von 25 ccm	104	—	129 = −9	135 122	13
24 Sekunden später: vor einer Arteriotomie	114	—	134 = −4	138 130	8
8 Sekunden später: Schluss einer Arteriotomie von 30 ccm	98	135	131 = −7	136 126	10
88 Sekunden später: unmittelbar vor einer Infusion	102	—	133 = −5	139 127	12
22 Sekunden darnach: Schluss einer Infusion von 70 ccm.	100	—	144 = +6	148 140	8
24 Sekunden später: unmittelbar vor einer Arteriotomie	100	—	139 = +1	143 134	9

	A. Dr. mm Hg.	Puls-zahl	Mittlerer intrathorakaler Druck	Maxima und Maxima derselben	Atmungs-exkursionen
12 Sekunden später: Schluss der Arteriotomie von 35 ccm	128		133 = —5	139 127	12
44 Sekunden später: unmittelbar vor einer Venaesektion	104	—	134 = —4	139 129	10
10 Sekunden später: direkt nach der Venaesektion	80		131 = —7	137 125	12
70 Sekunden später: unmittelbar vor einer Infusion	74	—	133 = —5	139 127	12
14 Sekunden später: am Ende einer Infusion von 60 ccm	78	—	141 = +3	146 137	9!
30 Sekunden darnach: unmittelbar vor einer Venaesektion	74	140	137 = —1	142 132	10
14 Sekunden darnach: Schluss einer Venaesektion von 25 ccm	68	—	133 = —5	139 127	12
30 Sekunden darnach: Ende einer Arteriotomie von 25 ccm	42	—	130 = —8	137 125	12
68 Sekunden später: kurz vor einer Infusion	48!	—	131 = —7	138 125	13!!
32 Sekunden darnach: Schluss einer Infusion von 150 ccm	40!	36!	151!! = +13	152 147	5!!!
86 Sekunden später: vor einer Venaesektion	92	120	137 = —1	142 133	9
16 Sekunden später: Schluss der Venaesektion von 25 ccm	86	—	134 = —4	140 129	11
32 Sekunden später am Schluss einer weiteren Arteriotomie von 25 ccm .	58	130	130 = —8	138 123	15
38 Sekunden später: Atmung noch schlechter!!					
Dyspnoe! 30 Sekunden später: kurz vor einer Infusion	80	—	134 = —4	136 131	5
14 Sekunden später: Schluss der Infusion von 70 ccm	66	70	144 = +6	146 142	4
24 Sekunden später: kurz vor einer Venaesektion	90	—	139 = +1	140 137	3
18 Sekunden später: Schluss einer Venaesektion von 25 ccm	68	—	137 = —1	141 133	8
Längere Zeit darauf: kurz vor einer Infusion	76	—	136 = —2	140 133	7
20 Sekunden später: Schluss einer Infusion von 70 ccm	50	66	147! = +9!	149 145	4!!
50 Sekunden später: kurz vor einer Arteriotomie	80	—	141 = +3	144 138	6

	A. Dr. mm Hg.	Puls-zahl	Mittlerer intrathorakaler Druck	Maxima und Minima derselben	Atmungs-exkursionen
20 Sekunden später: Schluss einer Arteriotomie von 35 ccm	58	—	134 = —4	138 131	7
60 Sekunden später: am Ende einer Infusion von 50 ccm	50	—	142 = +4	145 139	6
120 Sekunden darnach: kurz vor einer Venaesektion	38	58	137 = —1	140 134	6
22 Sekunden später: Venaesektion von 25 ccm: Schluss derselben . . .	56	—	135 = —3	138 132	6
46 Sekunden später: Schluss einer Arteriotomie	50	—	132 = —6	135 129	6
62 Sekunden später: vor einer Infusion von 70 ccm	42	70	134 = —4	137 131	6
24 Sekunden später: Infusion von 70 ccm	62	54	146 = +8	148 144	4
32 Sekunden später: vor einer Arteriotomie	46	—	137 = —1	140 134	6
26 Sekunden später: Schluss einer Arteriotomie von 35 ccm	36	—	134 = —4	138 131	7
Schluss einer Venaesektion	32	—	132 = —6	136 128	8
Vor der nächsten Infusion	32	—	132 = —6	136 128	8
24 Sekunden später: Infusion von 100 ccm	40	—	150! = +12	152 148	4
80 Sekunden später: kurz vor einer Arteriotomie	48	—	137 = —1	140 134	6
26 Sekunden später: Arteriotomie von 25 ccm	38	—	135 = —3	139 132	7
Versuch abgebrochen.					

Zweiter Versuch am 6. 5. 1902. Der Versuch zeichnet sich vor dem ersten dadurch aus, dass früher als in diesem die Atmung verschlechtert und auch ein stärkerer Zustand von Dyspnoe erzeugt wurde. Es traten daher auch infolge der stärkeren Behinderung des Abflusses nach den Körperarterien ausser der Erscheinung der Lungenschwellung die der Lungenstarrheit in erhöhtem Masse zutage. Ohne auf diese Kurve mit der gleichen Ausführlichkeit einzugehen, weise ich darauf hin, wie durch eine Infusion von 150 ccm die Atmungsexkursionen von 13 auf 5 mm herabgesetzt werden, wie sich dieselben kurz darauf bei stärkerer Dyspnoe im Gefolge einer Infusion von 70 ccm von 15 mm auf 3 mm verringerten und durch eine Venaesektion von nur 25 ccm auf 8 mm steigern liessen. Im späteren Verlauf des Versuches waren die Aenderungen in den Lungenexkursionen aus Gründen, die schwer diskutierbar sind, nicht so deutlich wie früher. Der Arteriendruck folgte durchaus nicht immer der veränderten Füllung der Gefässe im gleichen Tempo, stellte sich aber, wenn auch nicht anfangs, so doch allmählich meist im gleichen Sinne ein.

Das Hauptergebnis des Versuches ist, dass bei den hier erzeugten Graden von Dyspnoe wegen der Behinderung der Abflüsse aus den Lungenvenen vermehrte Füllung des Gefässsystems von der Vena jugularis aus in erster Linie Lungenschwellung und besonders auch Lungenstarrheit hervorriefen, Erscheinungen, denen der Arteriendruck nur langsm und durchaus nicht immer im selben Sinne folgte und die durch relativ geringfügige Venaesektionen wie durch Arteriotomie beseitigt resp. wesentlich gebessert wurden. Einen so frappanten Unterschied zwischen Venaesektion und Arteriotomie wie bei Grossmann konnte ich auch in diesem Versuche nicht erkennen. Freilich waren auch die hier erzeugten Grade von Dyspnoe in keiner Weise zu vergleichen mit der Störung des Lungenkreislaufs die durch das Muskarinlungenödem bedingt wird. Bei so hochgradigen Störungen ist es mir durchaus begreiflich, wenn die Behinderungen resp. Verminderungen der Zuflüsse a posteriori von den Körpervenen her in ihrem therapeutischen Effekt versagt und nur die Schaffung eines raschen Abflusses an der Stelle des höchsten Druckes eine kritische Lösung des bedrohlichen Zustandes herbeiführt. — —

Bei dem dritten Versuche habe ich, ausser dem Arteriendrucke und dem inthrathorakalen Drucke, mit den Atmungsexkursionen noch den Druck im linken Vorhofe von der Lungenvene aus nach von Basch gemessen. Es hat diese Methode Baschs, wobei die Kanüle in eine in dem linken Unterlappen entspringende Vene und von da aus in den linken Vorhof introduziert wird, entschiedene technische Vorzüge vor der älteren Methode die Kanüle vom linken Herzohr aus in den Vorhof einzuführen, die von keinem geringeren als vom grossen Karl Ludwig stammt. Denn Karl Ludwig und nicht Waller, wie Pässler irrtümlich in einer neueren Arbeit schreibt, hat die Methode der Vorhofsdruckmessung inauguriert. Waller hat nur als Schüler Karl Ludwigs mit dieser Methode gearbeitet und dieselbe mit Erlaubnis seines grossen Lehrers publizieren dürfen. Wenn also dem grossen und genialen Leipziger Physiologen das Verdienst gebührt, diese für das ganze Verständnis der Kreislaufsphysiologie bahnbrechende Methode erdacht und als erster ausgeführt zu haben, so darf man nicht verkennen, dass die Basch'sche Methode den Vorhofsdruck von der Lungenvene aus zu messen technisch bedeutend sicherer und leichter (Einrisse beim Fassen des Herzrohres nach C. Ludwig) und weniger gefährlich für das Versuchstier (plötzlicher Herzstillstand und Tod, sobald man die Kanüle im Herzohr zu weit vorschiebt) ist und dass ausserdem die Reinigung der Kanüle von Gerinnseln bei der Basch'schen Vorhoftsdrucksmessung viel leichter praktiziert werden kann. Der grösste Vorzug dieser

Methode liegt aber darin, dass das Pericardium unverletzt bleibt, und das Herz also vollständig bedeckt ist.

Ich habe nun, wie das Stejskal in seinen letzten Arbeiten und auch Andere getan haben, den in mm Hg. gemessenen Arteriendruck in mm Wasser umgerechnet, um so den direkten Vergleich mit dem in mm Wasser gemessenen Druck im linken Vorhof zu gewinnen. Arteriendruck dividiert durch Vorhofsdruck ergibt den Quotienten der Herzarbeit (von Basch), eine Funktion, bezüglich deren wissenschaftlicher Begründung ich auf das Buch meines verehrten Lehrers Professors von Basch über die Physiologie und Pathologie des Kreislaufes verweise. — Ueber einer fünften Rubrik meiner Tabelle findet sich die Bezeichnung: Herzanstrengung: das ist der Arteriendruck jeder einzelnen Phase bezogen auf den Anfangsdruck der = 100 gesetzt ist. In der sechsten Rubrik steht der „Nutzeffekt der Herzarbeit“ d. i. der Quotient der Herzarbeit bezogen auf den normalen Anfangsquotienten, der ebenfalls = 100 gesetzt ist. Aus diesen letzten beiden Rubriken, aus dem Vergleich des Nutzeffekts der Herzarbeit mit der Herzanstrengung erkennt der Leser am besten den Einfluss der verschiedenen Eingriffe auf die Arbeitsleistung des Herzens. Es ist selbstverständlich, dass die Messungen des intrathorakalen Druckes und der Atmungsexkursionen in diesem Versuche nicht den entscheidenden Wert haben und nicht ein so feiner Ausdruck veränderter Verhältnisse sind, wie in den beiden ersten Versuchen, die bei intaktem Thorax angestellt wurden. Bei Einführung der Kanüle in den linken Vorhof erscheint es unerlässlich, den Thorax zu eröffnen also einen Pneumothorax zu setzen, und hiermit wird die Exkursionsfähigkeit, wenigstens einer Lunge, geschädigt. Doch dieser Mangel kommt hier weniger in Betracht, weil es mir in diesem Versuche ja besonders auf die Veränderungen der Herzarbeit im Gefolge der veränderten Gefässfüllung ankam: Ueber die Volumenschwankungen der Lunge haben wir uns ja schon genügend orientiert, es war nur wichtig zu sehen, in welchem Sinne sich dieselben bei der Verminderung und Vermehrung der Herztätigkeit ändern. — (Siehe Tabelle III.)

Wenn wir das Gesamtergebnis dieser Tabelle zusammenfassen, so lautet das Resultat: Venaesektion und Arteriotomie, also Verminderung der Blutfülle im Lungenkreislauf bedingt Verbesserung, Infusion d. h., Vermehrung der Blutfülle bedingt Verschlechterung der Herzarbeit. Die durch Dyspnoe erzeugte Verschlechterung der Herzarbeit und Stauung der Lunge ab anteriori wird ebenso wie die durch Infusion bewirkte Blutüberfüllung a posteriori durch relativ geringfügige arterielle oder venöse Blutentziehungen aufgehoben oder wenigstens gebesert. Wenn z. B. bei der schlechten Atmung bald nach Beginn des Versuches der Nutzeffekt der Herzarbeit allmählich ohne Infusion von 198 auf 100,4 sinkt und zwar unter Steigerung der Herzanstrengung von 75,3 auf 119,4 und wenn dann nach einer Arteriotomie von 50 ccm,

Tabelle III von Versuch III vom 10. V. 1902.

Junger Hund von 6600 g Körpergewicht: Geschrieben: 1. Arteria Carotis, 2. linker Vorhof, 3. intrathorakaler Druck vom Oesophagus aus. 0 - Punkt 137 mm über der Abscisse. Arteriotomie und Venaesektion abwechselnd mit Infusion.

	A. Druck in mm Hg.	A. Dr. mm Wasser	l. Vorh.-Dr. mm Wasser	Quotient der Herzarbeit	Herz-anstrengung	Nutzeffekt der Herzarbeit	Mittlerer intrathorakaler Druck	Maxima und Minima derselben	Atmungs-exkursionen
Anfang	154	2025,10	184	11,00	100	100	145 = +8	156 133	23
24 Sekunden später: Gewichte weniger.	154	2025.10	144	14,00	100	127	137 = ±0	145 128	17
35 Sekunden später	160	2104,00	104	20,23	104	184	132 = −5	138 126	12
68 Sekunden später: unmittelbar vor einer Venaesektion	144	1893,60	136	14,34	93,4	130	137 = ±0	143 131	12
8 Sekunden darnach: unmittelbar nach einem Aderlass	112	1472,80	86	17,12	72,7	155,6	132 = −5	138 127	11
Vor einem neuen Aderlass aus der Vene von 45 ccm	116	1525,40	90	16,94	75,3	154	140 = +3	148 133	15
32 Sekunden nachher: nach Beginn dieser Venaesektion von 45 ccm	104	1367,60	92	14,87	67,5	135	135 = −2	140 130	10
Nach Schluss dieser Venaesektion	98	1288,70	78	16,50	63,6	150	134 = −3	139 124	15
66 Sekunden später: Atmung noch normal	116	1525,40	70	21,79	75,3	198	135 = −2	140 130	10
Gewichte weg! Atmung schlecht! 32 Sekunden darnach	146	1919,90	98	19,59	94,8	178	135 = −2	137 131	6
40 Sekunden darnach	160	2104,00	128	16,44	104	149,4	137 = +0	140 133	7
72 Sekunden darnach: Höhe der Dyspnoe.	184	2419,60	218	11,04	119,4	100,4	138 = +1	140 135	5
16 Sekunden später Arteriotomie: von 50 ccm	148	1946,20	104	18,71	95,4	170,1	133 = −4	136 131	5
6 Sekunden später	142	1876,30	84	22,18	91,5	201,6	132 = −5	137 131	6
84 Sekunden später: wieder starke Dyspnoe	144	1893,60	172	11,00	93,4	100,00	136 — −1	138 133	5
54 Sekunden später: Venaesektion von 25 ccm	148	1946,20	116	16,60	95,4	151	135 = −2	139 132	7
46 Sekunden später: Dyspnoe . .	118	1551,70	150	10,34	76,6	94,00	136 = −1	140 133	7
Gewichte zu! Atmung normal! 62 Sekunden darauf	94	1236,10	54	22,89	61,00	208,1	137 = ±0	143 131	12
Infusion von 25 ccm	72	946,80	140	6,76	46,70	61,45	137 = +0	142 132	10
42 Sekunden später: unmittelbar vor einer Infusion	70	920,5	100	9,20	45,45	83,6	135 = −2	141 130	11

	A. Druck in mm Hg.	A. Dr. mm Wasser	l. Vorh.-Dr. mm Wasser	Quotient der Herzarbeit	Herz-anstrengung	Nutzeffekt der Herzarbeit	Mittlerer intrathorakaler Druck	Maxima und Minima derselben	Atmungs-exkursionen
Infusion von 30 ccm, 18 Sekunden darnach	52	683,80	222	3,08	33,76	28,00	140 = +3	144 135	9
28 Sekunden darauf	58	762,70	130	5,86	37,66	53,27	137 = ±0	142 132	10
18 Sekunden darauf: abermals Infusion von 30 ccm	62	815,30	230	3,54	40,26	32,18	139 = +2	144 134	10
26 Sekunden darauf	72	946,80	142	6,66	46,70	66,55	137 = ±0	141 132	9
28 Sekunden darauf: Arteriotomie von 25 ccm									
12 Sekunden später	56	736,40	80	9,25	36,36	84,09	134 = −3	139 129	10
96 Sekunden später: unmittelbar vor einer Venaesektion. . . .	74	973,1	90	10,81	48,05	98,27	136 = −1	141 130	11
Venaesektion von 25 ccm: Ende desselben: 54 Sekunden später .	66	867,90	58	14,96	42,28	136,00	139 = +2	140 129	11
60 Sekunden darnach: auf der Höhe einer Infusion von 30 ccm . .	66	867,90	148	5,86	42,28	53,27	138 = +1	143 133	10
26 Sekunden darauf: unmittelbar vor Beginn einer neuen Infusion von 30 ccm	68	894.20	84	10,64	44,15	96,73	136 = −1	142 130	12
16 Sekunden später: auf der Höhe einer Infusion von 30 ccm . .	82	1078,30	164	6,57	53,25	59,73	139 = +2	144 134	10
22 Sekunden darnach: Maximum nach der Infusion	70	920,5	110	8,36	45,45	76,00	137 = +0	142 132	10
12 Sekunden später: Gewichte weg!	86	1130,90	90	12,56	55,84	114,18	135 = −2	138 132	6
114 Sekunden später: Dyspnoe .	128	1683,20	182	9,08	83,11	82.54	138 = +1	140 136	4
8 Sekunden später: unmittelbar vor einer Arteriotomie	134	1762,10	170	10,36	87,01	94,18	138 = +1	140 135	5
8 Sekunden später: Ende einer Arteriotomie von 30 ccm. . . .	92	1209,80	104	11,63	59,74	105,7	137 = ±0	138 131	7
18 Sekunden nach Ende der Arteriotomie	98	1288,70	98	13,15	63,60	119,5	136 = −1	139 134	5
66 Sekunden später: unmittelbar vor Beginn einer Venaesektion von 30 ccm	98	1288,70	106	12,14	63,60	110,3	136 = −1	140 133	7
54 Sekunden später: am Ende der Venaesektion	112	1472,80	60	24,55	72,7	223,2	136 = −1	139 133	6
32 Sekunden später: vor einer Infusion	126	1556,90	60	25,95	81,81	235,9	137 — ±1	141 134	7
24 Sekunden später: am Schluss einer Infusion von 30 ccm . .	108	1420,20	188	7,55	70,13	68,64	142 = +5	144 140	4

	A. Druck in mm Hg.	A. Dr. mm Wasser	l. Vorh.-Dr. mm Wasser	Quotient der Herzarbeit	Herz-anstrengung	Nutzeffekt der Herzarbeit	Mittlerer intrathorakaler Druck	Maxima und Minima derselben	Atmungs-exkursionen
6 Sekunden später: unmittelbar vor Beginn einer neuen Infusion	80	1052,0	96	10,96	51,29	99,64	138 = +1	140 135	5
4 Sekunden später: nach Schluss einer Infusion von 30 ccm . .	84	1104,60	240	4,60	54,54	41,82	142 = +5	141 137	4
4 cm später: unmittelbar vor einer Venaesektion	92	1209,80	244	4,96	59,74	45,09	139 = +2	141 136	5
2 Sekunden später: am Schluss der Venaesektion von 30 ccm .	66	867,90	116	7,48	42,28	68,00	135 = −2	144 139	5
6 Sekunden später: kurz vor einer Infusion	66	867,90	122	7,11	42,28	64,64	137 = ±0	140 134	6
4 Sekunden später: nach einer Infusion von 30 ccm	72	946,80	242	3,91	46,70	35,55	140 = +3	143 137	6
6 Sekunden später: vor einer Arteriotomie	62	815,30	124	6,57	40,26	59,73	138 = +1	141 134	7
Sekunden später: unmittelbar vor Beginn der Arteriotomie von 30 ccm	54	710,1	158	4,49	35,07	40,82	137 = ±0	139 134	5
6 Sekunden später: Schluss der Arteriotomie	54	710,1	58	12,24!	35,07	111,27	135 = −2	138 132	6
44 Sekunden später: vor Beginn einer Infusion	78	1025,70	68	15,09	50,65	137,18	137 = ±0	141 134	7
6 Sekunden später: am Schluss einer Infusion von 30 ccm . .	96	1263,40	148	8,53	63,33	77,54	140 = +3	142 137	5
2 Sekunden später: vor der nächsten Infusion, starke Bradykardie	54	710,00	86	8,25	35,07	75,00	137 = ±0	140 135	5
4 Sekunden später: Schluss einer Infusion von 30 ccm	84	1104,60	234	4,72	54,54	42,91	142 = +4	144 140	4
6 Sekunden später	70	920,5	112	8,22	45,45	74,73	137 = +0	140 135	5
Versuch abgebrochen.									

derselbe sich einfach verdoppelt (auf 201,6) und zwar unter Sinken der Herzanstrengung von 119,4 auf 91,5, so darf man wohl von einem eindeutigen Versuchsergebnis sprechen.

Der bei der vorhandenen Dyspnoe wieder auf 100 verschlechterte Nutzeffekt der Herzarbeit wird durch eine weitere Venaesektion von 25 ccm auf 151 gesteigert, während die Herzanstrengung nahezu gleich bleibt (93,4 zu 95,4). Der Arteriendruck sinkt hier also nicht, steigt sogar etwas von 144 auf 148 mm Hg und doch tritt eine Verbesserung der Herzarbeit von 50 pCt. auf. Die Wiederaufnahme der normalen Atmung verbessert die Herzthätigkeit beträchtlich (Nutzeffekt der Herzarbeit von 94,0 auf 208,1 gestiegen), dieselbe wird jedoch durch einige aufeinander folgende Infusionen ganz beträchtlich geschädigt: der Nutzeffekt der Herzarbeit sinkt von 208,1 auf 61,45, erholt sich dann auf 83,6, um bei der zweiten Infusion auf 28 zu fallen, während gleichzeitig die Herzanstrengung, i. e. der arterielle Blutdruck, beträchtlich sinkt. Es unterliegt also keinem Zweifel, dass hier bei normaler Atmung, wo also dem arteriellen Abflusse keinerlei Hindernisse gegenüberstehen, die mangelnde Drucksteigerung nicht auf einer Erweiterung der Körperarterien beruhen kann, beweisend hierfür ist zudem ausser der bereits in den früheren Versuchen gefundenen Lungenschwellung und auch Starrheit (auch hier gehen die Atmungsexkursionen von 12 auf 9 mm zurück), das mächtige Anschwellen des Druckes im linken Vorhof von 54 auf 222, ja sogar 230 mm Wasser. Es ist also kein Zweifel: diese vermehrte Flüssigkeitsmenge vermindert zunächst die Dehnbarkeit der mit Blut gefüllten Lunge und erzeugt auf diesem Wege ausser der mässigen Lungenstarrheit eine bedeutende Verschlechterung der Herzarbeit, die sich nur allmählich und nur teilweise von selbst ausgleicht, die aber sofort weicht, sobald durch eine baldfolgende Arteriotomie und Venaesektion der Lungenkreislauf von dem ihn bedrückenden Ballast befreit ist. Der Nutzeffekt der Herzarbeit steigt von 28 resp. 32,18 auf 98 resp. 136.

Dieselben Erscheinungen wiederholen sich während des sich anschliessenden Stadiums von Dyspnoe, wo im Gefolge einer Arteriotomie und einer darauf folgenden Venaesektion der Nutzeffekt der Herzarbeit auf 235,9 ansteigt und durch mehrmalige Infusionen sehr stark, bis auf 41,82 und sogar 35,55 herabgedrückt wird. Ein grosser principieller Unterschied zwischen der Wirkung der Arteriotomie und der Venaesektion trat bei diesen noch immer mässigen Graden von Dyspnoe auch hier nicht zu Tage: Man könnte höchstens sagen, dass die Arteriotomie etwas prompter wirkt: so stieg einmal auf eine arterielle Blutentziehung von 30 ccm der Nutzeffekt der Herzarbeit von 40,82 auf 112,27, bei gleichbleibender Herzanstrengung (35,07). Der Carotisdruck blieb nämlich der gleiche (54 mm Hg), während der Druck im linken Vorhof von 158 mm auf 58 mm, also genau um 100 mm Wasser sank. Dieser Vorgang illustriert wieder, in wie weiten Grenzen der Arteriendruck trotz der Blutentziehung sich auf gleicher Höhe erhält (er stieg übrigens sogar spontan nach der Entleerung auf 78 mm Hg), während das Verhalten des Druckes im linken Vorhof uns ein treues Bild der sich im Lungenkreislauf abspielenden Störungen ebenso wie von den etwaigen Minder- oder Mehrleistungen des linken Herzens gibt.

Alles in allem: 1. Infusion von Flüssigkeit (natürlich in mässigen Mengen) in die zum rechten Herzen führenden Venen ruft nicht ohne weiteres allgemeine Drucksteigerung, Blutentziehung nicht allgemeine Verminderung des Druckes im ganzen Kreislauf hervor, wie man bisher meistens annahm. Vielmehr ruft die vermehrte Blutfülle in allen Fällen zunächst Drucksteigerung im kleinen Kreislauf hervor, ein Verhalten, von dem der arterielle Blutdruck bis zu einem gewissen

Grade unabhängig ist, ja sehr oft im Sinne einer Drucksenkung beeinflusst wird.

2. Umgekehrt bewirken Blutentziehungen aus Vene und Arterie Druckverminderung im Lungenkreislauf, die sehr oft mit Drucksteigerung in den Arterien des grossen Kreislaufs jedenfalls aber mit einer beträchtlichen Verbesserung der Herzarbeit verbunden ist.

3. Die Herzarbeit wird durch Infusion verschlechtert.

4. Diese Erscheinungen treten auf am normal geatmeten, wie am dyspnoischen, an der physiologischen Entleerung seiner Lungengefässe behinderten Tier.

5. Die etwa bestehende Lungenschwellung und Lungenstarrheit wird durch mässige Blutentziehungen gelöst.

6. Dass ein bereits bestehendes Lungenödem durch Venaesektion nicht, durch arterielle Blutung dagegen sehr wohl gelöst werden kann, das haben Grossmann's Versuche bewiesen. — — —

Man begreift nun Alles: begreift, warum die Kliniker die Blutentziehungen bei Kreislaufstörungen so warm gepriesen, warum sie von der „Freimachung eines pulsus oppressus“ gesprochen haben — ein sehr passendes Wort wenn man sich die aus unserem letzten Versuche erhellende Verschlechterung der Herzarbeit infolge Bedrückung der Lungenzirkulation durch Blutüberfüllung vor Augen hält — und sogar arterielle Drucksteigerungen nach Aderlässen vorfindet. Man begreift ferner, warum die Physiologen den Aderlässen eine bleibende und einschneidende Wirkung absprachen, weil ja auch, wie unsere Experimente bestätigen, der Blutdruck bei mässigen Blutentziehungen, wie sie der Kliniker am Krankenbett ausführen darf, nicht beträchtlich oder nur ganz vorübergehend erniedrigt wird. — Es ist aus diesen Versuchen ferner ersichtlich, ein wie ungenaues Bild wir vom Kreislauf und seinen Veränderungen gewinnen, wenn wir den Arteriendruck und nur den Arteriendruck als einziges Kriterium benützen. Diese Experimente setzen in ein helles Licht die bedeutende Wichtigkeit der vom genialen Karl Ludwig inaugurierten, von Prof. von Basch technisch so wesentlich verbesserten Methode der Druckmessung im linken Vorhof, worauf ja ausser anderen Schülern Basch's neuerdings besonders C. von Stejskal gegenüber den Untersuchern der jüngeren Leipziger Schule hingewiesen hat. Meine Versuche geben ferner ein deutliches Bild von den Vorgängen im Lungenkreislauf,wie sie durch Stauung ab anteriori (d. h. vom linken Herzen her) und durch Druckvermehrung a posteriori (durch Infusion) entstehen, indem die Druckvermehrung a posteriori Lungenschwellung, die ab anteriori (event. auch kombiniert mit der a posteriori) Lungenschwellung und Lungenstarrheit hervorrufen kann. Es ist solchen Vorgängen gegenüber nicht unangebracht, sich auch zahlenmässige Begriffe zu machen, wie beträchtlich das physiologisch etwa 7 pCt. des Körperblutes betragende Lungenblut durch pathologische Funktion des Herzens vermehrt werden kann und wie im Verhältnis zur Gesamtblutmenge scheinbar geringfügige Blutentziehungen doch entsprechend ihrem Verhältnis zur Lungenblutmenge einen wohl in Betracht zu ziehenden Effekt haben können. Dass bei ganz vorgeschrittenen Fällen, bei bereits bestehendem Lungenödem auch dieses Mittel versagen kann, ist eine bekannte klinische Tatsache. Im Falle eines Misserfolges der Venaesektion würde man dann in Rücksicht auf die Resultate Grossmann's eine ausgiebige Arteriotomie zu versuchen haben.

Ich kann, nachdem die Frage nach der Anwendung und Begründung des Aderlasses bei Kreislaufstörungen durch diese Erörterungen und Erfahrungen gelöst ist, mir füglich die Mühe sparen ausführlich die einzelnen Indikationen des Aderlasses bei Kreislaufstörungen zu erörtern. Sie ergeben sich von selbst: überall da, wo durch irgend welche Prozesse der Lungenkreislauf gestört d. h. gestaut wird, kann eine Blutentziehung entlastend wirken. Im übrigen verweise ich in dieser Beziehung auf den ersten Teil dieser Arbeit. Dass auch das Lungenödem hierzu gehört, weil es nach Grossmann's Untersuchungen aus dem Laboratorium von Basch ein Staungsödem ist, bedarf keiner weiteren Begründung. —

Es ist immerhin erfreulich und für das wissenschaftliche Gewissen des Klinikers und Arztes ausserordentlich beruhigend, dass die im letzten Jahrzehnt allmählich wieder zu Ehren gekommene historische und klinisch bewährte Operation des Aderlasses nunmehr auch auf dem umfangreichen Gebiete der Kreislaufstörungen nachträglich noch eine befriedigende theoretische Begründung erhält. Die praktische Verwertung der Operation erfährt aber noch eine Erweiterung insofern, als wir in Zukunft bei besonders schweren Fällen nach erfolgloser Venaesektion die Arteriotomie in den Bereich unserer Erwägungen ziehen müssen. — —

Meinem lieben und hochverehrten Lehrer, Herrn Prof. von Basch, der mir auch für diese Versuche sein Laboratorium zu Verfügung stellte und mit Rat That zur Seite stand, sage ich auch an dieser Stelle herzlichst und ergebenst meinen Dank.

Der IV. Teil: Zusammenfassung folgt nach dem Literaturverzeichnis.

Literatur.

I. Klinische Publikationen:

Aderlass im allgemeinen.

1) Albu, Berl. klin. Wochenschr. 1896. S. 952.

173) Bachmann (Ilfeld), Heilungen von Unterschenkelgeschwüren durch den Dyesschen Aderlass. Therapeut. Monatshefte. 1900. S. 189.

2) Baginsky, Referat über die Indikationen des Aderlasses auf dem XIII. internationalen medic. Kongresse in Paris. Arch. f. Kinderheilkunde. 1901. Bd. XXXI. S. 359.

3) Bauer, Geschichte der Aderlässe. Gekrönte Preisschrift. 1870.
4) Branthomme, Les indications de la saignée. Presse méd. 1898. 1. Okt.
5) Corradi, Perchè il salasso fosse già pena militare ignominiosa. Acad. delle sc. del' ist. di Bologna 1891. Ser. V. Tom. I. p. 533.
6) Crocq, Sur la vésication et la saignée. Bull. belgique. 1888. No. 12.
7) Du Moulin, Résumé du discours prononcé devant l'académie de Méd. de Belgique. Bull. belgique. 1889. No. 2.
8) Dyes, Aerztliche Beobachtungen, Forschungen und Heilmethoden. Hannover 1877 (im Buchhandel vergriffen), in Kommission bei der Helwing'schen Buchhandlung. — Ders., Die Bleichsucht, sogenannte Blutarmut und der Schlagfluss. 3. Aufl. Stuttgart, A. Zimmer's Verlag (Ernst Mohrmann). — Ders., Allgemeine Medicinische Centralzeitung. 1883. März. — Ders., Die Verhütung der Augentrübung und Blindheit, sowie Anleitung zur Heilung des chronischen Stockschnupfens. — Ders., Der Rheumatismus. — Ders., Die Krankheiten der Atmungsorgane. — Ders., Die Trichinose. (Die letzten vier Bücher sämtlich im Verlage von Ernst Mohrmann, A. Zimmer's Verlag. Stuttgart.) — Ders., Zwei Hauptmittel zur Verlängerung des menschlichen Lebens, die künstliche Blutentziehung und das Chlorwasser. Verlag von Hense. 1895. — Ders., Wien. med. Presse. 1890.
9) Eloy, Les indications thérapeutiques de la saignée. Gaz. hebd. de méd. et de Chir. 1887. No. 18.
10) Gumprecht, Aderlass in Technik der speciellen Therapie. Jena 1898. S. 307.
11) Hayem, Referat über die Indikationen des Aderlasses auf dem XIII. internat.-medicin. Kongress in Paris. Gazette des hôpitaux. 1900. 21. August.
12) v. Jaksch, Ueber den therapeutischen Wert der Blutentziehungen. Prager med. Wochenschr. 1894. No. 32—35.
206) Jürgensen, Blutentziehungen. Ziemssen's Handbuch. 1881.
13) Krönig, Ueber Venaesektionen. Berliner klin. Wochenschr. 1896. S. 932.
14) Laws, G., A plea for venaesection. Therapeutic Gazette. 1899. No. 12.
15) Macdougall, On the remedial value of bloodletting. Amer. journ. of med. sc. Juli 1897.
174) Robin, La saignée, les vomitifs et le vésicatoire. Gazette des hôpitaux. 1898. No. 11.
16) Manquet, De la saignée. Bull. gén. de Thérapeutique. 1891. 30. Okt.
17) Maragliano, Kongress f. inn. Med. in Turin. 3.—7. Okt. 1898.
18) Preuss, Zur Geschichte des Aderlasses. Wiener klin. Wochenschr. 1895. No. 34 und 35.
19) Pye-Smith, The therapeutic value, of venesection its indication and its limits. Brit. journ. 1891 u. Med.-chir. Transactions. Lancet 1891. 31. Jan. p. 147—164.
20) Sacharjin, Ueber Blutentziehung. Internat. klin. Rundschau. 1890. 2. März. S. 353.
21) Schubert, Die Indikationen des Aderlasses und seine Bedeutung für die innere Medicin. 67. Naturforscherversammlung in Lübeck. Referat: Berl. klin. Wochenschrift. 1895. S. 898; Diskussion daselbst.
22) Ders., Einfluss des Aderlasses auf Hautkrankheiten und Blutbefunde bei denselben. Vortrag auf dem 18. Balneologenkongress. Referat: Berl. klin. Wochenschrift. 1897. S. 350.
23) Ders,, Blutentziehungskuren. Stuttgart 1896.
24) Thiele, Blutentziehungen in der modernen Therapie. Med. Bibliothek für prakt. Aerzte. No. 91 u. 92. Leipzig, C. Naumann's Verlag.
25) Verriest, Diskussion etc. Bull. de l'académie de Belgique. 1889. No. 2.
175) Vysin, Wiener klin. Rundschau. 1900. No. 24. S. 476.
26) Wilks, On bloodletting. Lancet 1891. Mai.
27) Wolzendorff, Der Aderlass, eine zeitgeschichtliche Skizze. D. Medicinalzeit. 1893. No. 76.
28) Zschokke, Verleiht der Aderlass Schutz gegen Infektionskrankheiten? Schwed. Arch. Bd. XXXIX. p. 220.
170) Albu, Zur therapeutischen Würdigung des Aderlasses. D. Med. Zeit. 1898. No. 40. S. 404.
171) Crocq, Les émissions sanguines. Brüssel 1890.
172) Bachmann, Der Dyes'sche Aderlass in Theorie und Praxis. Berlin 1898. Eugen Grosser.
451) Strubell, Alexander, Der Aderlass. Ein kritisch-historischer Essay über die

Entwickelung der Frage im Verlaufe des letzten Jahrzehnts. Abdruck aus dem Centralblatt für die Grenzgebiete der Medicin und Chirurgie. Bd. V. No. 1—5. Jena 1902. Verlag von Gustav Fischer.

Aderlass bei Chlorose.

1) Albu, Berl. klin. Wochenschr. 1896. S. 952.
172) Bachmann (Ilfeld), Der Dyes'sche Aderlass in Theorie und Praxis. Berlin 1898. Verlag von Eugen Grosser.
29) Boerhave, Aphorismi de cognoscendis et curandis morbis. Editio nova. 1755. p. 333.
30) Cohn, Diskussion zu Nonne's Vortrag.
31) Deutschmann, Désgl.
8) Dyes, Die Bleichsucht, sogenannte Blutarmut und der Schlagfluss. 3. Aufl. Stuttgart 1892.
32) Emmerich, De genuina chlorosis indole, origine et curatione. Diss. Halle 1731.
33) Grawitz, Ueber die Behandlung der Bleichsucht. Therapie der Gegenwart. 1900. Juni.
34) Hoffmann, Lehrbuch der Konstitutionskrankheiten. Stuttgart 1893. S. 52.
35) Josioneck, Diskussion zu Schubert's Vortrag. Berl. klin. Wochenschr. 1895. S. 893.
36) Kahane, Ueber Chlorose. Centralbl. f. die ges. Therapie. 1894.
37) Ders., Die Chlorose. Monographie. Berlin und Wien. Urban & Schwarzenberg.
13) Krönig, Berl. klin. Wochenschr. 1896. No. 42. S. 932.
38) Künne, Ueber die Behandlung der Anämie, besonders der Chlorose mit Schwitzkuren. D med. Wochenschr. 1894. No. 44.
39) Lenhartz, Diskussion zu Nonne's Vortrag. D. med. Wochenschr. 1896 und Diskussion zu Schubert's Vortrag. Berl. klin. Wochenschr. 1895. S. 893.
40) Lindemann, Ebenda.
41) Litten, Penzoldt und Stintzing's Handbuch. 1895. 1. Aufl. Bd. II. T. III. S. 174.
17) Maragliano, Kongress f. inn. Med. in Turin 3. bis 7. Okt. 1898. Ref. Münch. med. Wochenschr. 1898. S. 1515.
42) Nonne, Behandlung der Chlorose mit Aderlass und Schwitzkur. Vortrag im ärztlichen Verein zu Hamburg 25. Juni 1895. Ref. D. med. Wochenschr. 1896.
43) v. Noorden, Altes und Neues in der Pathologie und Therapie der Chlorose. Berlin. klin. Wochenschr. 1895.
44) Ders., Die Bleichsucht. Nothnagel's Handbuch. 1897. Bd. VIII. T. II. S. 167 bis 169.
45) Rosin, Behandlung der Bleichsucht mit heissen Bädern und Aderlässen. Vortrag auf dem XVI. Kongress f. inn. Med. in Wiesbaden 1898.
46) Rubinstein, Ueber die Ursache der Heilwirkung des Aderlasses bei Chlorose. Wiener med. Presse. 1893. S. 1136 u. 1179.
47) Schmidt, Gibt die Behandlung der Chlorose mit Aderlass und Schwitzkur bessere Resultate als die Eisentherapie. In.-Diss. Kiel 1896.
48) Ders., Gibt die Behandlung der Chlorose mit Aderlass und Schwitzkur bessere Resultate als die Eisentherapie. Münch. med. Wochenschr. 1896. S. 632.
49) Scholz, Die Behandlung der Bleichsucht mit Schwitzbädern und Aderlässen. Leipzig 1890.
50) Schubert, Vortrag auf dem XVI. Balneologenkongress. Ref. Berl. klin. Wochenschrift. 1895. S. 335.
21) Ders., Die Indikationen zum Aderlass und seine Bedeutung für die innere Medicin. Vortrag auf der LXVII. Naturforscherversammlung in Lübeck. Ref. Berl. klin. Wochenschr. 1895. S. 893.
51) Senator, Zur Kenntnis der Anämien. Berl. klin. Wochenschr. 1900. No. 30.
176) Wilhelmi (Güstrow), Bleichsucht und Aderlass. Beobachtungen und Erfahrungen. Güstrow 1890.
170) Albu, D. Med. Zeit. 1898. No. 40.
177) Gerganoff, Zur Path. u. Ther. d. Bleichs. Inaug.-Diss. Berlin 1900.
178) Danellus, Arch. f. physik.-diätet. Ther. 1899.
179) Schmaltz, R., Die Pathologie des Blutes und die Blutkrankheiten. Med. Bibl. für prakt. Aerzte. Leipzig 1896. Naumann.
180) Schaumann, O. u. v. Willebrand, Einige Bemerkungen über die Blutregeneration bei Chlorose. Berlin. klin. Wochenschr. 1899. No. 1.

Aderlass bei Vergiftungen.

52) Binz, Penzoldt und Stintzing's Handbuch. Bd. II. Abt. 2. Allgemeiner Teil. S. 11.
53) Cleveland, Case of prisoning by watergas with new method of treatment; recovery. Boston Journal. 1889. 11. Juli. p. 29.
54) Géraud, La saignée dans le coup de chaleur. Arch. de méd. et de pharm. 1889. Tome XII.
55) Hirsch und Edel, Fall von Vergiftung mit Phenylhydroxylamin. Ref. in der Lancet. 1895. II. 1261; das Original in der Lancet fälschlich unter Deutsche med. Wochenschr. 14. Okt. 1895 citiert.
56) v. Jaksch, Vergiftungen. Nothnagel's Handbuch. 1897. Bd. I.
57) Klein, Der Aderlass bei Hitzschlag. Münch. med. Wochenschr. 1900. No. 27.
58) Kobert, Lehrbuch der Intoxikationen. Stuttgart. 1893.
59) Kunkel, Handbuch der Toxikologie. Jena. 1901.
181) Lewin, Archiv f. experiment. Pathologie.
60) Oliver, Fall von Karbolsäurevergiftung, behandelt mit Aderlass und Kochsalzinfusion. Lancet. 1898. II. p. 1326.
61) Peter. De l'asphyxie par la vapeur de charbon, congèstion, paralysie, traitement. Gaz. des hôpitaux. 1889. No. 13. p. 416.
62) Raynaud, La saignée et la transfusion saline hypodermique dans les maladies toxiques et infectieuses graves. Arch. prov. de méd. 1900. No. 3—6.
63) Schuchardt, Penzoldt und Stintzing's Handbuch. Bd. II. Abt. 2. Spezieller Teil. S. 49 u. 58.
64) Torrance, Eliminative treatment especially venaesection and saline infusion in a case of delirium tremens. Philadelphia policlinic. 1898. No. 22.
65) Toussaint, Note sur la guérison par la saignée du coup de chaleur à forme comateuse. Gazette hebdomadaire. 1899. No. 21.
166) Pavy, Herbert, Einige Indikationen des Aderlasses. Birmingham Medical Review. 1900. Dez.

Aderlass bei Urämie.

1) Albu, Berl. klin. Wochenschr. 1896. No. 43. S. 952.
66) Baginsky, Berliner klin. Wochenschr. 1898. No. 21.
67) Bassé, La désinfection du sang, comparée à la saignée transfusion specialement dans l'urémie. Indépendance méd. 1897. No. 22 u. 23.
68) Caillaud. Cas d'eclampsie grave traitée et guérie rapidement par le lavage du sang. Gaz. des hôpitaux. 1898. No. 93.
69) Danon, Venesectie bij uraemie. Weekblad van het Nederlandsh Tijdschrift vor Geneeskunde. 1899. 7. Oktober.
71) Ewald, British med. association Edinburgh. 1898. 28. Juli. Referat Lancet. 1898. Bd. II. p. 369.
182) Fortanini, Contributo allo studio dell' uremia. Gaz. med. di Torino. 1898. No. 1.
72) Friedel Pick, Diskussion zu Laache's Vortrag.
73) v. Hoesslin, Ein Fall schwerer Urämie durch Aderlass geheilt. Münchener med. Wochenschr. 1900. No. 27.
74) Husswitz, Aderlass bei Scharlachnephritis. Deutsche med. Wochenschr. 1898. No. 23.
75) A. v. Korányi, Physiologische und klin. Untersuchungen über den osmotischen Druck tierischer Flüssigkeiten. Zeitschr. f. klin. Med. Bd. XXXIII u. XXXIV.
13) Krönig, Berliner klin. Wochenschr. 1896. No. 42. S. 932.
76) Laache, Sur l'emploi de la saignée dans le traitement de l'urémie. Vortrag auf dem XII. internationalen Kongress in Moskau. 20. August 1897. Referat Berliner klin. Wochenschr. 1897. S. 793.
77) Ders., Dasselbe Thema. Deutsche med. Wochenschr. 1898.
78) Leube, Ueber Stoffwechselstörungen und ihre Bekämpfung. Leipzig. 1896. F. C. W. Vogel.
79) Ders., Penzold und Stintzing's Handbuch der Therapie. I. Aufl. Bd. VI. S. 256.
80) Lindemann, Die Konzentration des Harnes und Blutes bei Nierenkrankheiten. Habilitationsschrift. München. 1899.
81) Michelet, Uremie behandled med adreladning. Tijdskrift for den Norske Laageforening. 1898. No. 23.

82) van Reusselaer, Venaesection and saline infusion in the treatment of Uraemia. American journal of obstetrics. Febr. 1897. Referat Münchener med. Wochenschrift. 1897. S. 399.
183) Robin, Internat. XIII. med. Kongress in Paris. Referat Gazette des hôpitaux. 1900. 21. August.
184) Richardière, L'union médicale. 1896. No. 49. Ref. Berliner klin. Wochenschrift. 1897. S. 87.
185) Rosenstein, Pathologie und Therapie der Nierenkrankheiten. 4. Aufl. Berlin. 1894.
83) Rossi, Phlebotomy in uremia. New Zork med. journal. 1892. 24. Dez.
84) Sacazé, Utilité de la saignée dans les nephrites infectieuses avec incident grave Revue de méd. 1893. No. 1.
85) Saundry, Venesection in chronic Brights disease. Lancet. 1898. II. p. 435. und Lectures on renal and urinary disease. p. 177.
86) Schupfer, Il salasso del piede nella nefrite. Gaz. degli ospedali e delle clin. 1896. No. 130.
186) Senator, Nierenkrankheiten. Nothnagel's Handbuch.
444) Forlanini, Gaz. med. di Torino. 1901.
445) Marco Treves, Gaz. med. di Torino. 1901. No. 8/9.
446) C. Springer, Venaesection bei Urämie im Verlaufe der post-scarlatinösen Nephritis. Prag. med. Wochenschr. 1902. S. 85, 99, 112.
187) H. Strauss. Zur blutreinigenden Funktion der Nieren. Berliner klin. Wochenschr. 1902. No. 23.
188) Ders., Bedeutung der Kryoskopie für die Diagnose und Therapie von Nierenerkrankungen. Moderne ärztliche Bibliothek. Berlin. 1904. Verlag von Leonhard Simion.
87) Waldenburg, Beitrag zum allgemeinen Aderlass bei Kindern. Gazeta lekarska. 1899. No. 38.
189) Walko, Ueber den therapeutischen Wert und die Wirkungsweise des Aderlasses bei der Urämie. Zeitschr. f. Heilkunde. 1901.

Aderlass bei Eklampsie.

88) Aly. Verhandl. der Geburtshilfl. Gesellsch. zu Hamburg. 1889. 19. März.
89) Audebert (Bordeaux), Internat. Gynäkologenkongress in Genf. 1896. Ref. Zentralbl. f. Gynäkologie. 1896. No. 39. S. 992 u. ff.
90) Bayer, J. (Köln), 50 Fälle von Eklampsie.
91) Bernheim, Behandlung der puerperalen Eklampsie mit besonderer Berücksichtigung der subkutanen Salzwasserinfusionen. Thèse de Paris. 1893.
92) Ders., Behandlung der Eklampsie. Méd. moderne. 1893. No. 91.
68) Caillaud, Ein Fall von Eklampsie. Gaz. de hôpitaux. 1898. No. 3.
93) Casiccia, V., Ueber die beste Behandlung der Eklampsie. Pammatone. 1897. Mai—Juni.
94) Catto, W. M. (Decatur), Puerperale Eklampsie. Amer. gynecol. and obstetr. Journ. 1896. Oktober.
95) Charpentier, Académie de médecine de Paris. Prov. méd. 1893. No. 2 u. 3.
96) Ders., Behandlung der Eklampsie. Nouv. arch. d'obstetr. et de gynécolog. 1893. No. 23.
97) Ders., Statistik der Eklampsiebehandlung. Gaz. méd. de Paris. 1893. No. 2.
98) Ders., Internat. Gynäkologenkongress in Genf. 1896. Ref. Centralbl. f. Gyn. 1896. No. 39. S. 992 u. ff.
99) Claiborne, Ueber puerperale Eklampsie. Med. âge. 1899. No. 24.
100) Clarke, Der Aderlass bei der puerperalen Eklampsie. Med. news. 1889. 21. Sept. p. 331.
101) Davis. Prophylaxe und Behandlung der puerperalen Eklampsie. Verhandl. d. amerik. Gesellsch. f. Gynäkologie. 1895. 29. Mai. Amerik. gyn. and obstetr. journal. 1895. Juni.
102) Dumaresh u. C. Bayle (Lyon), Province médicale. 1896. No. 38.
190) Dührssen, Ueber die Behandlung der Eklampsie. I. Teil. Archiv für Gyn. Bd. XLII. S. 513 u. ff. II. Teil. Bd. XLIII. S. 49 u. ff.
103) Ferré, Paul, Beitrag zur Lehre und Behandlung der Eklampsie. Nouv. arch. d'obstetr. et de gyn. 1899. No. 9.
104) Gibson, John R., Ein Fall von puerperaler Eklampsie, behandelt mit Aderlass.
105) Goldberg, Gynäkol. Gesellsch. in Dresden. Sitzung am 14. Jan. 1892.

106) Graefe, Ueber Eklampsie, insbesondere ihre Behandlung. Deutsche Aerztezeitung. 1899. H. 14 u. 15.
107) Green, Ueber Eklampsie. Verh. d. 18. Jahresvers. d. amerik. Gesellsch. für Gynäkologie. Amer. journ. of obst. 1893. Juni u. Juli.
108) Grenser, Gynäkol. Gesellschaft zu Dresden. Sitzung am 14. Jan. 1892.
109) Gubaroff, Ueber die Behandlung der Eklampsie. Centralbl. für Gynäkologie. 1895. No. 5.
110) Hotte, Verh. d. geburtshilfl. Gesellsch. zu Hamburg. 19. März 1889.
111) Huguenin, Behandlung der puerperalen Eklampsie. Revue prat. des travaux de méd. 1897. No. 5.
112) Kollmann (Dorpat), Zur Aetiologie und Therapie der Eklampsie. Centralbl. für Gynäk. 1897. No. 13. S. 344.
113) Krönig, Diskussion über Eklampsie. XI. internat. Kongress in Rom. 1894.
113) Leonhardi, Gynäkol. Gesellsch. zu Dresden. Sitzung vom 14. Jan. 1892.
115) Leopold, Ebenda.
116) Lewig, Verh. d. geburtsh. Ges. zu Hamburg. 1889. 19. März.
117) Löhlein (Giessen). IV. Vers. d. d. Ges. f. Gynäk. zu Bonn. 21.—23. Mai 1891.
118) Meachem, Bericht über 15 Fälle von Eklampsia puerperalis. Journ. of Amer. med. assoc. 1890. 23. August. p. 274.
119) Mercer, Venaesektion bei Puerperal-Eklampsie. Lancet 1895. p. 987.
120) Oui (Lille), Ueber puerperale Eklampsie. Abeille méd. 1897. No. 24.
121) Pamard (Avignon), Intern. gynäkol. Kongr. in Genf. 1896. Referat. Centralbl. f. Gynäkol. 1896. Nr. 39. S. 992 u. ff.
122) Parry (Bologna), Historisch-kritische Untersuchung über die puerperale Eklampsie nebst Kasuistik. Bologna, Gamberini & Parmeggiani.
123) Perron, Schwere Eklampsie nach der Entbindung etc. Lyon méd. 1891. 15. März.
124) Pesklorra (Florenz), Eklampsie; Settimana medica. Florenz 1897.
125) Pliqué Therapie der Eklampsie. Progrès médical. 1893. 25. Febr.
126) Pollock, Ueber die Behandlung der puerperalen Eklampsie. Glasgow med. journ. 1892. Juli.
191) Potter (Buffalo), Puerperale Eklampsie mit besonderer Rücksicht der Behandlung. Med. News 1897. 21. August.
127) von Roogen (Zaandam), Ein Fall von Eklampsie post partum, behandelt mit Venaesektion. Med. Weekbl. v. N. en Z. Nederland, IV. Jahrg. No. 35.
128) H. Rumble, Puerperale Eklampsie. Med. age. Vol. XV. p. 455.
129) Schmorl, Pathologisch-anatomische Untersuchungen über die Eklampsie. Leipzig. 1893.
130) Seifert, Zur Frage der Eklampsie. Geburtshifl. Gesellsch. zu Hamburg. Sitzung vom 25. Jan. 1898.
131) Tarnier, Internat. Gynäkologenkongress in Genf. 1896.
132) Veit (Leyden), Ebenda.
192) Vinay, Aetiologie der Eklampsie. Arch. gén. de méd. 1893. Oktober.
133) Voigt, Verhandl. der geburtshifl. Gesellsch. zu Hamburg 1896. 14. März.
134) Zweifel, Zur Behandlung der Eklampsie. Bericht über 129 hier beobachtete Fälle. Aus der Universitäts-Frauenklinik zu Leipzig. Centralbl. f. Gynäkologie 1895. Nr. 46. S. 1201.

Aderlass bei Pneumonie.

1) Albu, Berl. klin. Wochenschr. 1896. No. 43. S. 952.
135) Amidon, Behandlung der Pneumonie durch den Aderlass. Medical News 1897, No. 18. Referat Berl. klin. Wochenschr. 1897. S. 307.
136) Aufrecht, Die Lungenentzündungen. Nothnagel's Handbuch. Band XIV, T. 2. S. 148.
137) Benham, F. L., Medical Society London, 24. Oktober 1898. Lancet 1898. II, p. 1126.
138) Catola, G., Il salasso nella polmonite. Lo sperimentale. 1889.
139) Corson, Pneumonia, what is it? Philadelphia reports. 1890. 22. March.
140) Curschmann, Fortschritte der Medizin 1889. Referat über die Arbeiten von Catola und Livierato.
141) Fowler u. Joll, B., Diskussion über Benham's Vortrag.
142) Jürgensen, Behandlung der Lungenkrankheiten. Pentzoldt und Stintzing's Handbuch der Therapie, I. Aufl. Bd. III. S. 415.

143) Korányi, F. v., Die Behandlung der Pneumonie. Verh. d. XVIII. Kongresses f. inn. Medizin in Wiesbaden. 1900. S. 44 u. ff.
13) Krönig, Ueber Venaesektionen. Berl. klin. Wochenschr. 1896. No. 32.
144) Liebermeister, Lehrbuch der speziellen Pathologie und Therapie.
145) Livierato, Azione del salasso generale sui pneumonitici. Rivista clin. ital. 1889. No. 3.
146) Moore, Recurent pneumonia in a child, marked benefit from venesection. Dublin. journ. 1891. May.
147) Ogle, Concerning bloodletting. Lancet 1891. May 9.
148) Pel, P. R., Die Behandlung der Pneumonie. Verh. des XVIII. Kongresses f. inn. Medizin in Wiesbaden. 1900. S. 66.
149) Pässler, Behandlung der fibrinösen Pneumonie. Münch. med. Wochenschr. 1901. S. 347.
150) Talamon.
151) Villard (Marseille), Behandlung der Pneumonie. XIII. Internat. med. Kongress in Paris 1900.
152) Weber, Sir H., Behandlung der Pneumonie. Practitioner 1900, Febr.

Aderlass bei Kreislaufstörungen.

193) Bäumler, Penzoldt und Stintzing's Handbuch der Therapie. I. Aufl. Bd. III. Abt. 5, Teil 2. S. 96.
153) Benham, Fall von Ponshämorrhagie gebessert durch Aderlass. Lancet 1896. p. 769.
154) Bret, Lyon méd. 1893. No. 36.
155) Campbell, C., Venaesektion bei Apoplexie. Lancet 1898, I. p. 996.
156) Couvreur. Contribution à l'étude de la saignée dans l'asystolie. Thèse de Paris 1894.
157) Dawison, Three cases of aneuryms treated by venaesection. The Lancet. 1899. p. 1240.
158) Ewart, W., Fall von dauernder Hämoptyse durch Venaesektion gebessert. Lancet 1897, II. p. 539.
159) Huchard, Die Bradydiastolie als prognostisches Symptom bei Herzkrankheiten. Internat. klin. Rundschau. 1894. No. 25.
160) Huggard (Davos). Aderlass bei gewissen Formen tuberkulöser Lungenblutungen. British med. journ. 1893. 28. Jan.
161) König, Lehrbuch der speziellen Chirurgie. Bd. I. S. 78.
162) Lafleur, Venaesection in cardial and arterial disease. Med. News 1891, 4. July.
163) Lévy, Aderlass bei akutem Lungenödem. Semaine médicale. 1895. No. 50.
164) Merklen, Retrécissement mitral et grossesse. Semaine médicale 1892, No. 35.
165) Oppenheim, Lehrbuch der Nervenkrankheiten. 1898. 2. Aufl. S. 576.
166) Pavy, H., Einige Indikationen des Aderlasses Birmingham Medical Review. 1900. Dez.

Aderlass bei Kindern.

66) Baginsky, Berl. klin. Wochenschr. 1898. No. 21.
167) Gregor, Ueber die Berechtigung des Aderlasses bei Säuglingen zu therapeutischen Zwecken. Jahrb. f. Kinderheilkunde. 1900. Bd. LII, H. 1.
194) Lissner, Beitrag zur Anwendung des Aderlasses bei Urämie. Der ärztliche Praktiker. 1897. No. 6.
168) Marfan, Traité des maladies de l'enfance 1897. Tom. I. p. 76.

Technik des Aderlasses.

10) Gumprecht, Technik der Therapie. Jena 1898. S. 302.
169) Strauss, H., Zur Technik des Aderlasses etc. Aerztliche Polytechnik 1898. April.
24) Thiele, Blutentziehungen. Leipzig. 1896. Naumann.

Der Aderlass in der Veterinärmedizin.

195) Almy, Bull. de la soc. cent. de méd. vét. 1901. S. 51.
196) Beylot, Der Aderlass beim Typhus des Pferdes. Revue vét. 1890. S. 67.
197) Dickerhoff, Berlin. tierärztlich. Wochenschr. 1897. No. 13. S. 145.
198) Ellenberger, Lehrbuch der allgemeinen Therapie. 1885. S. 587.

199) Gay, Contribuzione allo studio dell' influenza del salasso sulla temperatura animale. Il. med. vet. 1882. p. 60.
200) Hoffmann, Berlin. thierärztl. Wochenschr. 1894. No. 8.
201) Petreikowsky, Arch. f. Veterinärwissensch. 1896. H. 11. S. 522.
202) Strebel, Schweiz. Archiv. f. Tierheilkunde. 1898.
203) Vivieu, Revue vétér. 1901. p. 655.
204) Zschokki, Schwed. Arch. f. Tierheilkunde. Bd. 39. 1897. S. 220.
205) A. Zündel (in Alois Koch) Encyklopädie der gesamten Tierheilkunde I. S. 72. Wien und Leipzig. Moritz Perthes. 1885.

II. Experimentelles und Physiologisches über den Aderlass.

Der Aderlass im Allgemeinen.

34) F. A. Hoffmann, Lehrbuch der Konstitutionskrankheiten. Leipzig. 1893.
206) Jürgensen, Blutentziehungen. Ziemssen's Handbuch der allgemeinen Therapie. I. Bd. 2. u. 3. Teil. S. 163 ff.
207) Laache, Die Anämie. Christiania. 1883.
208) Ders., Die Krankheiten des Blutes. Handbuch der praktischen Medizin von W. Ebstein und J. Schwalbe. Bd. II.
209) Lazarus, Die Anämie. Nothnagel's Handbuch. VIII. Bd. 1. Teil. 2. Heft. Wien. 1900.

Einfluss des Aderlasses auf den Kreislauf.

210) Arloing, Einfluss der Blutentziehungen auf die Zirkulation. Lyon. Journ. 1882. p. 225.
211) L. von Brasol, Arch. f. (Anatomie u.) Physiologie. 1884. S. 211.
212) Buntzen, Om Ernaeringens og Blodtabets. Inflydelse paa Blodet. Kjöbenhavn. Heuberg u. Co. 1879. p. 56.
213) Cohnstein und Zuntz, Pflüger's Archiv. Bd. XLII. 1888. S. 303.
214) F. Dauwe, Contribution à l'étude des soustractions sanguines sur la tension arterielle etc. Annales de la Soc. de méd. de Gand. 1901. Ref. Centralbl. f. Physiol. XV. Bd. p. 264.
215) Dogiel, Ueber einige Folgen der Blutentziehung. Centralbl. f. d. med. Wissensch. 1891. No. 19.
216) Emminghaus, Berichte der mathemat. physikal. Klasse der Kgl. Sächs. Gesellsch. d. Wiss. zu Leipzig, 1873. 26. Juli.
217) Fredericq, Cit. nach Ronnsse.
218) Goltz, Virchow's Arch. Bd. 29. S. 394.
219) Cl. L. Hoche, Des effets primitifs des saignées sur la circulation de la lymphe. Arch. de Physiologie. VIII, 2. p. 496.
220) v. Lesser, Ueber die Anpassung der Gefässe an grosse Blutmengen. Aus dem physiol. Institut zu Leipzig. Ber. üb. die Verh. d. Kgl. Sächs. Ges. d. Wissensch. zu Leipzig; mathem.-phys. Klasse. Bd. XXVI. 1874.
221) Ders., Ueber die Verteilung der roten Blutscheiben im Blutstrom. Dubois-Reymond's Arch. f. Physiologie. 1878.
222) v. Limbeck, Grundriss einer klinischen Pathologie des Blutes. II. Aufl. Jena. S. 213 ff.
223) Mittler, Wien. akadem. Ber. 58. Bd. 2. Abteil.
224) E. von Regeczy, Pflüger's Archiv. Bd. 37. S. 73.
225) J. Ronnsse, Centralbl. f. Physiologie. 1898. No. 12.
226) Tappeiner, Leipziger Berichte. 1872. p. 193.
227) A. Tscherewkow, Einige Versuche über den Einfluss von Blutentziehungen auf den Lymphstrom im Ductus thoracicus. Pflüger's Arch. d. ges. Physiologie. Bd. LXII. S. 304.
228) Volkmann, Hämodynamik. S. 226. (Cit. nach Jürgensen.)
229) Worm-Müller, Die Abhängigkeit des arteriellen Druckes von der Blutmenge. Aus dem physiologischen Institute zu Leipzig. Ber. üb. d. Verh. d. K. Sächs. Ges. d. Wissensch. zu Leipzig. Mathem.-phys. Klasse. Bd. XXV. 1873. S. 573 ff.

Einfluss des Aderlasses auf das Blut im Allgemeinen.

230) Becquerel u. Rodier, Untersuchungen über die Zusammensetzung des Blutes. Uebersetzt von Eisenmann. Erlangen. Enke. 1845. S. 39 ff.

231) Biernacki, Zeitschr. f. klin. Med. Bd. 24. S. 460.
232) Botazzi, Sul metabolismo dei corpuscoli rossi del sangue. Lo Sperimentale. 1895. No. 13.
233) Brücke, Virchow's Archiv. Bd. 29. S. 394.
212) Buntzen, s. oben.
234) Colson, Arch. de biologie. Tom. 10. p. 131.
235) J. Davy, cit. nach v. Limbeck.
236) Dawson, Effects of haemorraghe and intravenous infusion in dogs. Americ. Journ. of Physiology. IV. S. 1. Ref. Centralbl. f. Physiol. Bd. XIV. p. 378.
237) Dunin, Ueber anämische Zustände. 1895. Leipzig. Volkmann's Vorträge. N. F. 135.
238) Ehrlich, Berlin. klin. Wochenschr. 1880. No. 28.
216) Emminghaus, s. oben.
239) Erb, Virchow's Archiv. Bd. 34. S. 138.
240) Fanò und Botazzi, Archives italiennes de Biologie. 26. 1896. p. 45.
241) Finkler, Ueber den Einfluss der Strömungsgeschwindigkeit des Blutes auf die tierische Verbrennung. Diss. Bonn. 1875.
242) E. Grawitz, Klinische Pathologie des Blutes. Berlin. 1896.
243) Ders., Untersuchungen über den Einfluss ungenügender Ernährung auf die Zusammensetzung des menschlichen Blutes. Berlin. klin. Wochenschr. 1895. No. 48.
244) Gürber, Sitzungsber. d. physikal. medizin. Gesellsch. zu Würzburg. 1892. 7. Mai.
245) Hamburger, Centralbl. f. Physiologie. IX. Bd. No. 6.
246) Hammerschlag, Ueber Hydrämie. Zeitschr. f. klin. Med. 1892. Bd. 21.
247) Ders., Ueber das Verhalten des spezif. Gewichtes des Blutes in Krankheiten. Centralbl. f. klin. Med. 1891. No. 44.
248) Hayem, Archives de physiologie normale et pathol. 1878. p. 692. 1879. p. 201 u. 577.
249) Ders., Leçons sur les modifications du sang. Paris. 1882.
250) Ders., Du sang et de ses altérations anatomiques. Paris. 1882.
251) Heidenhain, Pflüger's Archiv. Bd. 49.
252) M. Herz, Blutkrankheiten. Virchow's Archiv. Bd. 133.
34) F. A. Hoffmann, s. oben.
253) Hühnerfauth, Einige Versuche über traumatische Anämie. Virchow's Archiv. Bd. 76. 1879.
254) v. Jaksch, Ueber die Zusammensetzung des Blutes gesunder und kranker Menschen. Zeitschr. f. klin. Med. 1893. Bd. 23.
255) Ders., Ueber den Stickstoffgehalt der roten Blutzellen des gesunden und kranken Menschen. Zeitschr. f. klin. Med. 1894. Bd. 24.
206) Jürgensen, s. oben.
256) Koeppe, Blutbefunde nach Aderlass. München. med. Wochenschr. 1895. No. 39.
247) Kronecker und Marti, Come agiscono gli eccitamenti cutanei chimici e luminosi sulla formazione dei globuli rossi del sangue. Atti academ. Lincei VI, 9. p. 315 u.
258) Dies., Archives italiennes de biologie. Bd. 27, 3. p. 333.
207) Laache, s. oben.
209) Lazarus, s. oben.
220) v. Lesser, s. oben.
222) v. Limbeck, s. oben.
259) Lyon, Blutkörperchenzählungen bei traumatischer Anämie. Virchow's Arch. Bd. 84. S. 207.
260) Manasseïn, Ueber die Dimensionen der roten Blutkörperchen unter verschiedenen Einflüssen. Tübingen. 1872. S. 40 ff. und die Tabelle XII. S. 55.
261) Malassez, Gazette médicale de Paris. 1878. No. 3. Ref. Hoffmann-Schwalbe's Jahresber. 1878. S. 34.
262) Maydl, Wien. med. Jahrbücher. 1887.
263) Nasse, Das Blut. Bonn. Habicht. 1836.
264) Ders., Pflüger's Arch. Bd. XX. 1879. S. 534.
265) v. Noorden, Untersuchungen über schwere Anämieen. Charité-Annalen. XVI. 224. 1891.
266) Panum, Experim. Unters. über die Veränd. d. Mengenverältn. d. Blutes etc. Virchow's Arch. Bd. 29. 1864. S. 241.
267) Rieder, Beiträge zur Kenntnis der Leukocytose. Leipzig. 1892.
268) Runeberg, Arch. f. klin. Med. Bd. 34 u. 35.

269) C. Schmidt, Charakteristik der epidemischen Cholera. Leipzig 1850.
270) Tschudnowski, Botkin's Arch. Bd. I u. II cit. nach Rosenqvist.
271) Vierordt, Archiv der physiolog. Heilkunde. Bd. 13. 1854.
272) Viola und Jona, Recherches enpérimentales sur quelques altérations du sang après la saignée. Arch. ital. de biologie. Bd. 24. 2. p. 220.
273) Welcker, cit. nach Worm-Müller.
274) Zenoni, Ueber das Auftreten kernhaltiger roter Blutkörperchen im circul. Blute. Virchow's Archiv. Bd. 139.
275) Zigelroth, Einfluss des Aderlasses auf das spezif. Gew. d. Blutes. Virchow's Arch. Bd. 141. S. 395.

Der Aderlass und die physikalisch-chemische Beschaffenheit des Blutes.

276) Askanazy, Ueber den Wassergehalt des Blutes und Blutserums bei Kreislaufstörungen, Nephritiden etc. D. Arch. f. klin. Med. Bd. 59. S. 385.
277) A. Bickel, Einfluss der Nierenausschaltung auf die elektrische Leitfähigkeit des Blutes. XX. Kongress f. innere Medizin. 1902. S. 465. ff.
278) Ders., Zeitschr. f. klin. Med. Bd. 47. 1902.
279) Ders., D. med. Wochenschr. 1902. No. 28.
231) Biernacki, s. oben.
211) v. Brasol, Archiv f. (Anatomie und) Physiologie. 1884. S. 211.
280) Brunner, Ueber Wasser- und Alkaligehalt des Blutes bei Nephritis und Urämie. Centralbl. f. inn. Med. 1898. No. 18.
281) Bousquet, cit. nach H. Strauss.
282) Bugarski und Tangl, Arch. f. d. ges. Physiologie. Bd. LXXII. S. 531—565.
283) Burton Opitz, Pflüger's Arch. 1900.
284) Ceconi und Micheli, Riforma medica. Bd. 17. No. 191—193. 1901.
285) Christison, cit nach Lindemann.
286) Dreser, Arch. f. exp. Path. u. Pharm. Bd. 29. 1902,
287) Ellinger, Die Bildung der Lymphe. Asher und Spiro. Ergebnisse der Physiologie. Wiesbaden 1902.
288) Fr. Engelmann, Münchn. med. Wochenschr. 1903. No. 41.
289) Ders., Mitteilungen aus den Grenzgebieten d. Med. u. Chir. Oktober 1903.
290) Hamburger, Osmotischer Druck und Jonenlehre in den medizinischen Wissenschaften. Wiesbaden 1902. Bd. I.
291) Ders., Arch. f. Anatom. u. Physiol. Supplem. Band I. 1893. S. 157.
292) Ders., Centralbl. f. Phys. IX. Bd. No. 6.
246) Hammerschlag, Ueber Hydrämie. Zeitschr. f. klin. Med. 1892. Bd. 21.
247) Ders., Centralbl. f. inn. Med. 1891. No. 44.
254) v. Jaksch, Zeitschr. f. klin. Med. 1893. Bd. 23.
255) Ders., Zeitschr. f. klin. Med. 1894. Bd. 24.
293) Kossler, Centralbl. f. inn. Med. 1897.
294) Klikowicz, Dubois Archiv. 1886. S. 518.
295) A. v. Korányi, Zeitschr. klin. Med. Bd. 33 u. 34.
296) Ders., Berlin. klin. Wochenschr. 1899. No. 5 und 36.
297) Ders., D. Arch. f. klin. Med. Bd. 65.
298) Koeppe, Physikalische Chemie in der Medizin. Wien 1900. Alfred Hölder. S. 85.
299) Krönig, Münchn. med. Wochenschr. 1901.
300) Kövesi u. Róth-Schulz, Berlin. klin. Wochenschr. 1900. No. 15.
301) v. Koziczkowski, Zeitschr. f. klin. Med. Bd. 51.
302) Hirsch u. Beck, Studien zur Lehre der Viskosität d. menschl. Blutes. D. Arch. f. klin. Med. Bd. 72. S. 560.
303) v. Hösslin's Exp. Untersuch. über Blutveränd. nach Aderlass. D. klin. Med. Bd. 74. S. 577.
304) Kümmell, Arch. f. klin. Chirurgie. Bd. 29.
305) Ders., Münchn. med. Wochenschr. 1900.
306) Ders., Chirurgenkongress 1903.
307) A. Landau, D. Arch. f. klin. Med. Bd. 78.
308) Lindemann, D. Arch. f. klin. Med. Bd. 65.
309) Münzer, Arch. f. exp. Path. u. Pharm. 41. S. 74.
310) Novi, Lo sperimentale 1887.
311) Pace, Dell' obiettto e dei limiti della crioscopia clinica. Napoli 1903.
312) Richter, Berlin. klin. Wochenschr. 1900. No. 7.
313) Ders., Charité-Annalen. Bd. 27. 1903.

314) Richter u. Róth, Berlin. klin. Wochenschr. 1899. No. 30.
315) Rumpel, Münchn. med. Wochenschr. 1901.
316) Runeberg, Arch. f. klin. Med. Bd. 34 u. 35.
317) Adolph Schmidt, Lehrbuch d. allgem. Pathol. und Therapie innerer Krankheiten. Berlin 1903.
318) H. Senator, Berlin. klin. Wochenschr. 1899. No. 31.
319) Ders., Berlin. klin. Wochenschr. 1903. S. 469.
320) Ders., Die Erkrankung der Nieren. II. Aufl. 1902. Wien, Hölder.
321) M. Senator, D. med. Wochenschr. 1900. No. 3.
322) Starling, Journ. of physiol. Bd. 14. 1893. S. 131.
323) Ders., Ebenda. Bd. 16. 1894. S. 224.
324) Ders., Ebenda. Bd. 17. 1894. S. 30.
325) Ders., Ebenda. Bd. 19. 1896. S. 312.
326) Stintzing u. Gumprecht, D. Arch. f. klin. Med. 1894. Bd. 8.
327) H. Strauss, Verh. des 18. Kongresses f. inn. Med. zu Wiesbaden. 1900.
328) Ders., Die chron. Nierenentzündungen und ihre Einwirkung auf die Blutflüssigkeit. Berlin. Hirschwald. 1902.
329) Schreiber und Hagenberg, Zur Lehre vom Aderlass. Centralbl. f. Stoffwechsel- und Verdauungskrankheiten. 1901. No. 11.
330) Strauss, H., Zeitschr. f. klin. Med. Bd. 47.
187) Ders., Berlin. klin. Wochenschr. 1902. No. 23.
331) Ders., Berlin. klin. Wochenschr. 1903. No. 12.
332) Ders., Therapie der Gegenwart. Oktober 1902 und Mai und Oktober 1903.
188) Ders., Bedeutung der Kryoskopie etc. Berlin 1904. Leonhard Simion.
333) Strubell, A., Wien. klin. Wochenschr. 1901. No. 29.
334) Ders., Verh. d. 18. Kongresses f. inn. Med. Wiesbaden 1900.
335) Ders., D. Arch. f. klin. Med. Bd. 69. S. 521 ff.
336) Ders., München. med. Wochenschr. 1902. No. 15.
272) Viola u. Yona, Recherches expériment. sur quelques altérations du sang après la saignée. Arch. ital. de Biolog. Bd. 29. 2. p. 220.
338) Winter, Archives de physiologie. 1896. p. 114.
447) Szilli, Berlin. klin. Wochenschr. 1900. No. 43.
448) Schücking, Verh. d. Kongr. f. inn. Med. (XIX.) 1901.
449) Wernitz, Therap. Monatsh. 1903. H. 1.
450) Róth, Engelmann's Arch. f. Phys. 1899. S. 416.

Einfluss des Aderlasses auf die roten Blutkörperchen.

339) Andral, Pathol. Hämatologie. Leipzig 1844.
340) Antokonenko, Arch. d. sciences biologiques. 1893. p. 517.
341) Béhier, cit. nach Laache.
342) Birch-Hirschfeld, Ueber schwere anämische Zustände. 11. Kongr. f. inn. Med. zu Leipzig. 1892.
343) Bleibtreu, M. u. L., Pflüger's Archiv. Bd. 51. 1892. S. 151.
212) Buntzen, s. oben.
213) Cohnstein u. Zuntz, s. oben.
237) Dunin, s. oben.
337) Ehrlich, 11. Kongr. f. inn. Med. 1892. Korreferat.
344) Engelsen, Undersögelser over Blodlegernerms Antal, Haemoglobinmaengde og Störrelse. Kjöbenhavn 1884.
241) Finkler, Ueber den Einfluss der Strömungsgeschwindigkeit des Blutes auf die tierische Verbrennung. Diss. Bonn 1875.
346) Gabritschewski, Klinisch hämatologische Notizen. Arch. f. exp. Path. u. Pharm. 1891. Bd. 26.
244) Gürber, Sitzungsber. d. phys.-medic. Gesellsch. zu Würzburg. 1892. 7. Mai.
290—292) Hamburger, s. oben.
252) Herz, s. oben.
248—250) Hayem, s. oben.
34) Hoffmann, F. A., s. oben.
253) Hühnerfauth, s. oben.
256) Koeppe, s. oben.
345) Krüger, Zeitschr. f. Biologie. N. F. Bd. 8. 1890.
207) Laache, s. oben.
209) Lazarus, s. oben.

347) Litten, s. oben.
259) Lyon, s. oben.
260) Manasseïn, s. oben.
263) Nasse, Das Blut. Bonn 1836. Habicht.
348) Neumann, E., Ueber Blutgeneration und Blutbildung. Zeitschr. f. klin. Med. Bd. III. 1881.
265) v. Noorden, s. oben.
349) Oppenheimer, D. med. Wochenschr. 1889. No. 42.
350) Otto, Jac. G., Untersuchungen über die Blutkörperchenzahl und den Hämoglobingehalt des Blutes. Pflüger's Arch. Bd. 36. 1885. S. 57.
351) Prévost u. Dumas, cit. nach v. Limbeck.
352) Reinert, Die Zählung d. rot. Blutkörp. Preisschr. Tübingen 1891.
267) Rieder, s. oben.
353) Remak, R., Diagnostische und pathogenetische Untersuchungen. Berlin 1895. S. 100 u. ff.
354) Röhmann und Mühsam, Pflüger's Arch. Bd. 46. 1890. S. 383.
355) Schnürer, Centralbl. f. allgem. Path. X. 8./9. H. S. 322.
356) Schaumann und Rosenqvist, Zeitschr. f. klin. Med. Bd. 35.
357) Thackrah,
271) Vierordt, s. oben.
358) Wendelstadt und Bleibtreu, Zeitschr. f. klin. Med. Bd. 25. 1893. S. 204.
274) Zenoni, s. oben.
359) Zimmermann, cit. nach v. Limbeck.
360) von Willebrand, E. A., Blutveränderungen nach Aderlässen. Helsingfors 1899.

Regeneration des Blutes nach Blutentziehungen.

361) Bierfreund, Arch. f. klin. Chirurgie. 1891. Bd. 41.
212) Buntzen, s. oben.
362) Eger, Ueber die Regeneration des Blutes und seiner Komponenten nach Blutverlusten und die Einwirkung des Eisens auf diese Processe. Zeitschr. f. klin. Med. Bd. 32. 3./4. S. 335.
363) Foà und Salvioli, Origine dei globuli rossi del sangue. Ref. in Hoffmann's-Schwalbe's Jahresber. 1879. S. 49.
364) Gräber, Diskussion zu Hösslins. Vortrag.
365) v. Hösslin, Ueber die Zeit, die zum Wiederersatze des Blutes nach Blutungen nötig ist. München. med. Wochenschr. 1889. S. 815.
366) Ders., Vortr. i. d. Gesellsch. f. Morph. u. Phys. in München. 30. 7. 1889.
206) Jürgensen, s. oben.
257) Kronecker u. Marli, Arch. ital. de Biolog. Bd. 27. 3. p. 333.
367) Kunkel, Blutbildung aus anorgan. Eisen. Pflüger's Arch. Bd. 61. S. 595.
207) Laache, s. oben.
368) Litten u. Orth, Ueber Veränderungen des Marks der Röhrenknochen unter verschiedenen pathologischen Verhältnissen. Berlin. klin. Wochenschr. 1897. 17. Dec. S. 743 ff.
348) Neumann, E., Zeitschr. f. klin. Med. Bd. III. 1881. S. 411 ff.
350) Otto, s. oben.
266) Panum, Virchow's Arch. Bd. 29. 1864. S. 241.
369) Pouchet, Revue scientifique. 1879. No. 12.
370) Rindfleisch, Ueber Knochenmark und Blutneubildung. Arch. f. mikr. Anatomie. Bd. 27. S. 42.
371) Schiff, Zeitschr. f. Heilkunde. 1890. Bd. XI. S. 17 ff.
372) Salomonsen u. Tschadsen: Sur la réproduction de la substance antitoxique après de fortes saignées. Ann. de l'institut Pasteur. XII, 11. p. 763.

Einfluss der Therapie, bes. des Eisens auf die Regeneration des Blutes nach Blutentziehungen.

373) Bunge, XIII. Kongress f. inn. Med. 1895.
374) Coppola,
362) Eger, Zeitschr. f. klin. Med. Bd. 32.
337) Ehrlich, XI. Kongress f. inn. Med. 1892.
375) Ders., Charité-Annalen. Bd. 13.
376) Gaule, D. med. Wochenschr. 1896. No. 19 u. 24.
377) Gottlieb, Zeitschr. f. physiol. Chemie.

378) Häusermann, Zeitschr. f. phys. Chemie. 1897. Bd. 23.
379) W. S. Hall,
380) Hamburger, Zeitschr. f. physikal. Chemie. 1878. Bd. 2. 1880. Bd. 4.
381) Hochhaus u. Quincke, Arch. f. exp. Path. 1896. Bd. 37.
382) Hofmann, Virchow's Arch. 1898. Bd. 151.
365) v. Hösslin, München. med. Wochenschr. 1889.
383) Kobert, Arch. f. exp. Path. Bd. 16. 1883.
367) Kunkel, Blutbildung aus anorganischem Eisen. Pflüger's Arch. 1895. Bd. 61.
384) Ders., Pflüger's Arch. Bd. 50.
385) Ders., Würzb. Sitzungsber. 1897, 5. S. 66.
386) Lewin, Ueber Eisentherapie. Zeitschr. f. klin. Med. Bd. 24.
387) Macallum, Journ. of Phys. 1894. Bd. 16.
388) v. Noorden, Charité-Annalen. 1892. Bd. 17.
389) Marfori, Arch. f. exp. Path. Bd. 29.
390) Quincke, Volkmann's Vorträge. N. F. 129.
391) Schmiedeberg, Centralbl. f. klin. Med. 1893. No. 45.
392) Woltering, Zeitschr. f. phys. Chemie. Bd. 21. 1895.
393) Zaleski, Arch. f. exp. Path. Bd. 23. 1887.

Einfluss der Blutentziehungen auf das Knochenmark.

394) Bizzozero und Salvioli, Med. Centralbl. 1879. No. 16.
337 u. 375) Ehrlich, s. oben.
239) Erb, s. oben.
395) Funke, Handbuch der Physiologie. 3. Aufl. S. 157.
248) Hayem, s. oben.
396) Kölliker, Zeitschr. f. rat. Med. 1846. S. 112.
397) Ders., Würzburger Verh. VII. 1857. S. 174.
398) Ders.. Handbuch der Gewebelehre. 1867.
399) Th. Korn, Med. Centralbl. 1880. No. 40.
400) Ders., Diss. inaug. Königsberg. 1881.
222) v. Limbeck, Klin. Path. d. Blutes. Jena. 1896. 2. Aufl.
368) Litten u. Orth, Berlin. klin. Wochenschr. 1877. S. 743 ff.
261) Malassez, Gazette méd. de Paris. 1878. No. 3.
369) Pouchet, Revue scientifique, 1879. No. 12.
401) Ranvier, Archives de physiol. norm. et path. 1874. p. 429.
402) Rindfleisch, Arch. f. mikr. Anat. Bd. XVII. S 42.
407) Roger et Josué, Des modifications histologiques et chimiques de la moëlle osseuse etc. Comptes rendus de la soc. de Biol. 1899. No. 11.
403) Rollet, Hermann's Handbuch d. Physiol. Bd. XIV. T. 1.
404) Schaefer, cit. nach Neumann.
405) Schmidt-Semmer, cit. nach v. Limbeck.
406) E. H. Weber, cit. nach Neumann.

Einfluss der Blutentziehungen auf die Leukocyten.

112) Buntzen, s. oben.
337) u. 335. Ehrlich, s. oben.
239) Erb, s. oben.
382) Hofmann, Inaugural-Diss. Dorpat. 1882.
253) Hühnerfauth, s. oben.
257) Kronecker.
209) Lazarus, s. oben.
221) v. Lesser, s. oben.
261) Malassez, s. oben.
408) Moleschott, cit. nach Neumann.
264) Nasse, s. oben.
267) Rieder, Beiträge zur Kenntnis der Leukocyten. Leipzig. 1892.
409) Samuel, Blutanomalieen. Eulenburg's Realencyklopädie. 3. Aufl. Bd. III.
410) Samson-Himmelstjerna, Inaug.-Diss. Dorpat 1882.
271) Vierordt, s. oben.
411) Virchow, cit. nach Rieder.
360) E. A. v. Willebrand, Zur Kenntnis der Blutveränderung nach Aderlässen. Helsingfors. 1899.

Einfluss der Blutentziehungen auf den Stoffwechsel.

412) Ascoli u. Draghi, Einwirkung des Adrlasses auf die Ausscheidung des Stickstoffes im Harn. Vortr. auf dem 10. Kongresse des ital. Vereins f. innere Med. 25.—28. Oktober 1899 in Rom. Ref. Berliner klin. Wochenschr. 1899. S. 1066.
416) Bauer, Ueber die Zersetzungsvorgänge im Tierkörper unter dem Einflusse der Blutentziehungen. Habilitationsschr. München 1872.
417) Ders., Zeitschr. f. Biologie. Bd. 8. S. 567 ff.
413) Cl. Bernard, Leçons sur le diabète. Paris. 1877.
414) A. Fränkel, Virchow's Archiv. Bd. 67. 1876.
415) Ders., Diskussion mit Eichhorst. Ebendaselbst. Bd. 70, 71, 74.
244) Gürber, Würzburger Sitzungsber. 1892.
206) Jürgensen, Blutentziehungen.
418) Kolisch, Wien. klin. Wochenschr. 1897. No. 26.
419) Kraus und Chvostek, Zeitschr. f. klin. Med. Bd. 22.
420) v. Mering, Dubois Arch. 1878. R. 379.
388) v. Noorden, Charité-Annalen. Bd. 16. 224. 1891.
421) Popiel, Ueber den Einfluss der Aderlässe auf die ausgeschiedene Stickstoff- und Phosphatmenge beim Kaninchen. Kronika lekarska. 1893. No. 11.
422) Ulrich Rose, Der Blutzuckergehalt des Kaninchens, seine Erhöhung durch Aderlass etc. Arch. f. exper. Path. 50. Bd. 1903. H. $^1/_2$. S. 20 ff.
423) F. Schenk, Pflüger's Arch. Bd. 57. 1894. S. 553.
424) Timbry u. Gürber, Ueber den Einfluss von Blutentziehung und Transfusion auf den respiratorischen Stoffwechsel. Journ. of Physiol. Bd. 15. 1894. S. 449.
425) Dies., Münchn. med. Wochenschr. 1892. No. 34.
426) Lewandowsky, Engelmann's Arch. f. Physiol. 1901. 365.

Literatur des dritten, experimentellen Teiles.

427) Abegg, De capacitate art. et ven. pulm. Diss. inaug. Vratislav. 1848.
428) Adamkiewicz, cit. nach v. Basch.
429) v. Basch, Allgemeine Physiologie und Pathologie des Kreislaufes. Wien 1892. Hölder.
430) Ders., Klinische und experimentelle Studien aus dem Laboratorium. Berlin. 1891—1896. Hirschwald.
431) Donders, cit. nach v. Basch.
432) Grossmann, Klinische und experimentelle Studien aus dem Laboratorium von Professor v. Basch. Berlin. 1891—1896. Hirschwald.
433) Gscheidlen, Arch. f. Phys. Bd. 7. 1870. S. 530.
434) Jacobson, cit. nach v. Basch.
435) Lichtheim, Die Störungen des Lungenkreislaufes. Berlin 1876. Hirschwald.
436) G. Menicanti, Zeitschr. f. Biologie. Bd. 30. S. 439.
437) Openchowski (und Wagner), Pflüger's Arch. Bd. 27.
438) Pässler, München. med. Wochenschr. 1902.
439) Specht, De la repartition du sang circulant dans l'économie. Thèse Bruxelles. 1888.
440) Stejskal, Unters. über d. Einfluss wechs. Blutfüllung auf die Elastizität d. Lunge. Pflüger's Arch. Bd. 92.
441) Strubell, Verh. des 20. Kongresses f. inn. Med. in Wiesbaden. 1902.
442) Tigerstedt und Landergreen, Skandin. Arch. f. Phys. 1893. Bd. 4.
443) Walter, Dubois-Reymond's Arch. f. Phys. 1878.
229) Worm-Müller, oben cit.

IV. Teil.

Zusammenfassung.

Nachdem ich in den ersten beiden Teilen mehr dem Charakter eines Sammelreferates entsprechend, aus dem heraus diese Arbeit sich entwickelt hat, zum Teil in enger Anlehnung an die zitierten Autoren, einen umfassenden Ueberblick von der gesamten Literatur über den Aderlass gegeben habe (der III. Teil mit meinen eigenen Experimenten behandelt ja nur ein engbegrenztes Teilgebiet unserer Frage), erscheint es mir, wenn anders diese Studie den Namen einer monographischen für sich in Anspruch zu nehmen berechtigt sein soll, zweckmässig, all das, was ich nicht absichtslos in scheinbar bunter, obwohl sorgsam historisch, oder dem Sinne nach geordneter Reihenfolge an widersprechenden Meinungen und oft auch von im Widerspruche miteinander stehenden Tatsachen vorgebracht habe, aneinanderzufügen, in organischer Weise zu verbinden und so auf Grund des von mir aufgespeicherten Materiales mehr mit eigenem Pinsel ein Bild von dem Werte und der Bedeutung des Aderlasses als therapeutischer Methode zu entwerfen.

Es ist vielleicht gut, zuerst den Einfluss zu schildern, den ein Aderlass auf den Organismus eines gesunden erwachsenen Menschen ausübt. Ich selbst und einige mit mir befreundete Kollegen haben als Assistenten zu therapeutischen und experimentellen Zwecken oft genug kräftigen Individuen, die zum nicht geringen Teil selbst Aerzte waren, zur Ader gelassen, sodass ich aus eigener Erfahrung über die hierbei auftretenden Erscheinungen aussagen kann. Nach unserer Aller Erfahrung kann ich durchaus das bestätigen, was die enragierten Aderlassmänner, wie Dyes, Schubert und die Anderen, über die angenehmen subjektiven Empfindungen nach einer Blutentleerung erzählen. Das überwiegende Gefühl ist das einer angenehmen Schwäche, auch mit dem tiefen Schlaf und dem Schweissausbruch, von dem berichtet wird, hat es seine Richtigkeit. Einer meiner Kollegen, ein herkulisch gebauter junger Arzt, machte bei sich, da er für quantitative Untersuchungen viel Blut brauchte, des öfteren Entziehungen: das eine Mal sogar eine von 800 ccm, ohne dass er unangenehme, subjektive Folgen davon gespürt hätte. Er konnte sogar seinen klinischen Dienst vollkommen versehen. Nur eine neue Beobachtung machte er an sich: nach einem Aderlass, den er ad hoc bei sich machte, war er, der kraftstrotzende Mann, auf zwei Tage vollkommen impotent. Dieses Experiment, von einem Arzte an sich selbst gemacht, wirft ein sehr interessantes Schlaglicht auf die von mir am Anfang dieses Buches referierte und auch sonst sattsam bekannte Tatsache von der im Mittelalter in den Klöstern periodisch erfolgenden Anwendung der Venaesektion. Es scheint, dass die Monaci diese Wirkung auch gekannt und auf solche Weise sich die Askese erleichtert haben. Dieses Verfahren mit methodischer Unterernährung kombiniert, jahrelang bei solchen Individuen angewendet, ist anscheinend sehr wohl geeignet, die obligate Abtötung des Fleisches in wirksamster Weise anzubahnen.

Diese von mir geschilderten Erscheinungen sind natürlich bei geringeren Blutentziehungen von 100—200 g geringer und gehen event. bei geeigneter Ernährung sehr schnell vorüber.

Gehen wir nun von den mehr subjektiven zu den objektiven Folgen der Blutentziehung über.

1. Einfluss auf den Kreislauf und seine Störungen: Entsprechend dem herausgeflossenen Blutquantum ist oft ein Nachlassen der Gefässspannung zu verzeichnen, welches jedoch bei medizinalen Ent-

leerungen nur gering zu sein braucht, weil sich 1. die Gefässe in ihrer Weite dem verminderten Inhalte rasch anpassen, 2. weil das verloren gegangene Quantum Blut sehr bald durch einen Saftstrom aus den Geweben durch Resorptionsvorgänge ersetzt wird. Ohne auf die von mir im II. Teile ausführlich referierte Kontroverse zwischen den Schülern Karl Ludwigs einerseits und Regeczy, den ich ausgiebig zitiere, andererseits (in von Limbecks Darstellung befriedigend geschlichtet) nochmals eingehen zu wollen, glaube ich mich den Autoren von Limbeck und Cohnstein und Zuntz anschliessen zu sollen, welche aus den gewonnenen experimentellen Resultaten den Schluss ziehen, dass diese relative Konstanz des Blutdruckes auf die beiden von mir oben erwähnten Komponenten, auf die Tätigkeit der Vasomotoren und auf das Nachströmen von Gewebsflüssigkeit zurückzuführen ist (siehe Seite 83 dieser Monographie). Während aber die vasomotorische Kontraktion und elastische Retraktion der Körpergefässe ziemlich rasch, das Nachströmen von Flüssigkeit aus den Geweben unter normalen Verhältnissen beträchtlich langsamer geschieht, ist noch eine unmittelbare Wirkung der Aderlässe auf den Kreislauf zu registrieren, nämlich die von mir im Experiment gezeigte (III. Teil dieses Buches) Erleichterung des linken Vorhofes und der rückläufigen Gefässe, sowie des Lungengewebes bezw. der Lungengefässe. Diese Wirkung ist momentan. Die Lungengefässe kollabieren sofort, ihrem geringeren Inhalt entsprechend auch ohne vasomotorischen Reiz und die Atmungsexkursionen werden grösser.

Diese, aus der Konstriktion der Körperarterien, dem Nachfliessen von Gewebssaft und von Lungenblut resultierende relative Konstanz des Arteriendruckes ist aber noch von zwei Faktoren abhängig, erstens von einem gewissen Wasserreichtum der Gewebe und zweitens davon, dass die Gefässe auch wirklich vasomotorisch reagieren können. Bezüglich des letzteren Punktes hat mein Freund C. von Stejskal mir freundlichst einige Beobachtungen überlassen, die er an Arteriosklerotikern gemacht hat und die ich mit seiner Erlaubnis hier beifüge. Stejskal entleerte bei einigen Arteriosklerotikern, die einen Blutdruck (gemessen mit dem Sphygmomanometer von Basch) von 170—190 mm Hg hatten, geringe Quantitäten Blut (etwa 200 ccm) und sah eine Erniedrigung des Arteriendruckes auf 140 mm, die acht Tage lang anhielt. Ich halte diese Tatsache für höchst bedeutungsvoll! Ich will nicht diskutieren, inwieweit durch die Verkalkung der kleinen Gefässe die Diffusion durch die Wand derselben beeinträchtigt wird, obwohl dies eine Möglichkeit ist, die wir sehr wohl ins Auge fassen müssen, jedenfalls aber ist es klar, dass die aktive und passive Kontraktion der kleinen Arterien durch die Angiosklerose sehr beträchtlich gehindert sein muss. Wenn also die eine Komponente, die aktive Verengerung des Strombettes, wenn nicht ganz, so doch teilweise aufgehoben ist, dann ist es wohl begreiflich, dass schon geringere Entleerungen aus dem Gefässsystem eine wohltätige und länger andauernde Abnahme der Spannung herbeizuführen im Stande sind. Andererseits lehrt diese Erfahrung, dass man mit der Dosierung der

Blutmenge sehr vorsichtig sein muss, damit der Blutdruck nicht zu sehr sinkt. Diese Abnahme der Spannung ist auch dann zu erhoffen, wenn infolge vermehrten Druckes bereits eine Ruptur der brüchig gewordenen Gefässe, etwa eine Apoplexia cerebri eingetreten ist. Es ist vollkommen einleuchtend, dass auch dann, wenn bereits ein geringer Bluterguss ins Gehirn erfolgt ist, ein Aderlass noch günstige Resultate (Herabsetzung des Blutdruckes im Allgemeinen, des Hirndruckes im Speziellen) erzielen kann und ich stimme mit Maragliano (siehe Seite 61) vollkommen überein, dass die Bedenken, die gegen die Anwendung des Aderlasses in solchen Fällen bei kräftigen Individuen vorgebracht wurden, nicht stichhaltig sind. Ich erinnere auch an die von Macdougall (Seite 3) ingravescent apoplexy genannte Form, bei der infolge fortgesetzten Blutergusses eine allmähliche Steigerung der Hirndrucksymptome auftritt und wo nach der Erfahrung dieses Autors der Aderlass besonders gute Dienste tut.

Welchen Effekt der Aderlass bei den Erkrankungen des Herzens selbst und den im Gefolge derselben auftretenden Stauungen hat, lässt sich aus dem vorgebrachten Material leicht absehen: ich fasse wieder die bei momentaner Herzschwäche auftretenden Kongestionszustände der Lunge ins Auge. Hier ist es nach meinen im III. Theile dieses Buches aufgeführten Versuchen klar, dass die Zustände der Lungenschwellung und Starrheit durch medizinale Blutentziehungen eine momentane Verminderung erfahren, die bei geeigneten Fällen, in denen der Herzmuskel noch kräftig genug ist, ein Flottmachen des ganzen Kreislaufs zur Folge haben kann. In diesem Sinne sind auch die Angaben klinischer Autoren zu verwerten, dass nach dem Aderlass die Wirkung der Digitalis eine bessere wird (Eloy, S. 4) und dass derselbe (Ogle, Wilson, S. 6) ein Unterstützungsmittel der Diuretika und Drastika ist. Aus meinen Versuchen erhellt, ein wie weites Blutreservoir in pathologischen Fällen die Lunge werden kann und wie schon kleine Blutentziehungen imstande sind, der Lunge einen in geometrischer Progression mit der Menge des entleerten Blutes wachsenden Grad von Elastizität zurückzugeben.

Der Zwiespalt der Meinungen der Kliniker, die den glänzenden Erfolg der Aderlässe bei Kreislaufstörungen gewissenhaft, zum Teil enthusiastisch registrierten, und der Physiologen, die eine einschneidende Wirkung geringer medizinaler Blutentziehungen auf den Kreislauf leugneten, erscheint somit durch meine Untersuchungen geschlichtet: beide Teile haben Recht: der Blutdruck sinkt in der Tat durch geringe Blutentziehungen wenig oder gar nicht, aber der Einfluss auf den kleinen Kreislauf ist um so eklatanter. Erst die Arbeiten von Baschs und seiner Schüler haben das Augenmerk der Experimentatoren genügend auf die Zustände des Lungenkreislaufs gelenkt, denen die Kliniker von ihrem Standpunkte aus trotz der viel oberflächlicheren Beobachtung am Krankenbett längst eine weitergehende Aufmerksamkeit geschenkt hatten. Es steht zu erwarten, dass nun, wo die Wirkung des Aderlasses bei Stauungen in der Lunge eine befriedigende theoretische Erklärung gefunden hat, auch seine praktische Anwendung mehr Anhänger zählen wird. Einer Einwendung muss ich freilich noch begegnen, nämlich der, dass meine Resultate durch kurz aufeinander folgende Eingriffe am Tier gewonnen worden sind und dass dieselben keineswegs beweisen, dass diese günstige Wirkung auch bei einem länger dauernden Krankheitsprozesse anhält. Denen, die solche Bedenken tragen, halte ich entgegen, dass diese Versuche zunächst nur die momentane Wirkung der Blutentziehungen illustrieren sollen, die selbstredend anhalten kann, nicht muss. Dass sie anhalten kann, das brauchte ich nicht erst zu beweisen, denn das ist dem Leser ja aus der klinischen Literatur bereits sattsam bekannt. Es handelte sich für mich nicht darum, zu beweisen, dass ein scheinbar geringfügiger Aderlass solche hervorragende Wirkungen (z. B. bei beginnendem Lungenödem bei Pneumonie) erzielen kann, denn das wusste man vordem, sondern zu zeigen, wie und warum sie zustande kommen. Ob dieser gewünschte Effekt im einzelnen Krankheitsfalle anhält oder nicht, das hängt von so vielen Dingen, vom Zustande des Herzmuskels, von der Ausdehnung etwaiger Lungenaffektionen, von dem Grade der bereits bestehenden Kohlensäureintoxikation des Nervensystems, von der individuellen Widerstandsfähigkeit des Patienten, kurz von allen möglichen Faktoren ab, die der Arzt eben sorgfältig abzuwägen und einzuschätzen hat. Darin besteht ja gerade in diesen Fällen, wie ich auch schon in dem Kapitel über Pneumonie ausgeführt habe, seine persönliche ärztliche Kunst. Wir sind nicht berechtigt zu sagen, der Aderlass hilft bei allen Störungen des Lungenkreislaufs, sondern wir müssen sagen, der Aderlass hat bei Stauungen im Lungenkreislauf den von mir im Experimente in allen Phasen nachgewiesenen momentanen Effekt und in gewissen, vorsichtig ausgewählten Krankheitsfällen hält dieser Effekt an und führt dadurch zur Heilung des Patienten. Der Aderlass kann lebensrettend wirken, aber er muss es nicht. Wenn wir bei einer Pneumonie am siebenten Tage, also voraussichtlich an dem der Krise das Herz erlahmen, die Cyanose zunehmen sehen, wenn der bisher volle regelmässige Puls erst klein und hart, dann kleiner, weich und flatternd wird, wenn wir auf einem zirkumskripten Bezirke der nicht pneumonischen Lungenflügel die Zeichen beginnenden Lungenödems finden und bannen die drohende Gefahr durch einen mässigen Aderlass von etwa 200—300 g Blut, gewinnen 5—6 Stunden Zeit dadurch und über Nacht tritt die Krise ein, die in Heilung übergeht, so haben wir mit dem Aderlass nicht den pneumonischen Prozess beeinflusst, aber wir haben eine bedrohliche Kreislaufstörung momentan beseitigt, der der Patient unterlegen wäre. Der Aderlass war hier direkt lebensrettend. Aber das hat man schon vorher gewusst. Nur wie das geschieht, darüber geben meine Experimente Aufschluss. — — — (Der geneigte Leser ersieht aus diesen Zeilen, warum ich auf den Seiten 63, Kapitel: Aderlass bei Kreislaufstörungen, und 87 kein Résumé gegeben habe.)

2. Der Einfluss der Aderlässe auf das Blut und dessen Bestandteile: Im zweiten Teile ist das Material zusammengetragen,

welches den Einfluss des Aderlasses auf das Blut und seine Bestandteile illustriert. Ich habe mich dabei dort, wo ich eigene Untersuchungen nicht angestellt habe, im wesentlichen referierend verhalten und mich da, wo es mir von Nutzen schien, an die Darstellungen zusammenfassender Arbeiten angelehnt und die Autoren oft wörtlich zitiert. Da, wo ich selbst experimentelle Erfahrungen gesammelt habe, z. B. auf physikalisch-chemischem Gebiete, bin ich mit meinem Urteil mehr hervorgetreten. Wenn ich das alles nun hier noch einmal kurz zusammenfasse, so ist zu sagen, dass das Blut an sich durch Verminderung seines Quantums eine Reihe von physikalischen Veränderungen durchmacht, die hauptsächlich auf der Verminderung des Eiweiss- und des Hämoglobingehaltes und auf der Vermehrung des Wassergehaltes beruhen. Das spezifische Gewicht sinkt, und zwar sowohl das des Blutes, wie das des Serums. Die Eiweissverarmung hat einen relativen Salzreichtum im Gefolge. Der Salzreichtum ist nur ein relativer, denn es geht aus den Untersuchungen von Hamburger, von Limbeck und Koeppe hervor, dass selbst bis zum Verblutungstode fortgesetzte Entziehungen den osmotischen Druck des Blutserums nicht oder nur ganz unwesentlich steigern. Das ist eigentlich verwunderlich, denn die Gewebslymphe ist molekular stärker konzentriert, es ist aber gleichzeitig ein guter Beleg dafür, mit welcher Zähigkeit das Blut seine Beschaffenheit möglichst aufrecht erhält. Ganz anders liegen die Verhältnisse, wenn der Organismus durch die Retention von harnfähigen Stoffen mit Abbauprodukten des Eiweissstoffwechsels überladen ist. Dann ist der Reichtum der Gewebe an kleinen Molekülen ein beträchtlich grösserer, ja ein so grosser, dass das Blut seinen Teil auch davon abbekommt. Der osmotische Druck des Blutes steigt dann. Hier ist nun die Hoffnung nicht gering, durch eine Blutentziehung den Geweben einen Teil der sie belastenden Moleküle zu entziehen und den osmotischen Druck in ihnen zum Sinken zu bringen, wenn es auch nicht gelingt, den des Blutes herabzusetzen. Der Austausch zwischen den Geweben und dem in den Gefässen kreisenden Blute, der schon normaliter zweifellos befördert und verändert wird durch Schwankungen in der Menge und der Qualität des letzteren, wird unter pathologischen Verhältnissen durch Blutentziehungen und durch Einspritzungen ganz dünner Salzlösungen günstig beeinflusst. Besonders bei der Retention von Abbauprodukten höherer Moleküle, die sonst anstandslos die Nieren passieren und so den Körper verlassen. Den Einfluss von Blutentziehungen auf den Lymphstrom haben wir im zweiten Teile ausführlich erörtert, für den der Lymphagoga sind die Untersuchungen von Heidenhain und Anderen massgebend. Wie sich freilich die Veränderungen im Flüssigkeits- und Molekülaustausch von den Geweben zum Blut bei der Retention harnfähiger Substanzen im einzelnen in den verschiedenen Organen gestalten, darüber sind wir nur wenig orientiert, nur eine Art von Störungen kennen wir genau, das sind die Oedeme, bezüglich deren übrigens die Schüler Korányis eine eigene Theorie aufgestellt haben. Immerhin wird man annehmen müssen, dass die retinierten Stoffe irgendwo in den Organen aufgespeichert werden, wo sie z. B. bei den chronischen Formen der Nephritis oft nach Monaten relativen Wohlbefindens durch irgend welche Zirkulationsstörungen flott gemacht werden und in den Kreislauf zurückkehren können. Wenn dies eintritt, dann beobachten wir an dem Tiere resp. dem Menschen den eigentümlichen Symptomenkomplex der Urämie, der meist begleitet von einer Vermehrung der molekularen Konzentration des Blutes oft in foudroyanter Weise auftritt und wenn nicht Hilfe kommt, rasch zum Tode führt. Wir dürfen uns dabei vorstellen, dass das an wieder flott gemachten Abbauprodukten (dass es nicht die Salze allein, sondern besonders auch kompliziertere organische Moleküle sind, das beweisen die vergleichenden Bestimmungen der Gefrierpunktserniedrigung und der elektrischen Leitfähigkeit des Blutes) reichere Blut im Zentralnervensystem einen Reizzustand hervorruft, der sich in den klonischen Muskelkrämpfen, wie in dem Gefässkrampf und den übrigen sattsam bekannten Erscheinungen äussert. Eine Verdünnung des Blutes in Gestalt einer wässrigen Einspritzung ohne vorherige Entziehung erscheint bei der Neigung der Nierenkranken zur Wasserretention (mit Ausnahme der Schrumpfnierenkranken) nicht rationell, dagegen hat in vielen Fällen eine ausgiebige Blutentziehung mit nachfolgender Infusion einer $^1/_2$ oder $^1/_4$ proz. physiologischen Kochsalzlösung — besser subkutan als intravenös — einen so auffälligen Effekt, dass wohl kein erfahrener Arzt sich dieses Mittels ohne Not entschlagen würde. Dass dieser Effekt bei den akuten Nierenerkrankungen eventuell die Heilung einleiten, bei den chronischen den traurigen Endausgang aber nicht verhindern kann, wird jeder bestätigen, der die Methode oft genug und konsequent angewendet hat. Dass man auch nach dem Aderlass bei Urämikern nicht ohne weiteres eine Rückkehr der Gefrierpunktserniedrigung des Blutes zur Norm erwarten muss, das erhellt aus der höheren Konzentration schon der normalen Gewebslymphe und nun gar der urämischen. Aber einen starken Strom von harnfähigen Molekülen aus den damit überladenen Geweben in das durch die nachfolgende Infusion noch mehr verdünnte strömende Blut und einen Saftstrom aus dem Blute ins Gewebe wird man auftreten sehen, der freilich nicht mit einer Erhöhung des Blutdruckes, sondern hier beim Urämiker mit einem Nachlass der Gefässspannung infolge Aufhörens der zerebralen Reizung und infolge der Auswanderung von Wasser ins Gewebe einhergehen wird. Ohne sich also auf eine Definition der Urämie einzulassen, die schärfer ist, als unsere gegenwärtigen Kenntnisse sie erlauben, wird man auf Grund aller klinischen Daten und der reichen experimentellen Ergebnisse der letzten Jahre in der Anwendung des Aderlasses bei der Urämie einen auf exakter wissenschaftlicher Basis beruhenden, durch die Erfahrungen am Krankenbett im höchsten Masse gerechtfertigten Eingriff erkennen. Aehnliches dürfen wir, obwohl wir über ihr Wesen noch weniger wissen, über den Aderlass bei Eklampsie sagen, für den wenigstens die klinischen Beobachtungen Zweifels ein so beredtes Zeugnis ablegen.

Während mir, dem Internisten, über die letztere Affektion und ihre

Behandlung mit Venäsektionen begreiflicherweise persönliche Erfahrungen fehlen, stehen mir solche bezüglich des Aderlasses bei der Urämie in reichem Masse zur Seite. Als Assistent der Stintzingschen Klinik und auch später habe ich da, wo sich Gelegenheit bot, bei Urämie stets venäseziert und darf mich als warmen Anhänger dieser Behandlungsweise bekennen. Ich brauche hier das, was ich im I. Teile (S. 44—46) gesagt habe, nicht zu wiederholen, da ich mich nicht klarer ausdrücken könnte. Es wird dem aufmerksamen Leser nicht entgangen sein, wie ich absichtlich zuerst darzulegen versucht habe, dass die klinische Wirkung des Aderlasses bei der Urämie über allen Zweifel erhaben ist, um erst später im II. Teile ihre wissenschaftliche Begründung auf Grund unserer neuen physikalisch-chemischen Untersuchungen zu diskutieren. Dies geschah mit der an der oben zitierten Stelle deutlich ausgesprochenen Absicht, dem Aderlasse als klinisch-therapeutischer Methode bei der Urämie auch für den Fall bleibende Würdigung zu sichern, dass die ganze Theorie von den Veränderungen des osmotischen Druckes im Blute beim urämischen Symptomenkomplex durch weitere Untersuchungen einen Teil ihrer Bedeutung verlieren sollte. Im Kapitel: Einfluss des Aderlasses auf den Stoffwechsel (S. 126—129) habe ich mich rein referierend verhalten, da mir die zweite Frage noch völlig unentwirrt erschien.

Ich benutze diese Gelegenheit mich darüber auszuprechen, wieviel Blut man hierbei herauslassen und wieviel man infundieren soll, da ich mich im I. Teile (siehe S. 64) hierüber ziemlich kurz geäussert habe. Es bedarf keiner weiteren Erörterungen und ich habe auch im Eingange des III. Teiles (S. 130) bereits darauf hingewiesen, dass bei den Störungen des Kreislaufs eine Infusion nach dem Aderlass widersinnig wäre. Hier handelt es sich ja darum, die Gefässe durch die Entleerung eines infolge der pathologisch ungleichmässigen Verteilung überschüssigen Quantums Blut aus dem komplizierten Röhrensystem zu entlasten. Man wird daher, da es hier auf das Quantum, nicht auf das Quale ankommt, nicht das Entleerte durch eine gleiche oder gar eine grössere Menge einer specifisch leichteren Flüssigkeit — etwa einer physiologischen Kochsalzlösung — ersetzen oder überkompensieren. Ganz anders bei der Urämie, Eklampsie und den Vergiftungen, wo es sich darum handelt kreisende Substanzen — sei es nun, dass sie durch ihre chemische Beschaffenheit oder erst durch ihre erhöhte Konzentration giftig wirken — zu verdünnen. — Die Menge von 250 ccm, von der ich im I. Teil gesprochen habe (S. 64), entspricht etwa dem, was massvolle Aerzte beim erwachsenen Menschen zu entleeren pflegen. Ich weiss sehr wohl, dass z. B. Laache empfiehlt, bei der Urämie bis zu 1 Liter Blut zu entleeren (S. 40 dieses Buches) und dass auch andere Autoren grössere Quanten als 250 g Blut ablassen. Nach meiner Erfahrung aber und nach der einer grösseren Reihe der besten Autoren genügen diese Anzahl von Kubikzentimetern vollkommen, um den gewünschten Effekt zu erzielen, falls er sich überhaupt einstellt. Ich kann es aber nicht zugeben, dass es nötig und dass man berechtigt ist, dem Körper eine so grosse Menge von roten Blutkörperchen und

Hämoglobin zu entziehen, um gleichzeitig die toxisch wirkenden Substanzen zu entfernen, umsomehr, als durch eine ausgiebige Infusion der Effekt des Aderlasses ja aufs Doppelte und Dreifache erhöht werden kann. Ich persönlich würde auf Grund meiner eigenen Erfahrungen unter einer ausgiebigen Infusion eine solche von etwa 400 ccm verstehen. In den Fällen, die ich so behandelt habe, bin ich stets gut ausgekommen und kann mich mit diesen meinen Angaben auf die Autorität von Leube (S. 39 dieses Buches) stützen. Andere haben viel grössere Quanten infundiert; siehe z. B. H. Bassé: Aderlasstransfusion: 600—2500 ccm physiologische Kochsalzlösung (S. 41 dieses Buches). Ich würde ein solches Vorgehen bei der Urämie keinesfalls, allenfalls bei besonders auszuwählenden Fällen von Vergiftungen billigen (bei intakten Nieren!). In den Kapiteln über Vergiftungen und Eklampsie und Urämie, sowie über Pneumonie und Kreislaufstörungen ist so viel über die Menge des zu entleerenden Blutes und über das Quantum der nachzuschickenden Kochsalzinfusionen gesagt, dass ich mich mit diesen Andeutungen und der Angabe dessen, was ich nach meiner Erfahrung als der goldenen Mittelstrasse entsprechend betrachte, begnügen zu können glaube. Ueber die Technik der Venäsektion glaube ich kein Wort weiter verlieren zu müssen, da sie in jedem Handbuch der Chirurgie ausführlich beschrieben steht. — —

In dem Kapitel über Aderlass bei Vergiftungen (I. Teil) habe ich es unterlassen zu erwähnen, dass ich über die wichtigsten in Frage kommenden Intoxikationen eine genügende Erfahrung besitze, mich aber im Eingange dieses Kapitels zum Teil wörtlich an die ausgezeichnete Darstellung von Kobert (Intoxikationen) angelehnt habe. Speziell habe ich mehrere Fälle von Kohlenoxydvergiftung mit Aderlässen behandelt und sah die leichteren genesen, einen schweren Kasus ad exitum gehen. Der ungünstige Ausgang wird auch schwerer vermieden werden bei den Wirkungen von Giften, die mit den Bestandteilen des Blutes eine feste chemische Bindung eingehen. Trotzdem wird auch hier der Aderlass, verbunden mit Infusionen, oft noch gute Erfolge erzielen, auch dann, wenn alle anderen Mittel versagen. Einen sehr interessanten Fall sah ich in Wien, den ich mit der gütigen Erlaubnis von Herrn Hofrat Neusser wiedergebe. Ein Morphinist, der gleichzeitig Bluter war, verblutete sich beinahe im Gefolge einer Verletzung und als er genas, war er von seiner Morphiumsucht völlig geheilt. Der Fall ist äusserst merkwürdig, denn er bringt uns auf die Vermutung, dass hier die Widerstandsfähigkeit gegen und das Bedürfnis nach hohen Dosen Morphium an das zu der Zeit kreisende Blut gebunden gewesen sei. Das würde den Gedanken nahelegen, den ich übrigens nur mit aller Reserve andeuten möchte, ob vielleicht auch durch kleinere Aderlässe ein ähnlich günstiges Resultat bei Morphinisten erzielt werden könnte. Ein Versuch würde jedenfalls nichts schaden. — —

Die charakteristischste Folge der Blutentziehung ist aber jedenfalls die Verminderung des lebenswichtigsten Bestandteiles, der roten Blutkörperchen, der Träger des Hämoglobins. Diese Abnahme der Erythrozyten und des Blutfarbstoffes wird im Gefolge eines Aderlasses auch ohne weiteren Eingriff noch stärker infolge der nachträglichen Verdünnung des Blutes durch Gewebsflüssigkeit, sowie durch nachträglichen Zerfall. Je grösser die entleerte Menge war, um so stärker wird diese Erscheinung auftreten und um so länger anhalten. Die Grenze der Lebensfähigkeit ist ungefähr bei Verlusten von mehr als 50 pCt. gelegen, individuelle Widerstandsfähigkeit spielt hier jedenfalls eine grosse Rolle. Das Auftreten von kernhaltigen roten Blutkörperchen nach Blutentziehungen (Normoblasten, nicht Gigantoblasten! Ehrlich) bei gesunden erwachsenen Individuen ist ein Zeichen hämatopoetischer Reaktion. Der Verminderung der Erythrozyten steht eine Vermehrung der Leukozyten gegenüber, die sich, wie von Limbeck wahrscheinlich macht, dadurch erklärt, dass leukozytenhaltige Lymphe und Gewebssäfte in grösserer Menge nach dem Blutverlust ins Blut gelangen und dasselbe verdünnen. Die Regeneration des Blutes geschieht vom Knochenmark aus, das die Zeichen stärkster hämatopoetischer Reizung aufweist, vorausgesetzt, dass es überhaupt reaktionsfähig ist. Diese Reaktion wird unterstützt und befördert durch die Eisentherapie und durch Uebperernährung.

Die Zeit der Regeneration ist sehr verschieden, je nach der Spezies des Versuchstieres oder Widerstandsfähigkeit des betreffenden Patienten, nach Jürgensen 7—34 Tage, nach Laache bis zu 2 Monaten. wobei zu bemerken ist, dass die Hämoglobinbildung gewöhnlich beträchtlich hinter der der roten Blutkörperchen zurückbleibt. Bezüglich der Wirkung der Eisentherapie habe ich, da mir eigene experimentelle Erfahrungen am Tier fehlen, mich zum Teil auf die vorzügliche Publikation Quinckes gestützt. Meine eigenen klinischen Erfahrungen sprechen entschieden für den bedeutenden Einfluss des Eisens auf den Verlauf der Chlorose, wohlbemerkt, wenn man diesen Einfluss durch eine Liegekur unterstützt.

Wenn somit die Wirkung der Aderlässe eine anämisierende ist, so müsste es paradox erscheinen, sie bei den Anämien und speziell bei der Chlorose anzuwenden, wenn nicht durch genügende Untersuchungen festgestellt wäre, dass diese plötzliche Veränderung der Qualität des Blutes einen überaus mächtigen Reiz auf die Hämatopoëse ausübt. Diese Anregung zur Blutneubildung ist bei gesunden Tieren und Menschen so mächtig, dass es von vornherein nicht widersinnig erscheint, sich dieses Mittels zu bedienen, um in pathologischen Fällen die schlaffer gewordenen Organe der Blutbildung zu erneuter Tätigkeit anzuspornen. Es bleibt aber, wenn man dies zugibt, die Frage offen und sie wird sich bei jedem einzelnen so zu behandelnden Falle von Anämie aufs neue an uns herandrängen, ob der Zustand des Knochenmarkes bei den betreffenden Patienten noch ein derartiger ist, dass die erhoffte Reaktion auch wirklich eintreten kann. Das bekannte Wort, dass wir Kranke behandeln und nicht Krankheiten, wird nirgends mehr wahr als hier und die enthusiastischen Lobpreisungen auf der einen, die herbe Verurteilung dieses Vorgehens auf der anderen Seite zeigen uns, wie sehr hier individualisiert werden müsste, sollte die Methode bei den Anämien ausgedehnte, allgemein anzuerkennende Anwendung finden. Ja, wenn wir bei jedem einzelnen Falle von Chlorose nach genauer Feststellung des Blutbefundes irgend einen Knochen aufmeisseln und bei genauer Kenntnis des mikroskopischen Verhaltens des Knochenmarks (wir wissen über Knochenmarksbefunde bei Chlorose wenig oder gar nichts) aus Ausstrichpräparaten ein genaues Urteil über die hämatopoëtische Reaktionsfähigkeit dieser Patientin abzugeben in der Lage wären, dann könnte man die unbedingte Zweckmässigkeit dieser Methode anerkennen. Das Blutbild bei der klinischen Blutuntersuchung gibt uns hier noch keine in allen Fällen genügende Aufschlüsse. Im allgemeinen wird man aber in Bezug auf diesen Punkt im Dunkeln tappen und es wird vom Glück des Patienten und des Arztes abhängen, ob der Eingriff nützt oder schadet. Dazu kommt, dass sowohl von klinischer wie von experimental-pathologischer Seite erwiesen ist, dass die Vermehrung des Hämoglobingehaltes nach Aderlässen zu einem grossen Teile abhängt von der Reichhaltigkeit und dem Eisengehalt der Nahrung und dass reichliche Nahrung und Darreichung von Eisen ohnehin den wesentlichen Bestandteil unserer Chlorosebehandlung darstellen. Da frägt es sich nun, ob es bei unserer Unkenntnis der Widerstandsfähigkeit des Knochenmarks bei dem einzelnen Patienten nicht rationeller erscheint, das zweischneidige Schwert des Aderlasses in der Scheide zu lassen und sich mit der durch die Panegyriker dieser Methode so scharf befehdeten, klinisch und wissenschaftlich als äusserst nützlich sich erweisenden Eisentherapie zu begnügen. Die Untersuchungen Schmidts sprechen allerdings dafür, dass unter Umständen der Aderlass kombiniert mit Eisen- und Mastkur die besten Resultate erzielt, es bleibt also nach diesen, meiner Ansicht nach, um bindend zu sein, nicht genügend zahlreichen Untersuchungen dem Kliniker überlassen, die Methode in dieser Weise anzuwenden, ohne sich eines ärztlichen Kunstfehlers schuldig zu machen. (Deutschmann: Erblindung!): Alles in Allem: Der Aderlass bei Chlorose kann, kombiniert mit den allgemein üblichen therapeutischen Gepflogenheiten in nicht sorgfältig genug auszuwählenden Fällen günstige Resultate erzielen. Leider wird man ihn sehr oft anwenden zu einer Zeit, wo die Hämatopoëse und alle Kurmethoden bereits erschöpft sind und wo überhaupt nichts mehr dauernd hilft. — — —

Druckfehlerverzeichnis.

Seite 6 lies technical statt fechnical 2. Abschnitt Zeile 9 von unten.
„ 9 lies mitteilen statt mitteiten Zeile 11 von unten.
„ 10 lies einzelnen statt einzetnen Zeile 21 von oben.
„ 19 lies Erhängen statt Ergängen 2. Abschnitt Zeile 5 von oben.
„ 22 lies Analeptica statt Aneleptica, vorletzter Abschnitt Zeile 6 von unten.
„ 32 lies Murell statt Murch letzte Zeile.

Seite 33 lies Murell statt Murch 8. Zeile von oben.
„ 33 lies Sanquirico statt Sanguirico 13. Zeile von oben.
„ 55 lies Du Moulin statt Du Moutin 3. Abschnitt 5. Zeile.
„ 100 lies Starling's statt Starting's 2. Abschnitt 1. Zeile von oben.
„ 111 lies 298 statt 398 2. Abschnitt 1. Zeile.
„ 121 4. Zeile von unten: vor gegenüber einzufügen: herunter.
„ 123 4. Zeile von unten: 390 statt 391.
„ 124 lies Führen sie noch an, statt führen wir noch an, 2. Abschnitt 6. Zeile von unten,

In der Literaturübersicht No. 204 Zschokke statt Zschokki.
„ „ „ „ 197 Dieckerhoff statt Dickerhoff.
„ „ „ „ 201 Petrzikowsky statt Petrcikowsky.

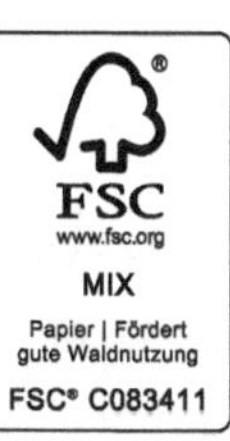

Zeitfracht Medien GmbH
Ferdinand-Jühlke-Straße 7
99095 Erfurt, Deutschland
produktsicherheit@kolibri360.de